全国中医药行业高等教育经典老课本

U0712153

普通高等教育"十一五"国家级规划教材

新世纪(第二版)全国高等中医药院校规划教材

新世纪全国高等中医药优秀教材

中医耳鼻咽喉科学

(供中医药类专业用)

主　编　王士贞（广州中医药大学）

副主编　熊大经（成都中医药大学）

　　　　刘绍武（天津中医药大学）

　　　　刘　蓬（广州中医药大学）

主　审　王德鉴（广州中医药大学）

中国中医药出版社

·北　京·

图书在版编目（CIP）数据

中医耳鼻咽喉科学/王士贞主编.—北京：中国中医药出版社，2017.3

全国中医药行业高等教育经典老课本

ISBN 978 - 7 - 5132 - 4047 - 5

Ⅰ.①中…　Ⅱ.①王…　Ⅲ.①中医五官科学 - 耳鼻咽喉科学 - 中医学院 - 教材
Ⅳ.①R276.1

中国版本图书馆 CIP 数据核字（2017）第 037715 号

中国中医药出版社出版

北京市朝阳区北三环东路 28 号易亨大厦 16 层
邮政编码　100013
传真　010 64405750
保定市西城胶印有限公司印刷
各地新华书店经销

开本 850×1168　1/16　印张 18　字数 408 千字
2017 年 3 月第 1 版　2017 年 3 月第 1 次印刷
书　号　ISBN 978 - 7 - 5132 - 4047 - 5

定价　35.00 元
网址　www.cptcm.com

如有印装质量问题请与本社出版部调换
版权专有　侵权必究

社长热线　010 64405720
购书热线　010 64065415　010 64065413
微信服务号　zgzyycbs

书店网址　csln. net/qksd/
官方微博　http://e. weibo. com/cptcm
淘宝天猫网址　http://zgzyycbs. tmall. com

全国高等中医药教材建设
专家指导委员会

《中医耳鼻咽喉科学》（新世纪第二版）编委会

出版说明

  "新世纪全国高等中医药院校规划教材"是全国中医药行业规划教材，由"政府指导，学会主办，院校联办，出版社协办"，即教育部、国家中医药管理局宏观指导，全国中医药高等教育学会和全国高等中医药教材建设研究会主办，全国26所高等中医药院校各学科专家联合编写，中国中医药出版社协助管理和出版。本套教材包含中医学、针灸推拿学和中药学三个专业共46门教材。2002年相继出版后，在全国各高等中医药院校广泛使用，得到广大师生的好评。

  "新世纪全国高等中医药院校规划教材"出版后，国家中医药管理局、全国中医药高等教育学会、全国高等中医药教材建设研究会高度重视，多次组织有关专家对教材进行评议。2005年，在广泛征求、收集全国各高等中医药院校有关领导、专家，尤其是一线任课教师的意见和建议基础上，对"新世纪全国高等中医药院校规划教材"进行了全面的修订。"新世纪（第二版）全国高等中医药院校规划教材"（以下简称"新二版"教材）语言更加精炼、规范，内容准确，结构合理，教学适应性更强，成为本学科的精品教材，多数教材至今已重印数十次，有16门教材被评为"'十二五'普通高等教育本科国家级规划教材"。

  当今教材市场"百花齐放""百家争鸣"，新版教材每年层出不穷，但仍有许多师生选用"新二版"教材。其中有出于对老主编、老专家的敬仰和信任，当时的编者，尤其是主编，如今已经是中医学术界的泰斗；也有些读者认为"新二版"教材的理论更为经典；还有部分读者对"绿皮书"有怀旧情结，等等。为更好地服务广大读者，经国家中医药管理局教材建设工作委员会、中国中医药出版社研究决定，选取"新二版"中重印率较高的25门教材，组成"全国中医药行业高等教育经典老课本"丛书，在不改动教材内容及版式的情况下，采用更优质的纸张和印刷工艺，以飨读者，并向曾经为本套教材建设贡献力量的专家、编者们致敬，向忠诚的读者们致敬。

  热忱希望广大师生对这套丛书提出宝贵意见，以使之更臻完善。

国家中医药管理局教材建设工作委员会

中国中医药出版社

2017 年 2 月

再版前言

"新世纪全国高等中医药院校规划教材"是全国唯一的行业规划教材。由"政府指导，学会主办，院校联办，出版社协办"。即：教育部、国家中医药管理局宏观指导；全国中医药高等教育学会及全国高等中医药教材建设研究会主办，具体制定编写原则、编写要求、主编遴选和组织编写等工作；全国26所高等中医药院校学科专家联合编写；中国中医药出版社协助编写管理工作和出版。目前新世纪第一版中医学、针灸推拿学和中药学三个专业46门教材，已相继出版3~4年，并在全国各高等中医药院校广泛使用，得到广大师生的好评。其中34门教材遴选为教育部"普通高等教育'十五'国家级规划教材"，41门教材遴选为教育部"普通高等教育'十一五'国家级规划教材"（有32门教材连续遴选为"十五"、"十一五"国家级规划教材）。2004年本套教材还被国家中医药管理局中医师资格认证中心指定为执业中医师、执业中医助理医师和中医药行业专业技术资格考试的指导用书；2006年国家中医、中西医结合执业医师、执业助理医师资格考试和中医药行业专业技术资格考试大纲，均依据"新世纪全国高等中医药院校规划教材"予以修改。

新世纪规划教材第一版出版后，国家中医药管理局高度重视，先后两次组织国内有关专家对本套教材进行了全面、认真的评议。专家们的总体评价是："本次规划教材，体现了继承与发扬、传统与现代、理论与实践的结合，学科定位准确，理论阐述系统，概念表述规范，结构设计合理，印刷装帧格调健康，风格鲜明，教材的科学性、继承性、先进性、启发性及教学适应性较之以往教材都有不同程度的提高。"同时也指出了存在的问题和不足。全国中医药高等教育学会、全国高等中医药教材建设研究会也投入了大量的时间和精力，深入教学第一线，分别召开以学校为单位的座谈会17次，以学科为单位的研讨会15次，并采用函评等形式，广泛征求、收集全国各高等中医药院校有关领导、专家，尤其是一线任课教师的意见和建议，为本套教材的进一步修订提高做了大量工作，这在中医药教育和教材建设史上是前所未有的。这些工作为本套教材的修订打下了坚实的基础。

2005年10月，新世纪规划教材第二版的修订工作全面启动。修订原则是：①有错必纠。凡第一版中遗留的错误，包括错别字、使用不当的标点符号、不规范的计量单位和不规范的名词术语、未被公认的学术观点等，要求必须纠正。②精益求精。凡表述欠准确的观点、表达欠畅的文字和与本科教育培养目的不相适应的内容，予以修改、精练、删除。③精编瘦身。针对课时有限，教材却越编越厚的反应，要求精简内容、精练文字、缩编瘦身。尤其是超课时较多的教材必须"忍痛割爱"。④根据学科发展需要，增加相应内容。⑤吸收更多院校的学科专家参加修订，使新二版教材更具代表性，学术覆盖面更广，能够全面反应全国高等中医药教学的水平。总之，希冀通过修订，使教材语言更加精炼、规范，内容准确，结构合理，教学适应性更强，成为本学科的精品教材。

根据以上原则，各门学科的主编和编委们以极大的热情和认真负责的态度投入到紧张的修订工作中。他们挤出宝贵的时间，不辞辛劳，精益求精，确保了46门教材的修订按时按质完成，使整套教材内容得到进一步完善，质量有了新的提高。

教材建设是一项长期而艰巨的系统工程，此次修订只是这项宏伟工程的一部分，它同样要接受教学实践的检验，接受专家、师生的评判。为此，恳请各院校学科专家、一线教师和学生一如既往关心、关注新世纪第二版教材，及时提出宝贵意见，从中再发现问题与不足，以便进一步修改完善或第三版修订提高。

全国中医药高等教育学会

全国高等中医药教材建设研究会

2006 年 10 月

修订说明

本书是根据 2006 年 3 月全国中医药高等教育学会、全国高等中医药教材建设研究会在北京主持召开的"新世纪全国高等中医药院校规划教材修订会议"精神，由全国 18 所中医院校联合编写的教材，主要供中医药院校中医及针灸、推拿专业五年制及七年制本科生使用。

普通高等教育"十五"国家级规划教材《中医耳鼻咽喉科学》第 1 版自 2003 年 1 月出版发行以来，在全国各中医药院校（包括香港）中得到了普遍的使用，受到广大师生的好评，同时在使用过程中亦发现一些问题。为了更好地总结该教材近三四年来在教学实践中的经验，使教材更紧密地结合临床实际，本次修订在保持第 1 版教材基本内容和框架不变的前提下，进行了以下调整和修订：①增补、充实了编委会成员，使本教材的编写单位由原来的13 所院校扩大为 18 所院校，从而具有更广泛的代表性。②增加了部分内容：如在第五章第一节"耳鼻咽喉病的常用内治法"中增加了"利咽法"；在第八章"咽喉科疾病"中增加了一种临床上较常见的疾病"鼾眠"；在第十章第二节"鼻的检查法"中增加了"鼻内窥镜检查法"；在第十一章第三节"咽部常用治疗操作"中增加了"扁桃体周围脓肿穿刺抽脓法"等。③对全书关键性的名词术语进行了重新审核和进一步规范：对个别疾病的内涵和外延在充分讨论后进行了重新界定，如"耳瘘"；对部分病名定义欠清晰者进行了文字上的修改，如"旋耳疮"、"耳带状疱疹"等；对部分证型名称不准确以致理法方药不连贯者进行了修改，如"黄耳伤寒"、"喉喑"中的个别证型名称等。④精简了参考文献：根据疾病的重要性程度酌情精简了部分疾病中的"古代文献选录"、"现代相关疾病简介"及"医案选录"等内容。⑤完善内容和改正错误：对全书的文字和标点符号进行了一次全面的检查，对部分语意表达不清和文字臃肿者进行了文字锤炼和修改，标点符号使用不准确者予以改正，部分内容与实际情况脱节者酌情予以删减或增补。

本教材共分上篇、下篇和附篇三部分共十二章。上篇（第一至五章）为总论，包括绪论、耳鼻咽喉与脏腑经络的关系、耳鼻咽喉病的病因病机概述、耳鼻咽喉病的诊断要点及耳鼻咽喉病的治疗概要，系本书的纲领，是中医耳鼻咽喉科学的基础理论部分。下篇（第六至八章）为各论，分别论述耳、鼻、咽喉科常见的疾病，在每一病种下列有概述、病因病机、诊断、辨证及治疗、预防与调护、预后及转归、参考资料等项，系本教材需重点讲授的内容。附篇（第九至十二章）为参考内容，介绍耳鼻咽喉的应用解剖及生理、耳鼻咽喉科的常用检查及常用治疗操作、耳鼻咽喉的中医解剖名称等，能帮助加深对教材内容的理解。书末附有方剂索引。

本教材在主编主持下，由各编委分工负责编写和修订：其中总论部分由王士贞、熊大经、刘绍武、刘蓬负责编写；耳科疾病部分由王士贞、刘绍武、刘蓬、丛品、韦子章、陈国春负责编写；鼻科疾病部分由熊大经、刘蓬、王永钦、高士俊、付文洋、毋桂花、朱蔼美负责编写；咽喉科疾病部分由王士贞、熊大经、刘蓬、刘明道、谢强、刘大新、汪冰、丛品、朱镈美负责编写；耳鼻咽喉肿瘤部分由王士贞、陈协云负责编写；耳鼻咽喉异物部分由高士俊负责编写；附篇部分由王士贞、刘蓬、熊大经、刘福官、周凌负责编写；彩图部分由刘绍武、刘蓬负责制作。初稿完成后，又召开了一次编委会集中讨论、修改，最后由主编单位统一审定，并承蒙德高望重的王德鉴教授担任主审而定稿。在编审过程中得到山西中医学院为召开教材编委会提供良好的条件，同时得到各编委所在中医药院校领导的大力支持，顺此致谢。

由于本教材编写时间较为仓促，缺点错误和疏漏之处在所难免，恳请各院校师生在使用的过程中不断总结经验，并提出宝贵意见，以便今后进一步修订、完善。

《中医耳鼻咽喉科学》编委会

2006 年 9 月

目 录

上篇 总 论

下篇 各 论

附篇　相关知识

上篇 总 论

第一章

绪 论

一、中医耳鼻咽喉科学的定义和特点

中医耳鼻咽喉科学是运用中医基本理论和方法研究人体耳、鼻、咽、喉的生理、病理及其疾病防治规律的一门临床学科。

中医学认为，人体是一个有机的整体，耳、鼻、咽、喉虽位居人体头颈部，为外在的独立器官，但通过经络的沟通与内在的五脏六腑发生着密切的联系。另一方面，耳、鼻、咽、喉俱为较深在的孔窍，必须借助于特殊的器械才能观察，这一切决定了中医耳鼻咽喉科学既具有中医学的一般共同特点，又具有自己的专科特点：它以中医整体观念为指导思想，以脏腑经络学说为理论基础，吸取了现代先进的诊疗技术与方法，强调辨病与辨证相结合、局部辨证与整体辨证相结合、内治与外治相结合。因此，学习中医耳鼻咽喉科学，必须具备扎实的中医理论基础，同时，还必须具备中医内科学和外科学等相关学科的知识。

二、中医耳鼻咽喉科学发展简史

中医耳鼻咽喉科学是一门古老而新兴的学科。

夏商时代（约公元前 21 世纪～前 1066 年），我国从原始社会逐步进入奴隶社会，随着社会生产力的提高及经济文化的不断发展，人们对耳鼻咽喉的生理和疾病已有了初步的认识。如在殷墟甲骨卜辞中就有"疾耳"、"疾言"、"贞旨自疾"（"自"，即鼻之意）等记载，从文字结构及其意义上看，当时已知道耳听声音、鼻嗅气味的功能，并有耳鼻咽喉病证的初步记录。

西周时代（约公元前 1066～前 770 年），人们在长期与疾病作斗争的实践中，进一步认识到疾病与自然环境和气候异常变化的密切关系。如《礼记·月令》记载："季秋行夏令，则其国大水，冬藏殃败，民多鼽嚏。"认为气候的异常变化是鼻鼽发病的重要原因。

春秋战国时代（公元前 770～前 221 年），我国从奴隶社会逐步进入封建社会，社会的变革促进了经济文化的巨大发展，出现了"诸子蜂起，百家争鸣"的局面。随着医疗活动的不断增多，防病治病的经验逐渐积累，因此医药有了很大的发展，对于耳鼻咽喉疾病的认识亦逐步深入。如《山海经》中载有元龟、白鹌等多种防治耳病、喉病的药物。《左传·僖公二十四年》提出："耳不听五声之和为聋"，这是关于耳聋的最早定义。1973 年长沙马王堆出土的帛书《五十二病方》是我国现存最早的医籍之一（约成书于公元前 6～前 4 世纪），

其中涉及耳鼻咽喉方面的内容有 20 余处，约 170 余字，包括有关耳鼻咽喉的生理、病理和医方。

这一时期产生了系统总结先秦时代医学实践经验的巨著《黄帝内经》，它奠定了中医学的理论基础，其中关于耳鼻咽喉方面的论述亦是相当丰富的。它首次提出：五官是五脏的外候，五脏通过经络将五官与全身连为一个整体，如《灵枢·五阅五使》指出："鼻者，肺之官也；目者，肝之官也；口唇者，脾之官也；舌者，心之官也；耳者，肾之官也。"《灵枢·脉度》谓："肺气通于鼻，肺和则鼻能知香臭矣；心气通于舌，心和则舌能知五味矣……肾气通于耳，肾和则耳能闻五音矣。"脏腑的病理变化，可循经反映于五官，因此五官的功能活动在一定程度上反映了五脏的生理功能和病理变化，如《灵枢·本神》谓："肺气虚，则鼻塞不利少气"，《素问·气厥论》谓："胆移热于脑，则辛頞鼻渊，鼻渊者，浊涕下不止也。"《内经》中所记载的有关耳鼻咽喉之病证约 30 多种，并总结了一系列重要的治疗原则，还记载了不少针刺方法治疗耳鼻咽喉部的病证。《灵枢·刺节真邪》谓："刺邪，以手坚按其两鼻窍，而疾偃，其声必应于针也。"这是类似咽鼓管自行吹张法的最早记载。《内经》中的脏腑与官窍相关学说及有关耳鼻咽喉生理病理的论述为后世耳鼻咽喉科学的发展奠定了坚实的理论基础。

《难经》在《内经》的基础上又有所发展，尤其是对咽喉的解剖作了进一步的补充，如《难经·四十二难》："咽门重十两，广二寸半，至胃长一尺六寸"；"喉咙重十二两，广二寸，长一尺二寸，九节。"

《史记·扁鹊仓公列传》谓：（扁鹊）"过雒阳，闻周人爱老人，即为耳目痹医"，因此，约生存于公元前 5 世纪的名医扁鹊可称为世界上最早的五官科医生。

秦汉时代（公元前 221～公元 220 年）我国医学进一步向前发展，医学分为九科，其中有口齿科，咽喉科也包括在内。《淮南子·记论训》记载："喉中有病，无害于息，不可凿也"，说明当时已有手术方法治疗喉病，且有严格的适应证和禁忌证。《神农本草经》汇集了汉代以前的药物知识，载药 365 种，其中论及治疗耳鼻咽喉疾病的药物约 50 种，这些药物大多沿用至今。张仲景著《伤寒杂病论》，以六经论伤寒，以脏腑论杂病，创立了包括理、法、方、药在内的辨证论治原则，对耳鼻咽喉科疾病的治疗，也有很大的影响。如《伤寒论》对少阴咽痛证进行辨证论治，运用猪肤汤、甘草汤、桔梗汤、苦酒汤、半夏散及汤等不同方药治疗不同的咽喉病，确有成效，成为后人治疗咽喉诸病的常用方法。《金匮要略》最先描述"妇人咽中如有炙脔"一症，即后世所称"梅核气"，所创立的半夏厚朴汤一直沿用至今。又如《金匮要略》中有用皂荚末吹入鼻内及用薤汁灌入鼻内或耳中以抢救危重病人的方法，可说是吹鼻法、滴鼻法及滴耳法的最早记载。

晋代（公元 265～420 年）葛洪所著的《肘后备急方》，记载了百虫入耳及气道异物、食道异物之处理方法，例如用韭菜取食道鱼骨等；还提出了用药液（或药末）滴耳治疗耳部疾病。皇甫谧所著之《针灸甲乙经》对于耳鼻咽喉疾病的针灸治疗也有不少记载。

隋代（公元 581～618 年）巢元方等人所著之《诸病源候论》，设专卷论述耳鼻咽喉疾病之病因并注意到小儿的生理特点，对小儿耳鼻咽喉疾病作了专卷论述。全书论及耳鼻咽喉疾病共 130 余候，特别提出了脓耳误治或失治所致之脓耳变证等危候。

　　唐代（公元 618~907 年）随着社会经济的不断发展，医药也不断发展完善。公元 624 年由唐政府设立之太医署，可算是世界上最早的高等医科学校，它既是培养医学人才的机构，又是医疗单位。太医署设立体疗、疮肿、少小、耳目口齿、角法等 5 种专科，可见当时"耳目口齿科"（颇类今之五官科）已初具规模，开始形成一个独立的专科，这在耳鼻咽喉科学的发展史上是一件大事。唐代医家辈出，著名医家孙思邈在所著之《备急千金要方》、《千金翼方》中将鼻、口、舌、唇、齿、喉、耳病归为七窍病，收集治法甚多，列方 291 首，列有通九窍药品、衄血药品、耳聋药品、口舌干燥药品等；除内治外，还广泛地采用药物外治、手术、针灸、砭法、导引及食疗等，如提出用烧灼法治疗咽喉疾病。王焘所著之《外台秘要》中记载的治疗耳鼻咽喉疾病方药不下 400 首。

　　宋代（公元 960~1279 年）医学设十三科，其中有口齿兼咽喉科。由政府所主持编撰的《太平圣惠方》、《圣济总录》、《太平惠民和剂局方》等对耳鼻咽喉疾病及治疗均有十分丰富的记载。其中《太平圣惠方》记载耳鼻咽喉口齿内容共 4 卷。《圣济总录》首次将咽与喉分属不同之脏腑："咽门者，胃气之道路；喉咙者，肺气之往来，一身之中，气之升降出入，莫急乎是。"其耳鼻咽喉口齿内容达 12 卷，颇类一部耳鼻咽喉口齿专科书。陈无择《三因极一病证方论》对耳鼻咽喉疾病发生的内外因素也有详尽的论述。《苏沈良方》是继《难经》之后又一篇详细记载了咽喉解剖的文献。沈括所著之《梦溪笔谈》记载："世人以竹木牙骨之类为叫子，置入喉中，吹之能作人言，谓之颡叫子。尝有病喑者，为人所苦，烦冤无以自言，所讼者试取叫子，令颡之作声，如傀儡子，粗能辨其一二，其冤获申。"其颡叫子，颇类今之人工喉。严用和《济生方》中所载之苍耳子散，至今仍广泛用于治疗鼻科疾病。

　　金元时代（公元 1115~1368 年）医学学术自由争鸣，医学理论及临床实践均有所前进。口齿科与咽喉科分开，说明其分科更精细。张从正《儒门事亲》对于咽、喉及会厌的功能作了生动的描述："咽与喉，会厌与舌，此四者同在一门……会厌与喉，上下以司开阖，食下则吸而掩，气上则呼而出，是以舌抵上腭，则会厌能闭其咽矣。四者相交为用，阙一则饮食废而死矣。"其记载之用纸卷成筒，放入口内，再用筷子缚小钩取异物的方法，已具今之内腔镜下取异物之雏形。刘完素《素问玄机原病式》对鼻齆之记载，与现代变应性鼻炎等病颇相似，认为"齆者，鼻出清涕也"；同时刘氏在《素问病机气宜保命集》中还提出了"耳聋治肺"的观点，与今之咽鼓管不通所致之耳胀、耳闭、听力障碍等病十分相似，对后世认识该病有很深的影响。朱丹溪所著《丹溪心法》对眩晕的记述，与现代所称的内耳性眩晕十分相似："眩者，言其黑运转旋，其状目闭眼暗，身转耳鸣，如立舟船之上，起则欲倒。"对其病因病机则提出"无痰则不作眩"的观点。该书还首次提出用棉签清洗外耳道再用药之方法："绵缠竹签拭耳，换绵蘸药入耳。"李东垣提出的益气升阳法，为耳鼻咽喉疾病的内治法提供了一个广阔的途径。窦材所辑《扁鹊心书》及窦汉卿著《疮疡全书》有用切开排脓的方法治疗咽喉脓肿及牙痛的记载。《洪氏集验方》有应用压迫颈外动脉以止鼻衄的报道。《世医得效方》把过去有关口齿咽喉病的理论和效方作了一次删芜存精的大整理，并把《儒门事亲》首创的"喉风八证"补充为"喉风十八证"，对后世关于喉风的分类有很大影响。

　　明代（公元 1368~1644 年）由于手工业、商业有较大的进展，对外贸易发达，促进了中外医学的交流，在耳鼻咽喉病的防治方面也有不少新的成果。薛己编撰《口齿类要》，论述喉舌口齿诸病，并附有多则病案，是传至今日的咽喉口齿科专书中较早的一本。不少耳鼻咽喉疾病，在此时期首次论及，如《解围元薮》是关于喉麻风的第一篇论著，《红炉点雪》首论喉结核，《景岳全书》首载咽喉的梅毒及瘟疫病。此时治病的经验不断丰富，治疗方法越来越多，如陈实功的《外科正宗》载有鼻息肉摘除方法："取鼻痔秘法：先用苘香草散连吹二次，次用铜筋二根，筋头钻一小孔，用丝线穿孔内，二筋相离五分许，以二筋头直入鼻痔根上，将筋线绞紧，向下一拔，其痔自然拔落，置水中观其大小。预用胎发烧灰同象牙末等分吹鼻内，其血自止。戒口不发。"目前采用的鼻息肉手术方法实际上是在此基础上发展完善的。又如对咽部及食道异物（如铁针刺入）使用乱麻团以线系之，吞入咽中，针刺入麻，徐徐牵出。《景岳全书·卷二十七》记载了鼓膜按摩法："凡耳窍或损或塞，或震伤，以致暴聋，或鸣不止者，即宜以手中指于耳窍中轻轻按捺，随捺随放，随放随捺，或轻轻摇动，以引其气。捺之数次，其气必至，气至则窍自通矣。"曹士衍《保生秘要》详细论述导引、运功治病之法，对于耳鼻咽喉疾病的导引法也搜集甚多，如治耳重（即耳内胀塞）："定息以坐，塞兑，咬紧牙关，以脾肠二指捏紧鼻孔，睁二目，使气串耳通窍内，觉哄哄然有声，行之二三日通窍为度。"此即今之咽鼓管自行吹张法。王肯堂《证治准绳》中列有耳病、鼻病、咽喉病、口病、齿病、唇病等七类，说明其分科辨证论治更为细致，并记载喉、耳、唇等外伤之缝合术。李时珍《本草纲目》中载有 800 余味药用于治疗耳鼻咽喉疾病。

　　清代（公元 1644～1911 年）的医事制度又分九科，咽喉科再次与口齿科合并。至于民间的实际情况，则咽喉大多独立成科，称喉科。吴谦等人编著《医宗金鉴》，整理古人及前人的医疗经验，内容丰富，其中载有耳鼻咽喉口齿唇舌的疾病约 50 余种，并附有绘图，便于明了患病的部位，还初次出现了耳痔、耳挺、耳蕈等病的记载。此外，在清代的不少医书中，对于脓耳的分类及辨证也更为详尽，说明当时对于耳部疾患有了更进一步的认识。

　　据不完全统计，从乾隆 12 年（公元 1744 年）到光绪 28 年（公元 1902 年）中，白喉、烂喉痧等疫喉先后四次大流行，对人民生命危害极大，促进了医家们对喉病进行研究和防治，积累了不少经验，因此喉科有较快的发展，专著陆续问世，如《喉科指掌》、《尤氏喉科秘书》、《咽喉经验秘传》、《重楼玉钥》、《经验喉科紫珍集》等不下 40 多种，其中张宗良《喉科指掌》中首次记载用压舌板检查咽喉，《喉科秘钥》中有利用光学知识检查咽喉的方法，《重楼玉钥》首先提出用养阴清肺汤治疗白喉。此外还有专论疫喉的，如《喉白阐微》、《疫痧草》、《白喉全生集》、《白喉治法忌表抉微》、《痧喉正义》、《白喉条辨》等 30 多种，至此对疫喉有了比较完善的治法。

　　鸦片战争打开了中国闭关自守的大门，西方医学传了进来，中医事业却备受摧残，以至奄奄一息。

　　新中国成立后，在党的中医政策指引下，一批中医研究机构、中医院校及中医医院相继建立。1956 年，在北京、广州、上海、成都成立第一批中医学院，此后全国大部分省市相继开办了中医学院，培养高级中医中药人才。1958 年开始，部分中医学院（如广州、北京等）成立喉科教研室，其附属的中医院亦开设喉科，诊治咽喉、口齿疾病。随着临床的发展及中西医的相互渗透，中医喉科逐渐扩展为中医耳鼻喉科，而口齿疾病则由独立的口腔科诊治。为了教学的需要，1960 年及 1964 年由广州中医学院主编了全国中医院校试用教材《中医喉科学讲义》（第一、二版）。1975 年出版了第三版教材《五官科学》（其中分眼科学、耳鼻咽喉科学、口腔科学三个部分）。1980 年出版的第四版教材首次使用《中医耳鼻喉科学》作为学科名称，系统总结了中医学在耳、鼻、咽喉、口齿科学方面的理论以及中医对耳鼻咽喉口齿科常见疾病的辨证施治原则，标志着中医耳鼻喉科学正式作为一门独立的临床学科的诞生。1985 年，在第四版教材的基础上又编写出版了第五版教材《中医耳鼻喉科学》。随着中医教育的深入发展，中医耳鼻咽喉科学的教材从无到有，初具规模。同时，有关专家先后撰写出版了高等中医院校教学参考书《中医耳鼻喉科学》、《中国医学百科全书·中医耳鼻咽喉口腔科学》、《中医大辞典·外科骨伤五官科分册》等参考书，对中医耳鼻咽喉科走向系统化、规范化起到了积极的作用。

随着中医耳鼻咽喉科的不断发展，为适应教学的需要，1974～1988 年，卫生部先后委托广州、上海、南京中医学院举办了十期全国中医耳鼻咽喉科师资培训班，极大地提高了本学科的师资水平，培养了一批业务骨干，推动了全国各地中医耳鼻咽喉科的迅速发展。

1978 年恢复研究生招生制度以来，先后有广州、上海、湖南、成都等中医学院招收中医耳鼻喉科专业硕士研究生，培养了一批高层次的专业人才，有力地推动了本学科的科学研究。1982 年，天津卫生干部进修学院在卫生部直接领导下，开办了三年制的中医五官科专业班。1988 年，国家教委又批准广州、成都中医学院设立五官专业（眼耳鼻喉），首次招收五年制本科五官专业学生，以后又有湖南、河南等中医学院相继开设五官专业本科班，培养了大批专科人才，使学术队伍不断壮大。1998 年后，相继有湖南、成都、广州等中医药院校开始招收中医耳鼻喉科专业博士研究生。

1978 年，上海市成立了"全国中医学会上海分会耳鼻咽喉科学组"，这是中医耳鼻咽喉科有史以来第一次有了自己的学术组织。1982 年，广东省也成立了中医耳鼻咽喉科学组。1984 年，两者都改学组为研究委员会，此后，四川、江西、山西、湖南等省也相继成立了同样的机构。1987 年 9 月，"中华全国中医药学会耳鼻咽喉科学会"在南京正式成立，随后各省、市、自治区也相继成立了中医耳鼻咽喉科分会，极大地推动了中医耳鼻咽喉科的学术交流和发展。

近 30 年来，中医耳鼻咽喉科学这门古老而新兴的学科在临床、教学、科研各方面都取得了前所未有的大发展，正以崭新的姿态跨入新世纪。

第二章
耳鼻咽喉与脏腑经络的关系

　　耳鼻咽喉位于头颈部，皆为清窍，它们通过经络与脏腑联结成一个整体。因此，不同脏腑的生理功能和病理变化，可分别循经反映于耳、鼻、咽、喉等器官；另一方面，耳、鼻、咽、喉等器官发生病变，亦可波及所属脏腑。正如《丹溪心法·能合色脉可以万全》所说："盖有诸内者，形诸外。"

第一节　耳鼻咽喉与脏腑的关系

　　耳鼻咽喉与脏腑的关系，主要表现在所属关系、生理关系、病理关系、诊断关系和治疗关系等方面，有着一定的规律性。

一、耳与脏腑的关系

　　耳位于头部两侧，属"清窍"之一，司听觉，主平衡。《灵枢·口问》说："耳者宗脉之所聚。"由于全身各大脉络聚会于耳，使耳与全身各部及脏腑发生密切联系。与耳有较为密切关系的脏腑有肾、心、肝、胆、肺、脾等。

1. 耳与肾

　　所属关系：肾主耳，耳为肾之窍，为肾之官。《素问·阴阳应象大论》说："肾主耳……在窍为耳。"《灵枢·五阅五使》说："耳者，肾之官也。"指出了耳与肾之间的所属关系。

　　生理关系：肾藏精，肾之精气上通于耳，肾精充沛，耳窍得以濡养，则听力聪敏，耳主平衡功能正常。如《灵枢·脉度》说："肾气通于耳，肾和则耳能闻五音矣。"《素问·灵兰秘典论》说："肾者，作强之官，伎巧出焉。"

　　病理关系：肾精亏损，耳窍失于濡养，则可致耳鸣耳聋。如《灵枢·决气》说："精脱者耳聋……液脱者……耳数鸣。"肾主藏精而生髓，髓充于骨而汇于脑，若肾精不足，髓海空虚，不能上荣于耳，则可致耳鸣、眩晕，如《灵枢·海论》说："髓海不足，则脑转耳鸣。"临床上，肾功能失调的病理变化，可产生耳鸣、耳聋、眩晕、耳内长期流脓、耳内胀塞等病证。

　　诊断关系：耳的病证，多与肾脏的病理变化有关，肾脏的病变多反映于耳。历代医家常通过察耳来判断肾脏的某些病变，如《济生方·耳门》说："夫耳者，肾之所候。"《灵枢·

师传》说："肾者主为外，使之远听，视耳好恶，以知其性。"指出以耳的听觉功能的好坏，来判断肾脏的盛衰。又如《证治准绳·杂病·第八册》说："耳聋面颊黑者，为精脱肾虚。"

治疗关系：一些耳病，可以从肾论治，如滋肾填精、滋肾降火、温肾利水等。

2. 耳与心

所属关系：心寄窍于耳，耳为心之客窍。《素问·金匮真言论》说："南方赤色，入通于心，开窍于耳。"《证治准绳·杂病·第八册》更明确指出："心在窍为舌，以舌非孔窍，因寄窍于耳，则是肾为耳窍之主，心为耳窍之客。"

生理关系：心主神明，耳司听觉，受心之主宰。又心主血脉，耳为宗脉之所聚，心血上奉，耳得心血濡养而功能健旺。手少阴心之脉络于耳中，肾之精气上通于耳，心肾相交，心火肾水相互调和，则听觉聪敏。

病理关系：心的生理功能失调，可致耳窍病变。心虚血耗及心肾不交均可致耳鸣、耳聋、眩晕；邪热上犯耳窍，内陷心包，则致黄耳伤寒。

治疗关系：一些耳病可以从心论治或心肾论治。如《严氏济生方·耳门》指出："七情所感治乎心。医疗之法，宁心顺气，欲其气顺心宁，则耳为之聪矣。"《临证指南医案·卷八》说："体虚失聪，治在心肾。"临床上针对耳病常有滋补心血、滋肾宁心、清心开窍、宁心安神等治法。

3. 耳与肝胆

所属关系：足少阳胆经之脉循耳后，其支者从耳后入耳中，出走耳前。肝胆互为表里，胆经循耳，肝之络脉亦络于耳。按五行学说，肝为肾之子，肝肾精血同源，肾主耳，故肝与耳的关系亦密切。如《辨证录·卷之三》说："肝为肾之子，肾气既通于耳，则肝之气未尝不可相通者。"

生理关系：肝胆之气上通于耳，耳的正常生理功能有赖于肝胆之气通达及肝血的奉养。

病理关系：肝胆火热上犯耳窍，常致耳胀、耳肿、耳痛、耳流脓、耳鸣耳聋、耳眩晕等病证，如《类证治裁·卷六》说："有肝胆火升，常闻蝉鸣者。"若肝血虚，耳失所养，或肝阴不足，肝阳上扰清窍，亦可产生耳鸣耳聋、耳眩晕等病证。《素问·脏气法时论》说："肝病者……虚则目䀮䀮无所见，耳无所闻。"

治疗关系：一些耳病可从肝或肝胆论治。从肝论治方面，临床上有清肝泻火、疏肝解郁、平肝熄风、滋补肝肾等治法。从胆论治方面，临床上有和解少阳、行气通窍、清利肝胆湿热等治法，如《类证治裁·卷之六》说："气逆闭窍治在胆。"

4. 耳与肺

所属关系：由经络而发生联系。手足三阴经通过经别合于阳经而与耳相通，手太阴肺经别出的络脉亦循行于耳。《温热经纬·余师愚疫病篇》按语："肺经之结穴在耳中，名曰龙葱，专主乎听。"根据五脏生克关系，肺为肾之母，而肾主耳。

生理关系：肺主气，肺气贯于耳。《证治汇补·卷之四》说："肾窍于耳，而能听声者，肺也。因肺主气，一身之气贯于耳故也。"又肺与肾，金水相生，如《杂病源流犀烛·卷二十三》说："然肾窍于耳，所以聪听，实因水生于金，盖肺主气，一身之气贯于耳，故能为听。"

病理关系：《素问·气交变大论》说："金肺受邪……嗌燥，耳聋。"临床上常见风邪犯肺，肺气不得宣肃而致耳胀痛、耳堵塞感、耳鸣耳聋、旋耳疮等病。肺气虚弱，不能贯耳，亦可致耳病，如《素问·脏气法时论》说："肺病者……虚则少气，不能报息，耳聋嗌干。"

治疗关系：某些耳病可以从肺论治，临床上针对耳病常有疏风宣肺、补益肺气等治法。

5. 耳与脾

所属关系：足太阴脾经之络脉入于耳中。

生理关系：脾为后天之本，主输布水谷精微，运化水湿，升举清阳，为气血生化之源。耳为清窍，得清气濡养方能维持正常功能。

病理关系：脾气虚弱，气血生化之源不足，不能上奉于耳，则耳的功能失常而致病，如《素问·玉机真脏论》："脾为孤脏……其不及则令人九窍不通。"脾虚清阳不升，水湿失运，湿浊停滞，聚而成痰，痰湿或痰火蒙蔽耳窍亦可致耳病，如耳胀、脓耳、耳眩晕等。

治疗关系：一些耳病可以从脾论治，如《保婴撮要·卷四》说："耳证……脾经郁结而致者，加味归脾汤。"临床上针对耳病常有补脾益气、健脾利湿、益气升阳等治法。

二、鼻与脏腑的关系

头面为诸阳所聚，鼻居面中，为阳中之阳，清阳之气从鼻窍出入，故属"清窍"之一。鼻为肺系之前端，连于喉、接气道、下通于肺，有助肺行呼吸、主嗅觉、协发音、司清化之功能。鼻通过经络与五脏六腑发生密切的联系，其中与肺、脾、胆、肾、心等脏腑的关系比较密切。

1. 鼻与肺

所属关系：肺主鼻，鼻为肺之窍，又为肺之官。《素问·金匮真言论》说："西方白色，入通于肺，开窍于鼻。"《灵枢·五阅五使》说："鼻者，肺之官也。"

生理关系：肺气通于鼻，肺气充沛，则肺鼻互相协调，完成其生理功能。鼻为呼吸之气出入之门户，故鼻窍通畅，呼吸之气出入畅利，则肺气通利，如《严氏济生方·鼻门》说："夫鼻者，肺之所主，职司清化，调适得宜，则肺脏宣畅，清道自利。"肺主宣发肃降，肺气清利，则嗅觉灵敏，如《灵枢·脉度》说："肺气通于鼻，肺和则鼻能知臭香矣。"

病理关系：肺的功能失调，容易导致鼻病的发生，如《灵枢·本神》："肺气虚则鼻塞不利，少气。"《诸病源候论·卷二十九》说："肺脏为风冷所乘，则鼻气不和，津液壅塞而为鼻齆。"另一方面，鼻病亦可影响肺的宣发肃降功能。

诊断关系：鼻为肺之外窍，肺脏有病，常反映于鼻部，故通过诊察鼻部的病证，可判断肺脏的病变。如《医学心悟·卷首》有"鼻头……赤色者为肺热"、"鼻孔煽张为肺气将绝"等论述。

治疗关系：鼻病多从肺论治，临床上针对鼻病常有疏风宣肺、益气固表、温补肺脏、养肺润燥等治法。

2. 鼻与脾

所属关系：鼻准居面之中央，而中央属土，故鼻准属脾土。如《杂病源流犀烛·卷二十三》说："鼻为肺窍，外象又属土。"

生理关系：鼻居面中，为一身血脉多聚之处，脾统摄血液，又是气血生化之源，脾的盛衰，关系到鼻部血脉的盈虚与血液的运化情况，鼻的正常生理功能有赖于脾气的健旺。

病理关系：脾的功能失职，气血生化之源不足，则鼻失所养，易为邪毒滞留而致鼻病，《素问·玉机真脏论》说："脾为孤脏……其不及则令人九窍不通。"脾不统血可致鼻衄，《诸病源候论·卷二十九》说："脾移热于肝，则为惊衄。"脾胃湿热可致鼻红赤烂或鼻疮、涕黄，如《杂病源流犀烛·卷二十三》说："又有鼻内生疮者，由脾胃蕴热，移于肺也。"

诊断关系："鼻准属脾"，历代医家往往通过诊察鼻准来辨别脾的病变，如《素问·刺热论》说："脾热病者，鼻先赤。"临床上，常见鼻前庭红肿湿烂或鼻涕黄稠者，多为脾经湿热证。

治疗关系：某些鼻病可从脾论治，如《保婴撮要·卷四》指出："鼻色赤，乃脾胃实热，用泻黄散；微赤，乃脾经虚热也，用异功散加升麻、柴胡。"临床上针对鼻病常有补中益气、健脾祛湿、益气摄血、泻脾胃伏火等治法。

3. 鼻与胆

所属关系：胆之经脉起于目锐眦，曲折布于脑后，通过经络与鼻发生联系；胆之经气上通于脑，脑下通于颃，颃之下为鼻，故胆通过髓海与鼻相互联系。

生理关系：胆之经气上通于脑。胆气和平，则脑、颃、鼻俱得安康。

病理关系：其病理变化多表现为胆腑热盛。胆腑有热可循经直犯鼻窍；或循经移热于脑，下犯颃与鼻窍。或肝胆有热，火热上迫而致鼻衄。《素问·气厥论》说："胆移热于脑，则辛颃鼻渊，鼻渊者，浊涕下不止也。"

治疗关系：一些鼻病可从肝胆论治。临床上针对鼻病常有清泻肝胆湿热、滋养肝阴等治法。

4. 鼻与肾

所属关系：肾之经脉交会于督脉，督脉循行于鼻柱到鼻头；鼻为肺之窍，而金水相生，故肾与鼻有着间接的所属关系。

生理关系：肺为气之主，肾为气之根，肺之气津濡养卫护鼻窍，有赖于肾之精气充养，如《类证治裁·卷之二》说："肺为气之主，肾为气之根，肺主出气，肾主纳气，阴阳相交，呼吸乃和。"

病理关系：多表现为肾虚。肾气虚，肺失温煦，易为风寒之邪所犯而致鼻鼽等病，《素问·宣明五气论》说："肾为欠，为嚏。"

治疗关系：某些鼻病可以从肾论治，临床上针对鼻病有温补肾阳、滋补肾阴等治法。

5. 鼻与心

所属关系：鼻之山根部属心，鼻为心肺之门户。心肺同位于上焦，又心主血，肺主气，气为血帅，血为气母，心肺互相配合，共同完成气血运化之功能。《景岳全书·卷二十七》："鼻为肺窍，又曰天牝，乃宗气之道，而实心肺之门户。故经曰：心肺有病而鼻为之不利也。"

生理关系：心主神明，又主嗅，鼻主嗅觉的功能是在心的主宰之下，如《难经·四十难》说："心主嗅，故令鼻知香臭。"鼻为心肺之门户，心气充沛，则鼻功能正常。

病理关系：心火亢盛或心肺有病可致鼻病，如《诸病源候论·卷十》说："心主血，肺主气而开窍于鼻，邪热伤于心故衄。"《素问·五脏别论》说："五气入鼻，藏于心肺，心肺有病，而鼻为之不利也。"

治疗关系：一些鼻病可从心论治，临床上针对鼻病有清心泻火、补益心脾、活血祛瘀等治法。

三、咽喉与脏腑的关系

咽前连口腔，下经食道通胃腑，为胃之系，是气息出入及饮食水谷的共同通道，有司饮食吞咽、助言语、御外邪的功能。喉上通口鼻，下接气管至肺，为肺之系，有行呼吸、发声音、护气道的功能。《医贯·卷之四》说："喉与咽不同，喉者肺脘，呼吸之门户，主出而不纳；咽者胃脘，水谷之道路，主纳而不出。盖喉咽司呼吸，主升降，此一身之紧关……"咽喉是经脉循行交会之处，又是饮食呼吸之门户，故与五脏六腑有密切关系，其中与肺、脾胃、肝、肾关系较为密切。

1. 喉与肺

所属关系：喉下接气道，与肺相通，为肺系之所属。《疮疡经验全书·卷一》说："喉应天气，乃肺之系也。"《经验喉科紫珍集·原序》："喉应天气，乃肺之苗。"在经络联系上，肺之经脉入肺脏，上循咽喉，构成了肺与喉的互相联系。

生理关系：肺与喉互相配合，共同完成"行呼吸、发声音"的生理功能，正如《重楼玉钥·喉科总论》所说："喉者空虚，主气息出入呼吸，为肺之系，乃肺气之通道也。"肺气充沛，宣发舒畅，喉的功能才得健旺，呼吸方能通顺，语音才能洪亮。

病理关系：肺失调和，可发生一系列病理变化而导致喉病，如肺失宣降，邪滞咽喉；肺经热盛，上攻咽喉；肺阴受损，气阴不足，咽喉失养，甚则虚火上攻咽喉等。

治疗关系：喉病常常从肺论治。临床上，风邪袭肺或肺经热盛所致的喉病，常用疏风宣肺、清热解毒等治法；若肺气虚弱或阴虚肺燥导致喉病，常治以补肺敛气、养阴清肺之法。

2. 咽与脾胃

所属关系：咽下接食道，与胃相通，为胃系之所属。《严氏济生方·咽喉门》说："夫咽者，言可以咽物也，又谓之嗌，气之流通厄要之处，胃所系。"足太阴脾之经脉上循咽喉夹舌本，脾与胃互为表里，其经络互相络属。《重楼玉钥·诸风秘论》说："咽主地气，属脾土。"

生理关系：咽为胃之通道，其生理功能为司饮食吞咽，正如《重楼玉钥·喉科总论》所云："咽者咽也，主通利水谷，为胃之系，乃胃气之通道也。"《医贯·卷之一》也说："咽系柔空，下接胃本，为饮食之路，水谷同下，并归胃中，乃粮运之关津也。"脾胃共主腐熟水谷、输布精微，咽喉得脾气的输布而健旺；而咽喉的生理功能健旺，饮食呼吸调畅，脾胃才能完成其消化吸收输布之功。

病理关系：胃为燥土，性喜润恶燥，故当其发生病理变化，多为火热上炎于咽喉，如胃腑热盛，循经上炎，灼于咽喉，可致咽喉红、肿、热、痛等病理变化，如《血证论·卷六》说："凡咽痛而饮食不利者，胃火也。"脾脏病变引起的咽喉病，多为脾虚而致，如脾气虚弱，不能化生阴津，咽喉失养而致虚证咽喉病，《外科正宗·卷二》："思虑过多，中气不足，脾气不能中护，虚火易至上炎。"

治疗关系：不少咽喉病证，可从脾胃论治。临床上针对咽喉病常有清胃泻火、利膈通便、补中益气、养胃生津等治法。

3. 咽喉与肾

所属关系：足少阴肾之脉入肺中，循喉咙，在经络上有直接联系。《灵枢·经脉》："肾足少阴之脉……其直者，从肾上贯肝膈，入肺中，循喉咙，夹舌本。"

生理关系：肾为藏精之脏，肾精充沛，咽喉得精气濡养而生理功能健旺，声音洪亮，呼吸均匀，且不易为邪毒所犯。

病理关系：咽喉疾病因肾脏病理变化而致的多为肾虚之证。肾阴虚，虚火上炎或肾阳虚，虚阳上越，均可循经上炎于咽喉而为病。如《辨证录·卷之三》："人有咽喉干燥，久而疼痛，人以为肺热之故，谁知是肾水之涸竭乎"；"少阴肾火，下无可藏之地，直奔而上炎于咽喉也。"

治疗关系：咽喉的某些病证可以从肾论治。临床上针对咽喉病常有滋养肾阴、温补肾阳、引火归原等治法。

4. 咽喉与肝

所属关系：足厥阴肝经之脉，循喉咙，入颃颡。《灵枢·经脉》："肝足厥阴之脉……上贯膈，布胁肋，循喉咙之后，上入颃颡。"

生理关系：肝主疏泄，而肝之经气上达咽喉，故肝的疏泄功能正常，气机调畅，则咽喉通利。

病理关系：肝的疏泄功能异常，可引起咽喉疾患。如肝气郁结，肝气上逆咽喉，或肝郁脾虚，痰气互结于咽喉，可致咽喉哽哽不利；肝郁化火，上炎咽喉，可致咽喉疼痛。

治疗关系：一些咽喉病证可以从肝论治。临床针对咽喉病常有清肝泻火、疏肝解郁、行气化痰等治法。

第二节　耳鼻咽喉与经络的关系

一、耳与经络的关系

耳是经脉聚会之处，通过经络的循行，构成了耳与五脏六腑、全身各部的广泛联系，《灵枢·邪气脏腑病形》说："十二经脉，三百六十五络，其血气皆上于面而走空窍……其别气走于耳而为听。"《灵枢·口问》又指出："耳者，宗脉之所聚也，故胃中空则宗脉虚，虚则下溜，脉有所竭者，故耳鸣。"《灵枢》的论述，说明了全身经脉直接或间接聚会于耳，与耳的生理功能及病理变化有着广泛的联系。

由于耳与人体各器官组织有着广泛的联系，故人体各个部位和器官在耳郭上均有其相应的敏感点（耳穴），因此临床上可通过耳穴诊断和治疗全身疾病。

直接循行于耳的主要经脉，多属阳经，计有：

足少阳胆经，其分支从耳后分出，进入耳中，走耳前，至目锐眦后方。

手少阳三焦经，其分支从耳后分出，进入耳中，走耳前，至目锐眦。

足阳明胃经，环绕口唇，下交承浆，分别沿下颌的后下方，经大迎，循颊车，上耳前，沿发际到前额。

手太阳小肠经，其分支从缺盆沿颈上颊，至目锐眦，入耳中。

足太阳膀胱经，其分支从颠分出，向两侧下行至耳上角。

二、鼻与经络的关系

鼻位居阳中之阳，是血脉多聚之处，又是清阳交会之处。循行鼻部和鼻旁（包括鼻窦）的经脉多属阳经，而阴阳经脉相互交接，故阴经亦有相络于鼻窍的。《灵枢·邪气脏腑病形》说："十二经脉，三百六十五络，其血气皆上于面而走空窍……其宗气上出于鼻而为臭。"由于经脉气血皆上走于空窍，胸中的宗气也上出于鼻，鼻才能司其正常生理功能，可见鼻与经络气血关系十分密切。

直接循行于鼻的主要经脉有：

手阳明大肠经，其支脉从缺盆上颈，通过颊部，入下龈中，循出夹口，绕上唇，左右交叉于人中，分布于鼻孔两侧。

足阳明胃经，起于鼻之两旁，向上行，左右相交于鼻根部，旁纳足太阳经脉，向下沿鼻外侧，入上齿中。

手太阳小肠经，其支脉从颊部至眼眶的下部到鼻，再至目内眦。

足太阳膀胱经，起于鼻旁目内眦，上额，交会于头顶。

足少阳胆经，其支脉从目外眦，下行至大迎，折行于颐，过颊，再下行于颈。

手少阴心经，其支脉夹咽，经面部，沿鼻旁，上联目系。

督脉，由颠顶沿前额下行鼻柱，至鼻尖，到上唇。

任脉，环绕口唇，上至龈交，分左右循鼻旁，到二目下。

阳跷脉，从颈外侧上夹口角，循鼻外侧到达目内眦。

三、咽喉与经络的关系

咽喉是人体的要冲，是经脉循行交会之处，在十二经脉中，除手厥阴心包经和足太阳膀胱经间接通于咽喉外，其余经脉皆直接通达。

手太阴肺经，入肺脏，上循咽喉，横出腋下。

手阳明大肠经，从缺盆上走颈部，沿颊入下齿中。

足阳明胃经，其支者，从大迎前下人迎，循喉咙，入缺盆。

足太阴脾经，从脾脏上络于胃，横过膈，上行夹于食道两旁，循经咽喉，连舌本。

手少阴心经，其支者从心系，夹食道上循咽喉，连于目系。

手太阳小肠经，其支者从缺盆循颈，经咽喉上颊。

足少阴肾经，其直者，从肾上贯肝膈，入肺中，循喉咙，夹舌本。

手少阳三焦经，从肩上走颈，过咽喉，经耳上角到颊部。

足少阳胆经，从耳后，循颈过咽，下肩至缺盆；其支者，从颊车，下走颈，经咽喉，至缺盆。

足厥阴肝经，属肝，络胆，上贯膈，分布于胁肋，循喉咙之后，上入颃颡。

任脉，循腹里，上关元，至咽喉，上颐，循面，入目。

冲脉，会于咽喉，别而络唇口。

阳跷脉，从肩部，循经颈，过咽，上夹口角。

阴维脉，从胁部上行至咽喉。

第三章
耳鼻咽喉病的病因病机概述

第一节　耳鼻咽喉病的主要病因

疾病的发生，归其原因，不外乎各种因素导致人体阴阳平衡失调，正常生理功能紊乱。耳鼻咽喉位于头颈部，内连脏腑，外在体表，故来之于内外的诸种因素均可致病。其外因主要有外感邪毒、外伤创伤、异物所伤；内因多为七情所伤、饮食、劳倦及官窍之间的病变互相传变。

一、外因

1. 外感邪毒
常见六淫邪毒外袭、时邪疫疠及异气侵袭。

（1）风邪：《素问·风论》说："风者百病之长也。""风者善行而数变。"《素问·太阴阳明论》说："伤于风者，上先受之。"各种耳病、鼻病、咽喉病初起，常见风热、风寒、风湿之邪合犯；侵犯途径，常从肌肤或口鼻而入。

（2）寒邪：多因疏于防寒保暖，感受寒邪，寒伤于肌表，阻遏阳气而致病。各种耳病、鼻病、咽喉病初起，常见风寒之证，但风寒之邪常可郁而化热。

（3）热邪：火热之邪上犯清窍，导致耳、鼻、咽喉疾病在临床上极为常见。病初起，常以风热上犯为主。若素体阳盛，则外热可引动内热，循经上犯清窍，而使病情加重。外感火热之邪，往往可兼夹湿邪，如挖耳损伤耳窍，污水浸渍耳窍，湿热之邪致耳窍糜烂红肿。此外火热外邪，常易伤津耗液，致脏腑功能失调。

（4）湿邪：长期阴雨、住处潮湿、污水浸渍等易致湿邪外袭耳、鼻等清窍，导致耳周、耳窍、鼻前孔皮肤红肿、赤烂、痒痛、黄水淋漓等病证。脾喜燥恶湿，湿邪内困于脾，脾运失健，每致耳内流脓、浊涕量多。湿邪多与热邪相兼为患，且湿性黏滞，故使疾病缠绵难愈。

（5）燥邪：外感燥邪而发病，多从口鼻而入。如干寒地区、干燥高温的工作环境等致燥邪耗伤肺津，肺气宣发与肃降功能失健，而致鼻病或咽喉病。

（6）时邪疫疠：时邪疫疠是一类具有强烈传染性的致病邪气。疫疠的侵入途径，多从口鼻而入，致病特点是：发病急、传播快、毒性强、病情重，如白喉、疫喉痧等。

（7）异气：异气是指污浊的气体，如汽车废气、工业排出的废气、各种有毒的化学气体及花粉、粉尘等，均可直接由口鼻而吸入，导致耳、鼻、咽喉疾病。

2. 外伤致病

耳窍位于头部外侧，鼻突出于头面正中，喉位于颈前，故耳、鼻、咽喉易遭受跌仆、撞击、金刃、枪弹、爆炸所伤，手术创伤、噪声、激光、微波、烧灼等理化因素亦可导致耳鼻咽喉疾病。

3. 异物所伤

异物误入外耳道或鼻腔，鱼刺、骨类或其他异物梗于咽、喉或食管，均可致病，甚则可产生严重病证。

二、内因

1. 饮食所伤

饮食不节，脾胃受伤，则易致耳鼻咽喉疾病。

2. 劳倦内伤

劳逸失节，房劳过度，久病劳损，均可耗伤气血津液，导致脏腑功能失调而发生耳鼻咽喉疾病。用声不当或过度，声带受伤，功能失健，则致声嘶。

3. 情志不调

喜、怒、忧、思、悲、恐、惊等各种精神因素刺激，均可使内脏气机发生紊乱而导致耳鼻咽喉疾病。

4. 官窍间疾病相传

耳鼻咽喉之间互相通连，一窍有病，若不及时治疗，或病毒势猛，病情发展，也可传与他窍。如伤风鼻塞，若治疗不彻底，邪毒窜耳，可致耳胀耳闭。

第二节　耳鼻咽喉病的主要病机

病机，即疾病发生、发展与变化的机理。各种致病因素引起脏腑功能失调，导致耳鼻咽喉疾病的发生，其病机不外乎实证、虚证或虚实夹杂证三大类。兹择其要者归纳如下：

一、实证

《素问·通评虚实论》说："邪气盛则实。"耳鼻咽喉疾病的实证，常见于病变的初期或中期，以外邪侵袭、脏腑火热、痰湿困结、气滞血瘀等为多见。

1. 外邪侵袭

外感六淫邪毒或时行疫疠之邪，可致耳、鼻、咽喉诸证。如风寒或风热外袭，肺失宣降，邪毒上犯清窍，可致伤风鼻塞、耳胀、喉痹、喉痛等证证；风热夹湿邪侵犯，可致旋耳疮、鼻疳等病证；燥邪犯肺，耗伤津液，鼻窍失养，可致鼻槁；时行疫疠之邪侵袭咽喉，可致白喉等病证。

2. 脏腑火热

肺、胃、肝、胆、心等脏腑火热上炎，蒸灼清窍，常导致多种耳鼻咽喉疾病。如肺经蕴热，上犯鼻窍，可致鼻疔、鼻疮、鼻衄等病证；胃腑积热，上灼咽喉，可致喉痹、乳蛾、喉痈等病证；肝胆火热上炎或肝胆湿热上蒸，可致耳疖、耳疮、耳胀、脓耳、耳鸣耳聋、鼻渊、鼻衄等病证；心火上炎，鼻窍脉络受损，可致鼻衄；热入心包，可致黄耳伤寒等。

3. 痰湿困结

肺、脾、肾功能失调，痰湿内生，困结体内，常可导致耳鼻咽喉疾病。如痰湿凝滞，困结于耳，可致耳郭痰包；困结于鼻，可致鼻痰包、鼻菌等病证；痰气互结于咽喉，可致梅核气；痰浊结聚于咽喉或颃颡，可致咽喉瘤、咽喉菌、鼻咽癌等病证。

4. 气滞血瘀

外伤血瘀，或久病入络，气滞血瘀，清窍脉络不通，亦为耳鼻咽喉疾病常见的病机之一，如耳损伤、鼻损伤、咽喉损伤等，其共同的病机为外伤血瘀。气滞血瘀常可导致耳闭、耳鸣耳聋、鼻窒、喉喑、咽喉瘤、咽喉菌、鼻咽癌等病证。

二、虚证

虚证，是指正气虚衰不足，即所谓"精气夺则虚"。耳鼻咽喉疾病的虚证常见于疾病的后期和一些慢性疾病中，临床上以肺、脾、肾的虚损为多见。

1. 肺脏虚损

肺脏虚损，多见于肺气虚与肺阴虚。如肺气虚，卫外不固，可致鼻鼽等病证；肺气虚无力鼓动声门，可致喉喑；肺阴虚，鼻窍或咽喉失于濡养，可致鼻槁、喉痹、乳蛾、喉癣等病证。

2. 脾气虚弱

脾胃虚弱，运化失职，气血生化之源不足，则官窍失养而发生多种耳鼻咽喉疾病，正如《素问·玉机真脏论》所云："脾为孤脏……其不及则令人九窍不通。"例如，脾气虚弱，清阳不升，可致耳鸣耳聋、耳眩晕；脾气虚弱，宗气生成不足，无力鼓动声门，可致喉喑；脾气虚弱，气不摄血，可致鼻衄；脾胃虚弱，化生不足，鼻窍失养，易致鼻鼽。

3. 肾脏亏虚

肾脏亏虚常出现肾阴虚或肾阳虚的病理变化。肾精亏虚，耳窍失养，可致耳鸣耳聋、耳眩晕；肾阴虚鼻窍失养，可致鼻槁；肾阴不足，无以制火，虚火上炎，可致鼻衄、喉痹、喉喑、喉癣等病证；肾阳亏虚，寒水上泛，可致耳眩晕；肾阳不足，鼻失温养，可致鼻鼽。

三、虚实夹杂证

虚实夹杂证，即正气亏虚而邪气滞留的病证。耳鼻咽喉的慢性疾病，常可出现这类病证，如肺脾气虚，邪滞鼻窍，可致鼻窒；脾气虚弱，湿浊内困，可致鼻渊、耳闭、脓耳等病证；气虚血瘀，可致耳面瘫；喉痈溃脓后期常出现气阴耗损而余邪未清之证；咽喉菌、鼻咽癌等病常出现正虚毒滞之证等。

第四章
耳鼻咽喉病的诊断要点

中医耳鼻咽喉科学的诊病原则是从整体观出发，采用四诊合参，运用辨证的理论方法，识别病证，推断病情，为防治疾病提供依据。针对耳鼻咽喉疾病的发病特点，必须强调辨病与辨证相结合、局部辨证与整体辨证相结合、局部四诊与全身四诊相结合。

第一节　耳鼻咽喉科的诊病方法

耳鼻咽喉发病多在深邃的孔窍内，病变隐匿，不易诊视。随着现代科技的发展，在继承传统四诊的基础上，逐渐形成了独具特色的局部四诊方法，突出了专科诊病的需要，在手段上利用当代先进的声、光、电等检测手段及计算机智能化的检测设备，丰富了传统四诊的内涵。

一、耳鼻咽喉科诊室的基本条件及要求

1. 诊室的基本条件

诊室环境要安静，空气清新无异味，光线稍暗，散射自然光为宜。室内应备有耳鼻咽喉科专用椅、专用灯、诊疗台、额镜以及一些常用的检查器械，如耳镜、鼓气耳镜、电耳镜、音叉、鼻镜、压舌板、间接喉镜、间接鼻咽镜、枪状镊、耵聍钩等，此外，还应备有一些常用药物，如75%酒精、3%双氧水、1%~3%麻黄素、生理盐水、1%~2%丁卡因等。

2. 受检者位置

受检者一般采用坐位，根据受检部位不同，随时调整受检者体位。若检查耳部，受检者应侧坐位，耳部朝向检查者；检查鼻、咽喉部，受检者正坐位，面对检查者。小儿受检，由成人抱扶，固定小儿头部。

3. 光源

耳鼻咽喉科专用灯一般常用带灯罩的100W白炽灯，冷光灯为较佳光源。光源应置于受检者头部侧后方，略高于受检者耳部，与耳相距10~20cm。

4. 额镜的使用

额镜是一个能聚光的凹面反光镜，中央有孔，焦距约为25cm，镜体由双球关节连接于额带圈上，额带可根据使用者头围大小灵活调节，以便固定于头部。调整额镜各部关节以使

检查者佩戴舒适自如。头戴额镜时镜面与额头平行，检查用单眼，以眼平视，透过镜中央孔窥视为度。检查者所用眼、额镜与光源为相对的同侧位。使用额镜，首先要调整光源、检查者与受检者的距离，使额镜反射聚焦于受检部位，达到最好的用光效果。检查者要保持瞳孔、镜孔及检查部位三点成一线，窥视中可依据检查的具体需要，灵活调整额镜或受检部位，力求达到视野无盲区。

二、耳鼻咽喉局部四诊

（一）耳局部四诊

1. 望诊

主要观察耳郭、外耳道、鼓膜等变化。

（1）耳郭、耳周望诊：观察耳郭的形态、大小、位置，有无畸形，两侧耳郭是否对称；局部皮肤有无红肿、增厚、瘘口、赘生物、瘀斑、疤痕、破损、溃疡、糜烂、渗液、结痂等变化。

（2）外耳道望诊：观察外耳道有无红肿、疖肿、瘘口、新生物、耵聍、异物、分泌物等；注意外耳道有无狭窄及塌陷等。

（3）鼓膜望诊：首先要辨识鼓膜的正常标志（彩图1），如鼓脐、光锥、锤骨柄、锤骨短突等，分清紧张部与松弛部。然后通过正常标志的变化观察鼓膜病变，如鼓膜内陷或外凸、液平、气泡；鼓膜色泽改变（红赤、发蓝、白斑、混浊等）的程度；是否有鼓膜斑痕、疱疹、肉芽等改变；鼓膜穿孔的位置、大小、形状等。通过鼓气耳镜观察鼓膜的活动度。

此外，利用X线、CT、MRI等影像学手段可观察中耳乳突情况。对眩晕者应观察眼震是否存在及其强度、方向、节律。

2. 闻诊

包括嗅与耳相关的气味和听与耳相关的声响两部分。

（1）嗅诊：嗅耳道内分泌物的气味，注意脓液有无腥秽恶臭味。

（2）听诊：一般耳鸣为自觉声响而无相应声源，如检查者可听到的耳鸣为他觉性耳鸣；行咽鼓管吹张术，可通过听诊管听到鼓气声，或咽鼓管不同程度开放的通气声；利用纯音测听、声导抗测听等手段可了解听力损失的程度及其性质以及中耳功能状况。

3. 问诊

重点围绕与耳病相关的特有症状进行询问，如耳聋、耳鸣、眩晕、耳痛等。

（1）问耳聋：注意耳聋的起病情况，如突发或渐发；耳聋的时间长短；是否有对听力损伤的刺激如噪声、耳毒性药物等；是否经过治疗；有无与耳聋相关的全身性疾病，如糖尿病、肾病等。

（2）问耳鸣：注意耳鸣的发作时间，如持续性或间歇性；耳鸣的响度；耳鸣的音调；诱发加重的因素以及听力情况等。

（3）问眩晕：注意眩晕发作时的特点，如是否为旋转性眩晕及伴恶心呕吐等症状，意识清晰与否等；眩晕发作时是否伴有耳鸣耳聋；过去有无类似的发作史等。

（4）问耳痛：注意耳痛的时间长短，耳痛的性质，是否伴有耳漏，有无挖耳史或污水入耳史等。

4. 切诊

主要针对耳郭、耳周及耳道进行触诊。牵拉耳郭，按压耳屏、耳郭及耳周是否有疼痛反应；若有臖核、肿胀或新生物，应探查其软硬程度、活动度及是否有波动感或压痛。

（二）鼻局部四诊

1. 望诊

主要观察外鼻、鼻腔及鼻涕、鼻出血等。

（1）外鼻、鼻前庭望诊：观察外鼻形态的改变，是否有红肿、畸形、歪斜；鼻翼是否煽动；鼻窦表面区域是否红肿、隆起；鼻前庭有无红肿、糜烂、溃疡、皲裂、结痂；鼻毛是否脱落等。

（2）鼻腔望诊：可借助于前、后鼻镜或内窥镜进行望诊，观察鼻黏膜的色泽及形态改变；鼻甲是否有肿胀、肥大、息肉样变、萎缩等改变；鼻中隔有无偏曲、糜烂、出血、穿孔；鼻道有无异物、息肉、肿物及分泌物积留。此外，借助于 X 线、CT 等手段可观察鼻窦的情况。

（3）鼻涕望诊：观察鼻涕色、质、量；涕的来源及潴留部位等。

（4）鼻血望诊：观察鼻出血的部位、色泽、出血量及出血缓急等。

2. 闻诊

包括嗅鼻呼气时的气味和听鼻息的声音。

（1）嗅诊：注意鼻呼气时有无腥臭等气味。

（2）听诊：主要听鼻息的声音，注意有无闭塞性鼻音、开放性鼻音、鼾声及喷嚏的情况。

3. 问诊

注意围绕鼻塞、鼻涕、嗅觉、鼻痛等主要症状进行询问。

（1）问鼻塞：注意鼻塞发作的时间，如间歇性或持续性鼻塞；鼻塞的特点，如单侧还是双侧，抑或交替性鼻塞；鼻塞缓解的原因及诱发加重的因素等。

（2）问鼻涕：注意流涕的时间长短；涕量的多少；鼻涕的质地、色泽；有无异味或带血丝等。

（3）问嗅觉：注意嗅觉障碍发生的时间长短和诱发因素；有无嗅幻觉、倒错等。

（4）问鼻痛、头痛：注意鼻痛发生的部位；鼻痛的性质，如灼痛、胀痛、刺痛、跳痛等；头痛的时间规律，如疼痛发生在上午、下午或晚上，是否为阵发性痛等。

4. 切诊

包括外鼻部和鼻腔两部分的触诊。

（1）外鼻部触诊：触压颧、额、鼻根、眼内眦两侧，观察有无压痛；触扪鼻根、鼻背部有无骨擦音或凹陷；对鼻前庭疖肿、囊肿、硬结进行触诊等。

（2）鼻腔内触诊：对鼻甲肿大者，可探查其是否有弹性感；发现鼻腔有新生物，可用卷棉子轻轻触压了解其软硬程度、活动度。

（三）咽喉局部四诊

1. 望诊

包括鼻咽、口咽和喉部望诊。

（1）鼻咽部望诊：主要借助于间接鼻咽镜或纤维鼻咽镜进行望诊。观察鼻咽顶后壁、咽隐窝、咽鼓管咽口、腺样体及后鼻孔等部位，注意两侧结构是否对称，有无充血肿胀、隆起、新生物；黏膜是否粗糙、糜烂、溃疡；是否有出血、分泌物、痂块等情况。

（2）口咽部望诊：观察口咽黏膜有无红肿、干燥、溃疡等；咽后壁有无颗粒突起；咽侧索是否肥大；腭扁桃体有无红肿及脓点；前、后腭弓及悬雍垂、软腭有无异常等。

（3）喉咽部及喉腔望诊：主要借助于间接喉镜或纤维喉镜进行望诊（彩图2）。观察舌根部、会厌谷、梨状窝等部位有无异物、新生物等；会厌活动情况及有无囊肿；喉黏膜有无充血、肿胀；披裂、室带、声带的活动情况及有无肥厚、增生、新生物等。

（4）喉的外部望诊：观察喉外部大小是否正常，是否居于颈前正中部，两侧是否对称，有无肿胀、畸形、疤痕等形态的变化。对于呼吸困难者，应观察吸气时胸骨上窝、锁骨上窝、肋间隙等部位有无凹陷。

2. 闻诊

包括嗅咽喉部呼出气体及其分泌物的气味和听声音。

（1）嗅诊：注意有无腥臭、腐臭气味。

（2）听诊：注意嗓音是否洪亮，有无毛、沙、嘶、哑等情况；呼吸音有无喘鸣；咳嗽声是否清脆，有无犬吠样咳嗽声等。

3. 问诊

主要围绕与咽喉有关的一些症状进行询问。

（1）问咽喉疼痛：注意疼痛的时间及其规律，如持续痛或间歇痛、新痛或久痛等；疼痛的部位及其性质，如刺痛、钝痛、跳痛、灼痛等；疼痛是否放射到耳部。

（2）问咽喉异物感：如灼热感、干燥感、痒感、痰黏着感、窒息感等。

（3）问吞咽情况：询问有无吞咽异常的感觉，如吞咽不利、吞咽困难、吞咽呛咳等，注意空咽与进食吞咽有无不同。

（4）问发音情况：了解声音变化的时间，如渐发或突发；声嘶加重或减轻的诱因；发音时是否伴有喉痛；患者是否从事与用嗓有关的职业等。

（5）问咳嗽痰涎：了解咳嗽的特点，如干咳、呛咳、痒咳等；咳嗽发作的时间规律；咳痰的色、质、量及是否带血（血的色、质、量）等。

（6）问呼吸情况：了解有无气急、气促、气短；呼吸时有无喉鸣音；呼吸困难与活动、体位的关系等。

4. 切诊

（1）颈部触诊：触摸颈部有无肿胀、包块、瘰核及其大小、软硬度、活动度、触压痛。

（2）咽喉触诊：触摸咽部肿块软硬程度及活动度，有无压痛；触摸增殖体，辨其大小、软硬等情况；按压喉核观察有无分泌物溢出；如咽喉有局限性红肿，可在局部触压以判断是否成脓；用拇指、食指按住喉体，向两侧推移，观察喉关节的摩擦感是否正常。

第二节 耳鼻咽喉病常见症状及体征的辨病与辨证

"病"与"证"是内涵相关而涵盖范围不同的两个概念。"病"是对疾病全过程、本质、特征上的认识和概括;"证"则是对疾病发展过程中某阶段即时的病因、病性、病位及邪正关系的认识和概括。辨证,就是将四诊所获得的资料进行综合辨析,作出属于某种性质的证的诊断。中医耳鼻咽喉科疾病的辨证方法,也与其他临床学科一样,主要采用八纲辨证、脏腑辨证、气血津液辨证、六经辨证及卫气营血辨证等。辨证方法虽多,但各有特点与侧重,使用时必须根据其具体证候,选用最适宜的辨证方法。辨病,则是从另一角度对病人的证候作出诊断的方法。辨证与辨病相辅相成,都是治疗的前提与依据。我们在辨证与辨病时,要树立整体观念,全身辨证与局部辨证相结合。本章主要讨论局部症状及体征的辨病与辨证。

一、耳病常见症状及体征的辨病与辨证

耳病的常见症状及体征有:耳痛、耳流脓、耳鸣耳聋、眩晕及鼓膜异常等。

1. 耳痛

耳痛包括耳郭、耳周及耳窍深部疼痛,临床常根据疼痛的部位、程度、时间和伴随症状进行分析。凡新病,痛势较剧,持续不解,痛而拒按,多属实证;久病,痛势较缓,时痛时止,痛而喜按,多属虚证。

(1) 耳痛初起,痛势较轻,耳郭微红、微肿,多为耳郭受邪,如断耳疮初起;若耳道有局限性或弥漫性红肿,牵拉耳郭或按压耳屏时疼痛加重,多为耳疖、耳疮;若伴鼓膜微红,多为耳胀或脓耳初起。此时辨证多属风热外袭。

(2) 耳痛剧烈,局部红赤,在耳郭为断耳疮;若耳后完骨红肿为耳后附骨痈;若外耳道红肿剧痛为耳道疮疖;若鼓膜红赤,多为鼓膜炎或脓耳。此时辨证多为肝胆热毒壅盛,上灼于耳。

(3) 耳痛、头痛剧烈,伴壮热、呕吐或神昏谵语,多见于脓耳变证,此为火毒内犯心包之重证。

(4) 外伤、异物入耳、虫伤亦可致耳疼痛。

2. 耳流脓

主要从流脓的时间长短、脓液的颜色及其质地、脓量和气味等方面进行辨证。

(1) 发病急,流脓初起,多为实证;发病缓,流脓日久,多为虚证。

(2) 脓色黄,多为肝胆火热上蒸;脓中带血,多为热毒壅盛,伤及血分;脓色白或色青多属脾虚;脓液黑腐污秽,多为肾虚,湿浊困结,病情较危重。

(3) 脓量多而质稠者,多属体实阳盛,湿热上蒸;脓量多而清稀,多为脾虚湿困;脓液臭秽,有豆腐渣样物,多为肾元亏虚,湿热滞留,蚀及骨质,为虚实夹杂证。

3. 耳鸣、耳聋

(1) 耳鸣暴发,鸣声大,听力下降,常见于实证、热证。外因多为风、热、湿邪壅塞耳

窍；内因多为肝胆之火上炎、痰火郁结或气滞血瘀壅阻耳窍。

（2）耳鸣渐发，鸣声细微，听力逐渐下降，常见于虚证，如肝肾阴虚、虚火上炎，或气血亏耗、耳失濡养等。

（3）耳鸣呈高音调，高频听力下降明显，多属肝肾虚损或气血不足之证；耳鸣呈低音调，低频听力下降明显，多属肝胆热盛，或风邪外袭，邪气壅滞耳窍之证。

（4）年老听力逐渐减退，无其他导致耳鸣耳聋病史，多为肝肾亏损，气血不足，清窍失养所致。

（5）耵聍栓塞、异物入耳亦可造成耳鸣、耳聋。

4. 眩晕

（1）眩晕伴有耳鸣、面红目赤、口苦咽干、急躁易怒者，多属肝阳上扰清窍。

（2）眩晕伴有头重、头胀、低音调耳鸣、胸闷呕恶、纳呆倦怠者，多属痰浊中阻。

（3）经常眩晕，耳鸣，听力减退，或耳胀闷，劳作后眩晕发作或加重，或有心悸、气短、乏力者多属气血不足之证。

（4）眩晕常常发作，伴有高音调耳鸣，听力减退以高频明显，记忆力减退，腰膝酸软，多属肾元亏损之证。

（5）眩晕伴有耳流脓，多系脓耳变证。如为初病，脓黄，耳痛剧，多为肝胆火热蒸灼耳窍；如为久病，脓清稀，多为脾虚湿困；若脓呈豆腐渣样且臭秽，多为肾元亏损、湿毒内困之证。

5. 鼓膜异常

鼓膜异常主要从鼓膜的形态、色泽变化及鼓膜穿孔的位置进行分析。

（1）鼓膜形态、色泽变化：鼓膜的形态、色泽变化，可以反映出内在脏腑的寒、热、虚、实等病理变化。

①鼓膜微红，周边血络显露，耳微胀痛，多为耳胀或脓耳初起，风热之邪外袭。

②鼓膜鲜红，血络满布，耳剧痛，多为脓耳，肝胆火热上蒸耳窍；兼鼓膜外凸，有小黄亮点，为脓耳火热炽盛，腐蚀鼓膜，化腐酿脓。

③鼓膜呈橘红色、外凸，透出液平面或有气泡，系鼓室内有积液，多为湿浊内聚所致；鼓膜色蓝、外凸，多为瘀血内聚耳窍。

④鼓膜增厚或萎缩，有钙斑，色灰白，混浊少泽，常见于耳闭或脓耳之病久者，或年老体弱者，多为气血不足、鼓膜失养之证。

（2）鼓膜穿孔

① 外伤性穿孔：多不规则，穿孔边缘不整齐，常有血迹，鼓膜或有充血。

② 脓耳穿孔：穿孔部位大致有 3 种情况，即紧张部、松弛部或边缘部穿孔。紧张部穿孔多呈圆形、椭圆形，穿孔边缘光滑，常为肝、胆、脾、肺等脏腑受邪气侵袭，风、热、湿邪上犯耳窍所致；松弛部或边缘性穿孔，常有胆脂瘤形成，多为肾、脾虚损，邪毒蕴结，腐肌蚀骨而成。脓耳急性发作，鼓膜穿孔较小，多属实证、热证；脓耳日久，穿孔较大，多属虚证或虚实夹杂证。

二、鼻病常见症状及体征的辨病与辨证

鼻病的常见症状及体征有：鼻塞、鼻甲异常、流涕、头痛、鼻衄及嗅觉障碍等。

1. 鼻塞、鼻甲异常

鼻塞是鼻腔与鼻窦疾病的常见症状，鼻塞与鼻甲异常有一定关系，故一并论述。临床上鼻甲肿大较甚，则鼻塞较严重；鼻甲肿胀较轻，鼻塞亦较轻。此外，鼻中隔偏曲、鼻内涕多或有肿瘤也会引起鼻塞。辨证时应注意鼻塞的轻重缓急，鼻塞的特点，鼻黏膜及鼻甲的色泽、形态等。

（1）鼻塞初起，鼻黏膜红肿，全身伴风热表证，为风热邪毒犯表；若鼻内黏膜淡红肿胀，全身伴风寒表证，为风寒外邪侵袭。常见于伤风鼻塞。

（2）鼻塞重，鼻黏膜及鼻甲色红肿胀，鼻涕黄稠量多，头痛较剧，多为肺、胆、脾胃之火热上蒸鼻窍。常见于鼻渊。

（3）鼻塞日久，时轻时重或呈交替性，鼻内黏膜色淡红，下鼻甲肿胀、光滑、柔软，多为肺脾气虚，邪滞鼻窍；若鼻塞持续，鼻音重，鼻内黏膜暗红，下鼻甲肥大、质硬、凹凸不平，多为邪毒久留，气血瘀阻鼻窍。常见于鼻室。

（4）阵发性鼻塞、鼻痒、喷嚏频作，鼻涕清稀，鼻甲肿胀、苍白，为肺、脾、肾虚，寒邪凝聚。常见于鼻鼽。

（5）鼻内堵塞感，鼻黏膜干燥萎缩，涕痂积留，多为燥邪犯肺，鼻窍失养，或肺肾阴虚，脾气虚弱，鼻失滋养而致鼻槁。

（6）小儿单侧鼻塞，流污秽脓血涕，多为鼻腔异物染毒而致。

2. 流涕

流涕是鼻部疾病常见症状之一，临床应根据鼻涕的性质、色泽、涕量、气味等情况进行辨证。

（1）鼻涕多而清稀，若系鼻病初起，伴有表证者，多属风邪犯鼻；若系久病，且阵发性发作，多为鼻鼽，证属肺、脾、肾虚，阳气不能上奉，失于温化所致。

（2）鼻涕黄浊如脓样，或带血丝，量多，涕自上而下引流，鼻甲红赤肿胀，为鼻渊，多属肺、胆、脾胃热盛，上灼鼻窍。

（3）流涕日久，鼻涕黏黄或黏白而量多，自上而下引流，鼻甲肿胀色淡，为鼻渊，多属肺气虚寒或脾气虚弱。

（4）久病涕黄绿，或干结成痂，鼻内干燥，多为肺脾气阴两虚，邪毒久留，耗伤阴液。可见于鼻槁。

3. 头痛

头痛是临床常见症状之一，鼻的病证常引起头痛。辨证时应注意头痛的轻重缓急，头痛的时间和部位及其伴随症状。

（1）头痛初起，伴鼻塞、流涕、打喷嚏，多为风邪犯鼻所致。

（2）头痛剧烈，头额、鼻梁、颧部疼痛，或头深部疼痛，且有一定的时间规律，流黄浊脓涕，量多，鼻甲红肿者，为鼻渊头痛，多为肺、胆、脾胃热盛，邪热上灼为患。

（3）鼻病日久，头钝痛，头昏头重，涕黏黄黏白，鼻黏膜色淡，多为肺、脾气虚，湿浊上犯。

（4）鼻前庭及鼻尖局部红肿疼痛，伴头痛，见于鼻疔，辨证多为邪毒外袭，火毒上攻；若引发颜面红肿疼痛、高热头痛等，为火毒势猛，疔疮走黄之证。

（5）头痛，伴鼻内干燥，鼻腔宽大，为鼻槁，多属阴虚或燥邪为患。

4. 鼻衄

鼻衄是多种疾病的常见症状，辨证时要注意血色、出血量、出血时间、出血部位与患者的整体情况。

（1）血色鲜红，多属实热证。若量少、点滴而出，多为风热犯鼻，或燥热邪气所伤；若量多不止，多为胃腑热盛，或肝胆火热壅盛之证。

（2）血色淡红，渗渗而出，量或多或少，多为气不摄血；衄血色红而量不多，时发时止，多见于阴虚火旺之证。

（3）入夜衄血，渗渗而出，多为阴虚，或气阴两亏。

（4）鼻衄见于鼻中隔前端易出血区，可因挖鼻、外感、易出血区黏膜溃疡或鼻黏膜干燥引发，多为实证、热证。

（5）鼻衄见于后鼻孔部位，血液倒流于咽部，见于年长者，多为肝胆火盛或阴虚阳亢之候；年少者要警惕鼻咽部纤维血管瘤。

5. 嗅觉异常

（1）鼻病初起，嗅觉减退，伴鼻塞甚，鼻黏膜肿胀，鼻甲肿大、红赤者多为风热邪毒壅塞鼻窍；鼻黏膜淡白者多为风寒之邪凝滞鼻窍。

（2）鼻病日久，嗅觉迟钝或丧失，鼻黏膜淡白肿胀，鼻涕清稀，多属肺、脾、肾虚，鼻失温养之证。

（3）嗅觉消失，鼻黏膜干枯，鼻甲萎缩，为肺肾阴虚或脾气虚弱，鼻窍失养，见于鼻槁。

（4）嗅觉进行性减退，鼻内有肿物堵塞，日渐加重，多见于痰凝血瘀结聚鼻窍，脉络受阻，可见于鼻息肉、鼻部肿瘤等。

（5）嗅觉失灵或丧失，鼻腔未见有明显异常变化，多与七情所伤有关。

三、咽喉病常见症状及体征的辨病与辨证

咽喉病的常见症状及体征有：咽喉红肿疼痛，咽干灼痒、异物感，声音异常及咽喉危候等。

1. 咽喉红肿疼痛

红肿疼痛是咽喉病常见的症状，辨证时应注意疼痛的轻重缓急以及咽部黏膜、喉核、喉底及声带等形态色泽的变化。

（1）病初起，咽喉红肿、疼痛，多为风热外袭，邪在肺卫；若咽喉淡红、微肿、微痛，多属风寒表证。常见于喉痹、乳蛾等病初期。

（2）咽喉疼痛较剧，咽部红肿较甚，喉底颗粒红肿突起，或喉核红肿，或声带红肿、闭合欠佳，多为邪热由表入里，肺胃热盛。常见于喉痹、乳蛾、喉喑等病。

（3）咽喉疼痛剧烈，发病迅速，咽喉红肿高突，色深红，是肺胃热毒壅盛，火热上蒸，内外邪热搏结之实热证；若红肿疼痛剧烈不减，为热毒壅盛，可致化腐成痈，常见于喉痈。

（4）咽喉病日久，微红、微肿、微痛，多属虚证；若咽部微痛、干热，喉底颗粒如帘珠状突起，潮红，或喉核前后潮红，上有细白星点，或见声带微红微肿，多为阴虚，虚火上炎。常见于喉痹、乳蛾、喉暗等病。

2. 咽干焮痒、异物感

咽干焮痒、异物感是乳蛾、喉痹、喉暗、梅核气等病常见的自觉症状。

（1）咽喉病初起，咽痛、咽干、灼热、咽痒咳嗽、咽部红肿，多属风热外袭。

（2）咽喉病日久，咽内发干、痒感、焮热感，哽哽不利，干咳少痰，多为肺肾阴虚，虚火上炎。

（3）咽喉病日久，咽喉哽哽不利，痰黏着感，口淡不渴，胸闷恶心，多为脾虚湿困；若咽喉堵塞异物感，焮热感，痰黏难咯，伴见喉底颗粒增多暗红，喉核肥大质韧，声带暗红或有小结等，多为痰瘀搏结于咽喉所致。

（4）咽喉异物感如梅核阻塞，但不碍饮食，常伴抑郁多疑、心烦郁怒者，多为肝郁气滞、痰气交阻之证。

（5）咽喉梗阻，异物感严重，饮食难下，呼吸不顺，当注意咽喉、食道是否有肿瘤。

3. 声音异常

声音改变为咽喉疾病的常见症状，常见于喉痈、喉暗、喉癣、喉瘤、喉菌等病，如言语不清、声音嘶哑、语音低沉无力等。辨证时应注意发病的缓急及其伴随症状。

（1）咽喉病初起，发病迅速，咽喉肿痛，言语不清，口中如含物，多为咽喉痈，肺胃邪热壅盛之证。

（2）喉病初起，猝然声音不扬，甚则声音嘶哑，喉部不适，疼痛，声带红肿，为风热犯肺；若声带鲜红肿胀，上有黏痰，咳嗽痰黄，为痰热壅肺。

（3）声音嘶哑日久，咽喉干涩微痛，喉痒干咳，痰黏少，午后尤甚，多为肺肾阴虚，虚火上炎；若声嘶日久，语音低沉，讲话不能持久，声带肥厚或有息肉、小结，声门闭合不良，多为气滞血瘀痰凝；若声嘶日久，语音低微，讲话费力，气短乏力，声带松弛，闭合欠佳，多为肺脾气虚。

（4）妊娠后期，出现声音嘶哑，甚至不能发音，为"子暗"，多因肾之精气不能上达肺系，咽喉失养而致。

（5）突然失音，咳嗽声音如常，咽喉检查无异常，多为七情所伤，肝郁气滞所致。

4. 咽喉病危候

咽喉病出现吸气性呼吸困难，多属危候，临床常伴有咽喉红肿疼痛、痰涎壅盛、语言难出、声如拽锯、汤水难下等症状，严重者可发生窒息死亡。常见于急喉风，多为热毒痰浊壅结咽喉之证。

第五章
耳鼻咽喉病的治疗概要

第一节　耳鼻咽喉病的常用内治法

内治法是耳鼻咽喉病的主要治疗方法之一，在运用内治法时，必须从整体观念出发，以四诊八纲为基础，进行局部与全身辨证，抓住疾病的本质，结合病情轻、重、缓、急变化，在审证求因、审因论治的原则指导下，拟定治则，选择各种不同的治法。与临床各科一样，邪在表者，宜疏散外邪；邪热偏盛于某一脏腑，出现某脏腑热证，治宜清脏腑热；脏腑虚损而致病者，则宜补益脏腑，如此等等。

耳鼻咽喉为清空之窍，临床上常因外邪侵袭，脏腑功能失调而产生邪毒、痰浊、瘀血、气郁闭塞空窍等病理变化，故治疗耳鼻咽喉疾病在运用以上常规治法的同时，还应注意运用和配合通窍、利咽、开音、化痰、祛瘀、消痈排脓、疏肝解郁等治法，以提高临床疗效。

一、通窍法

通窍法，即用具有轻清、辛散、芳香、走窜或利湿的药物，治疗清窍闭塞一类的疾病，使透邪外出，疏畅气机，清除壅滞，从而达到耳鼻咽喉诸窍通利的目的，为治疗耳鼻咽喉疾病常配合使用的治法。临床上应根据导致耳鼻咽喉病不同的病因病机，按通窍药的特长分别选择使用。常用的通窍法有：

1. 芳香通窍

本法选用轻清而芳香，具有通窍作用的药物，以祛邪散壅，宣通闭塞之孔窍。由于邪毒壅滞清窍，出现耳堵塞感、耳聋，或鼻塞、嗅觉不灵等，多配合本法使用。常用药如苍耳子、辛夷花、白芷、石菖蒲、川芎、细辛、薄荷等。

2. 化浊通窍

本法选用气味芳香、具有化湿浊作用的药物，以宣化湿浊，疏畅气机。由于湿浊内阻中焦，运化失职，升清无权，湿浊之邪上犯清窍而致耳流脓缠绵不愈、鼻流浊涕不止、眩晕呕恶等，可配合本法使用。常用药物如藿香、佩兰、厚朴、砂仁、陈皮、白豆蔻、草豆蔻等。

3. 升阳通窍

本法选用具有升清阳之气、透邪通窍作用的药物以协助补气药升举阳气，托邪通窍。因肺脾气虚，清阳不升，外邪滞留，浊阴上干清窍，症见耳内胀闷堵塞日久不愈、耳聋渐重、鼻窍窒塞日久，或流涕难止、喷嚏频作等。常用药物如柴胡、升麻、葛根等，常用本法配合人参、黄芪、白术等补气药同用。

4. 利湿通窍

本法选用具有健脾利水渗湿作用的药物为主组方，用于治疗水湿停聚清窍的病证，症见耳道渗液、鼓室积液、耳内流脓、鼻涕长流难止、声带水肿及眩晕呕恶等。常用药物如茯苓、泽泻、薏苡仁、车前子、猪苓等，代表方如五苓散。

二、利咽法

本法是选用具有利咽作用的中药与相关药物配合以治疗咽喉红肿疼痛一类的疾病。咽喉是饮食呼吸的要道，是经络循行交会之要冲，容易受到外邪侵袭，邪热循经上攻咽喉，可导致各种咽喉疾病，如喉痹、乳蛾、喉痈等。咽喉红肿疼痛，是咽喉病常见的主要症状，临证时应注意轻重缓急及咽黏膜的色泽形态变化，配合选用利咽药。如病初起，咽喉红肿疼痛，多为风热外袭，邪在肺卫，常选用疏风散邪、清热利咽的药物，如荆芥、薄荷、牛蒡子、蝉衣等；若咽喉疼痛较剧，咽黏膜红肿较甚，多为肺胃热盛，可选用清热解毒、消肿利咽的药物，如板蓝根、山豆根、金果榄、野菊花、穿心莲、马勃、蒲公英等；若痰热壅盛，咽喉疼痛，咳嗽痰稠，则选用清热化痰利咽的药物，如射干、桔梗、浙贝母、瓜蒌仁、冬瓜仁、胖大海等；若咽喉红肿疼痛，溃烂有白腐，常选用清热解毒、祛腐利咽的药物，如土牛膝、马勃、蒲公英、鱼腥草、紫花地丁、七叶一枝花等；若阴虚火旺，咽喉干燥疼痛，多选用养阴清热利咽的药物，如玄参、麦冬、天冬、沙参等。

三、开音法

声嘶之证大体可分为虚、实两类，实证宜用散邪、清热、化痰、活血等治法，虚证宜用益气或养阴等治法。临床上除了辨证治疗外，还应配合使用利喉开音药，以增强主方通闭开音的作用，常用的开音药有薄荷、蝉衣、桔梗、射干、马勃、胖大海、木蝴蝶、郁金、诃子等。27

四、化痰法

本法选用具有化痰作用的药物为主组方，或配合其他治法，用以治疗痰浊困结耳鼻咽喉诸窍而致的病证，如耳眩晕、耳胀耳闭、喉痹、乳蛾、喉喑、痰包及肿瘤等。常用的祛痰药：清热化痰药如贝母、瓜蒌仁、前胡、竹茹、天竺黄、猫爪草等，临床应用时常与养阴清肺药同用，代表方如贝母瓜蒌散，若与软坚散结药同用，则有清热化痰散结的作用，代表方如消瘰丸；温化寒痰药如半夏、天南星、白附子、白芥子等，临床应用时常与健脾燥湿的药物配伍，代表方如小半夏汤；燥湿化痰适用于湿痰的病证，代表方如二陈汤；祛风化痰适用于风痰的病证，代表方如半夏白术天麻汤。

五、祛瘀法

本法选用具有通血脉、祛瘀滞作用的药物为主组方，或配合其他治法，适用于治疗血行不畅、气滞血瘀，或痰瘀互结所致的耳鼻咽喉病证，如耳鼻咽喉外伤及肿瘤、耳鸣耳聋、鼻窒、乳蛾、喉痹、喉喑等。常用药如川芎、丹参、泽兰、王不留行、毛冬青、桃仁、红花、郁金、五灵脂等，应用时需根据体质强弱、患病新久、病情轻重缓急来选方用药。活血药每与行气药配伍组方，以行气活血，消肿散结，代表方如通窍活血汤、会厌逐瘀汤；因跌仆损伤，或病久入络，瘀血内停，则宜活血祛瘀，通经活络，代表方如血府逐瘀汤；在活血祛瘀的同时，还应注意正气的盛衰，凡正气不足的，则宜与补益药同用，即在活血祛瘀方中配入补益气血之品以顾护正气，代表方如补阳还五汤；对跌打损伤，或因瘀阻脉络所致的鼻衄，则应配合散瘀止血药，如三七、蒲黄、茜草根、花蕊石等。

六、消痈排脓法

本法用于治疗耳鼻咽喉的痈疮疖肿。

1. 清热解毒消痈

本法用药性寒凉、具有清解里热作用的药物为主组方，用于治疗火热邪毒壅盛，上蒸清窍之病证，症见耳道红肿、鼓膜充血、鼻窍红肿疼痛、咽喉红肿疼痛等。常用方如五味消毒饮、黄连解毒汤等。

2. 散瘀排脓

本法由具有清热解毒、活血祛瘀、透脓溃坚作用的药物为主组方，用于治疗热毒壅聚、气滞血瘀而致的痈疮疖肿，如鼻疔、耳疖、咽喉痈等。对痈肿未成脓者，可使之消散，脓已成者有散瘀排脓作用。方如仙方活命饮、四妙勇安汤等。

3. 托毒排脓

本法由具有祛邪解毒、养血补气作用的药物为主组方，以扶助正气、托毒外出，用于治疗气血不足、邪毒滞留所致的流脓经久不愈的病证。常用方如托里消毒散。

七、疏肝解郁法

本法是选用具有疏肝理气、解郁安神作用的药物，用于配合治疗七情不调、肝气郁结、气机不畅而致的耳鼻咽喉诸疾，如梅核气咽喉哽哽不利、耳鸣耳聋、喉喑声嘶，伴胸胁苦闷、善太息、心神不宁等症状，常用药物如香附、青皮、佛手、郁金、柴胡、玫瑰花、百合、合欢皮、远志、茯神、酸枣仁、夜交藤等，常用方如半夏厚朴汤、逍遥散等。

第二节　耳鼻咽喉病的常用外治法

一、耳病常用外治法

1. 清洁法

用生理盐水、双氧水或用中药煎水洗涤患处，清除外耳或外耳道的脓液、痂块等，以达到清洁局部的目的。多用于脓耳、耳疮、旋耳疮、耳瘘等。

2. 滴耳法

将药物制成滴耳药液，滴入耳内，以达治疗目的，多用于耳痛、耳内流脓者。滴耳方法：患者取坐位或卧位，患耳朝上，将耳郭向后上方轻轻牵拉，向外耳道内滴入药液 3～5滴。然后以手指轻轻按捺耳屏数次，促使药液经鼓膜穿孔处流入中耳。5～10 分钟后方可变换体位。注意：滴耳药液应尽可能与体温接近，以免引起眩晕。

3. 吹药法

将药物研制成极细粉末，吹至外耳患处或耳内，以达治疗目的。药末有清热解毒、收敛止痛、祛腐生肌等不同作用，可根据病情选用。注意：必须选用易溶解的药物，且制成极细粉末，方可应用。耳内吹药前必须预先将脓液清除干净，或每次用药前均需清除上次吹入之残余药物，以免积留结块而妨碍引流。每次用量不宜多，吹入药粉薄薄一层即可。穿孔小者忌用本法。

4. 涂敷法

选用适当的药物制成散剂或膏、糊剂，涂敷于局部，以收清热解毒、消肿止痛之功，如黄连解毒膏、青黛散或紫金锭等。常用于旋耳疮、耳疖、耳疮等病证。

二、鼻病常用外治法

1. 滴鼻法

将药物制成滴鼻药液，滴入鼻腔内，起到直接治疗的作用。滴鼻药有各种不同的治疗作用，如消肿通鼻窍、除涕清洁鼻腔、滋润鼻腔黏膜及止血等，可根据病情选用。

滴鼻方法：

（1）仰卧法：仰卧，肩下垫枕或头后仰并悬垂于床边缘，前鼻孔朝上。

（2）坐位法：坐位，背靠椅背，头尽量后仰。

（3）侧卧法：向病侧侧卧，头下垂。体位选定后，经前鼻孔向鼻腔滴药，每侧 3～5 滴。

2. 雾化吸入法

将选用的药物加工制成溶液，通过超声雾化器或蒸汽吸入器的作用变成微小雾滴吸入鼻腔内，起到清热解毒、消肿通鼻窍的作用。

3. 洗鼻法

用微温的生理盐水或温开水，或用清热解毒排脓的中药液，冲洗鼻腔，以清除鼻内脓涕痂皮。适用于治疗鼻槁、鼻渊等病证。方法：用合适的容器盛冲洗液，低头由鼻将药液吸入，然后经口吐出，反复多次。亦可用鼻腔冲洗器盛药液冲洗。一般每日冲洗1～2次。

4. 涂敷法

将药物涂敷患处，起直接治疗作用。例如鼻头红赤或鼻孔糜烂者，常用清热解毒消肿药物，如四黄散、紫金锭等调水涂敷患处；若鼻腔内黏膜糜烂、干裂渗血者，宜用清热解毒、润燥生肌的药物，如黄连膏、金黄油膏等涂敷患处；若系鼻息肉或息肉术后预防复发，宜用干枯收敛、除湿消肿的药物涂敷，如明矾散、硇砂散等。

5. 吹药法

将药物研至极细药末，吹入鼻腔，以达治疗目的。吹鼻药粉有不同治疗作用，如消肿通鼻窍、滋润鼻腔黏膜、止血等。吹药方法：用喷粉器或纸筒将药粉吹少量入鼻腔，吹药时嘱患者屏住呼吸，以免将药粉喷出或者吸入肺部，引起呛咳。每天3～4次。

6. 塞鼻法

用浸有药液的药纱条，或凡士林纱条，塞入鼻内，或用薄绢包药末如枣核大，纳入鼻孔内，以达到治疗的目的。用于治疗鼻衄、鼻塞、嗅觉失灵等。

三、咽喉病常用外治法

1. 吹药法

将药物制成极细粉末，吹布于咽喉患处，以达到清热解毒、消肿止痛、祛腐生肌的治疗目的。注意：咽喉部吹药时患者应避免吸气，以免将粉末吸入气管内而发生呛咳。一般每日吹药数次，吹药时用力要轻，要求药粉均匀撒布于患处周围。

2. 含漱法

选用适宜的药物煎水取液或配制溶液，漱洗咽喉口腔局部，以达到清热解毒、祛腐止痛、清洁局部的作用。适用于咽喉、口腔疾病，局部红肿、疼痛、化脓溃烂、臭秽不洁等，亦可用于手术前后清洁咽喉口腔。

3. 噙化法

选用适当的药物制成丸、片剂，含在口内慢慢噙化咽下，使药液较长时间浸润于咽喉口腔患处，达到清热解毒、消肿止痛、生津润燥、益气开音等治疗效果，常用于乳蛾、喉痹、喉暗、口疮、咽喉部肿瘤等疾病。

4. 雾化吸入法

将选用的药物加工制成溶液，通过超声雾化器或雾化吸入器的作用变成微小雾滴吸入咽喉口腔内，起到清热解毒、消肿止痛、滋润咽喉的作用。常用于治疗乳蛾、喉痹、喉痈、口疮等病。

5. 敷贴法

将药物敷贴于患部或循经所取部位，达到治疗目的。例如对于急性咽喉病而致的颈部红肿疼痛，可用清热解毒、消肿止痛的药物，如四黄散、如意金黄散等外敷患处；如因阳虚所致的咽喉病，可用吴茱萸末或用附子捣烂敷贴足心，以引火归原。

6. 烙治法

适用于乳蛾、喉痹。用特制烙铁，烙铁头直径为0.5～1cm，大小不等，形状有纵长圆形、横长圆形或圆形等不同，柄用直径0.1cm钢线焊接紧，或曲颈或直颈，柄长约20cm。用时将烙铁头放于酒精灯上烧红，蘸香油后，迅速烙于患处，每次烙10～20下，烙时注意慎勿触及其他部位。如患处表面有烙后的白膜，应轻轻刮去再烙。一般隔日烙1次，直至患处平复为止。

第三节 耳鼻咽喉病的针灸及其他疗法

一、耳鼻咽喉病的针灸治疗

1. 体针

选用合适的穴位，用毫针进行针刺，实证、热证用泻法，虚证、寒证用补法，得气后出针或留针 10～20 分钟。

取穴的原则一般采用局部取穴与辨证循经取穴相结合的方法。

耳病常用穴位：手少阳三焦经的中渚、外关、翳风、天牖、瘈脉、耳门等；足少阳胆经的听会、正营、侠溪、上关等；手太阳小肠经的听宫等；手太阴肺经的少商等；手少阴心经的神门等；手阳明大肠经的曲池、迎香、合谷等；督脉的百会、神庭等。

鼻病常用穴位：手太阴肺经的天府、少商等；手阳明大肠经的二间、合谷、迎香等；足阳明胃经的巨髎、足三里等；足太阳膀胱经的眉冲、玉枕、天柱等；足少阳胆经的目窗、承灵、风池等；督脉的囟会、上星、素髎等；奇穴印堂、鼻通等。

咽喉病常用穴位：手太阴肺经的列缺、鱼际、少商等；手阳明大肠经的商阳、合谷、曲池、扶突等；足阳明胃经的人迎、气舍、内庭等；手太阳小肠经的少泽、天窗、天容等；足少阴肾经的涌泉、照海、太溪等；手少阳三焦经的关冲、中渚、支沟、四渎等；督脉的哑门、风府等；任脉的天突、廉泉等。

2. 穴位注射

穴位注射一般以局部取穴为主，根据注射部位的具体情况和药量不同，选择合适的注射器和针头。常规消毒局部皮肤后，将针头按照毫针刺法的角度和方向的要求，快速刺入皮下或肌层的一定深度，并上下提插，出现针感后，若回抽无血，即将药物注入。通过针刺与药液对穴位的刺激及药理作用，调整机体的功能，从而改善病理状态。

耳病穴位注射多用于治疗耳鸣耳聋、耳胀耳闭等病证，选用上述耳区邻近的穴位 1～2 穴，根据病情，注入调补气血、通经活络、行气祛瘀的药物，如黄芪、当归、川芎、红花、丹参等注射液，每穴注入 0.5～1ml，每日或隔日 1 次，一般 5～10 次为 1 疗程。

鼻病穴位注射多用于治疗鼻窒、鼻渊、鼻鼽、嗅觉减退等。从上述鼻部邻近的穴位中选择 1～2 穴，按疾病虚实不同而选择不同的药物，如实证、热证，可选用鱼腥草、柴胡、红花、丹参等注射液，以清热解毒、凉血活血、消肿通窍；虚证、寒证可选用当归、川芎、黄芪等注射液，或维生素 B_1、维生素 B_{12} 等，以补血养血、温经通窍。每次每穴注入 0.5～1ml，每日或隔日 1 次，一般以 5～10 次为 1 疗程。

咽喉病穴位注射多用于治疗乳蛾、喉痹、喉痈、喉喑等病证。根据病情选用不同的药物，实证可选用丹参、红花、柴胡、鱼腥草、板蓝根等注射液，虚证可选用当归、川芎、黄芪及维生素 B_1、维生素 B_{12} 等注射液。

3. 耳针

由于人体的经脉均直接或间接聚会于耳，各器官组织与耳有着广泛的联系，因此，各组织器官在耳郭上均有其相应的分区与穴位，换言之，就是耳郭各部分分别隶属于各脏腑器官，称之为耳穴。耳针疗法是指针刺或用其他方法刺激耳穴以防治疾病的一种方法，具有奏效迅速、操作简便等优点。

耳针治疗的操作方法主要有毫针针刺、埋针及耳穴贴压疗法等。耳针治疗时应注意：①严格消毒，以防感染；耳郭冻伤和有炎症的部位禁针；如见针眼发红，病人又觉耳郭胀痛，可能有轻度感染时，应及时抗感染处理。②孕妇不宜采用耳针治疗；对年老体弱的高血压、动脉硬化患者，针刺前后应适当休息，以防意外。③耳针治疗时也有可能发生晕针，需注意预防和及时处理。

耳科疾病常用耳穴：内耳、肾、内分泌、枕、神门、肾上腺、口、颊等。常用于治疗耳鸣耳聋、耳胀耳闭、耳眩晕、脓耳、耳面瘫等病证。

鼻科疾病常用耳穴：外鼻、内鼻、下屏尖、额、内分泌、肺、脾、肾等。常用于治疗伤风鼻塞、鼻窒、鼻鼽、鼻渊、鼻槁、鼻衄等病证。

咽喉科疾病常用的耳穴：咽喉、轮1～6、扁桃体、内分泌、肾上腺、肺、脾、肝等。常用于治疗喉痹、乳蛾、喉喑、梅核气等病证。

4. 灸法

灸法是通过温热的刺激，作用于经络腧穴，起到温经散寒、舒经活络、温通气血、扶阳救脱、升提阳气、消瘀散结等作用，以达到防病治病的目的。在耳鼻咽喉科多用于治疗虚寒性的耳、鼻、咽喉疾病。常用艾条悬灸法（温和灸），其方法是：将艾条燃着的一端对准施灸部位，间隔一定距离（约距0.5～1寸左右），进行熏灸，使患者有温热感而无灼痛，一般每处灸3～5分钟，灸处以皮肤稍起红晕为度。

施灸时应注意：①对于小儿患者、知觉减退者和昏厥病人，为了防止烫伤，医生可用中、食两指分开，放在施灸部位的两侧，通过医生手指的感觉来测知受热程度，以便随时调节施灸距离，防止灼伤皮肤。②注意安全，用过的艾条应放入小口玻璃瓶内盖严，以防复燃。③施灸后，若皮肤出现小水疱，可不处理，任其自然吸收；如水疱过大，可用注射器将疱内液体抽出；如有化脓者，应用敷料保护灸疮，待其吸收愈合。

耳科常见病如耳眩晕、耳鸣、耳聋等病证属虚寒证者，可配合用灸法。常用穴位：百会、中脘、关元、足三里及背俞穴。

鼻科常见病如鼻鼽、鼻渊、鼻槁、鼻窒及鼻衄等属虚寒证者，可配合用灸法。常用穴位：膈俞、上星、悬钟、合谷、百会、内关、囟会、鼻通、迎香、风池、大椎及背俞穴。

咽喉科常见病如喉痹、梅核气、喉喑、急喉风等病证属虚寒者，可配合用灸法。常用穴位：足三里、合谷、曲池、内庭、少泽、涌泉、外关、天突、天容等。

5. 穴位埋线

穴位埋线是将铬制羊肠线埋植在穴位内，利用羊肠线对穴位的持续性刺激作用来治疗疾病的一种方法。

迎香穴位埋线：常用于治疗鼻槁、鼻鼽、嗅觉减退等。方法是：按外科原则消毒后，铺小孔巾,在迎香穴局部注入1%普鲁卡因,每侧1～2ml,用带有羊肠线的三角缝针,穿过穴位内,埋线长约0.5cm,剪去露出皮肤外面的线头。如有出血,稍加压迫止血,不必包扎。

喉结旁或天突穴位埋线:常用于治疗声门闭合不全或声带麻痹的声嘶。方法同迎香穴位埋线。

6. 刺血法

用三棱针点刺,先在针刺部位上下推按,使血液积聚于针刺部位,然后右手持针(拇、食两指捏住针柄,中指指端紧靠针身下端,留出1～2分针尖),对准已消毒部位迅速刺入1～2分,立即出针,轻轻挤压针孔周围,使出血数滴,然后用消毒棉球按压针孔。针刺放血有活血通经、泻热开窍、消肿止痛的作用。咽喉红肿疼痛、高热者,常取少商、商阳、耳背、耳尖、耳垂等。此外,咽喉局部红肿较甚,病情重,吞咽、呼吸不利者,可用三棱针在咽喉内患部之红肿高突处刺入,一般刺入1分许,刺2～3下,挤出紫血,或于局部黏膜浅刺5～6下,使之少许出血以泻热。

二、推拿、按摩、导引法

1. 咽鼓管自行吹张法

主要用于治疗耳胀耳闭。《保生秘要·卷三》说:"定息以坐,塞兑,咬紧牙关,以脾、肠二指捏紧鼻孔,睁二目,使气串耳通窍内,觉哄哄有声,行之二三日,窍通为度。"其方法是调整好呼吸,闭唇合齿,用拇、食二指捏紧双前鼻孔,然后用力鼓气,使气体经咽鼓管咽口进入中耳内,此时可感觉到鼓膜突然向外膨出,并有哄然之声。

2. 鼓膜按摩法

用于治疗耳胀耳闭之耳鸣、耳聋、鼓膜内陷者。《景岳全书·卷二十七》说:"凡耳窍或损或塞,或震伤,以致暴聋或鸣不止者,即宜以手中指于耳窍中轻轻按捺,随捺随放,随放随捺,或轻轻摇动,以引其气,捺之数次,其气必至,气至则窍自通矣。凡值此者,若不速为引导,恐因渐闭而竟至不开耳。"其法是用中指插入外耳道口,轻轻按压,一按一放,或中指尖在外耳道轻轻摇动十余次,待外耳道的空气排出后即突然拔出,如此重复多次。也可用两手中指,分别按压耳屏,使其掩盖住外耳道口,一按一放,有节奏地重复数十次。

3. 鸣天鼓法

用于防治耳鸣耳聋。如《内功图说·十二段锦总诀》说:"左右鸣天鼓,二十四度闻。""记算鼻息出入各九次,毕,即放所叉之手,移两手掌擦耳。以第二指叠在中指上,作力放下第二指,重弹脑后。要如击鼓之声,左右各二十四度,同两手弹共四十八声,仍放手握固。"其方法是调整好呼吸,先用两手掌按摩耳郭,再用两手掌心紧贴两外耳道,两手食、中、无名指、小指对称地横按在枕部,两中指相接触,再将两食指翘起放在中指上,然后把食指从中指上用力滑下,重重地叩击脑后枕部,此时可闻洪亮清晰之声,响如击鼓(图5-1)。先左手24次,再右手24次,最后双手同时叩击48次。《遵生八笺·卷之九》的击探天鼓,与鸣天鼓相似,谓:"天鼓者,耳中声也。举

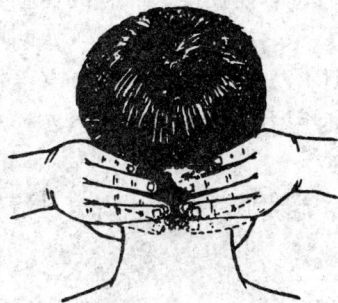

图 5-1 鸣天鼓

两手心，紧掩耳门，以指击其脑户。"方法是将双手的掌心紧按双外耳道口，使外耳道暂时处于封闭状态，然后将放在枕部的双手手指叩击脑后枕部。

4. 鼻部按摩法

用于鼻塞、流涕之证。鼻背按摩方法是用两手鱼际部搓热，然后分别于鼻背由鼻根向迎香穴往返按摩，至有热感为度，然后再分别由攒竹向太阳穴推按，使局部有热感。每日3次。迎香穴按摩用食指于迎香穴上点、压、揉、按，每日3次，以觉鼻内舒适为度。

5. 咽喉部按摩法

声嘶失音的按摩法：取穴部位重点在人迎穴、水突穴、局部敏感压痛点及咽喉部3条侧线。第1侧线，喉结旁开1寸处直下；第3侧线，喉结旁开1.5寸直下；第2侧线，在第1、第3侧线中间。操作时，患者取坐位或仰卧位，医者先于患者咽喉部3条侧线用一指禅推法或拿法，往返数次，也可配合揉法。然后在人迎、水突穴及敏感压痛点处采用揉法。手法宜轻快柔和，不可粗暴用力。

咽喉疼痛的按摩法：取风池、风府、天突、曲池、合谷、肩井等穴，操作时患者取仰卧位，先在喉结两旁及天突穴处用推拿或一指推揉手法，上下往返数次；再取坐位，按揉风池、风府、肩井等穴，配合拿曲池、合谷等。

三、擒拿法

擒拿法常用于急性咽喉疾病有咽喉肿胀、疼痛剧烈、吞咽困难、汤水难下、痰涎壅盛、口噤难开等症状者，能调和气血，疏通经络，减轻症状，以便进食汤药或稀粥。其方法有多种，常用的有单侧擒拿法与双侧擒拿法。

1. 单侧擒拿法

患者正坐，单手侧平举，拇指在上，小指在下。术者站于患者举手之正侧面，用与患者同侧手的食、中、无名指，紧按患者鱼际背部（相当于合谷穴处），小指扣于腕部，拇指与患者拇指罗纹面相对，并用力向前压紧，另一手拇指按住患者术侧锁骨上缘肩关节处（相当于肩髃穴处），食、中、无名指紧握腋窝处，并用力向外拉开（图5-2）。如此反复多次，此时患者咽喉疼痛明显减轻，助手则可将汤药或稀粥喂给患者缓缓咽下。

2. 双侧擒拿法

患者坐在没有靠背的凳上，术者站在患者背后，用两手从患者腋下伸向胸前，并以食、中、无名指按住锁骨上缘，两肘臂压住患者胁肋，术者胸部贴紧患者背部。位置固定好后，两手用力向左右两侧拉开（沿锁骨到肩胛），两肘臂和胸部将患者胁肋及背部压紧，三方面同时用力，以使患者咽喉部松动，便于吞咽，助手则可将汤药或稀粥喂给患者缓缓咽下（图5-3）。

施术时应注意患者全身情况，术者用力需恰当，不可过于粗暴。

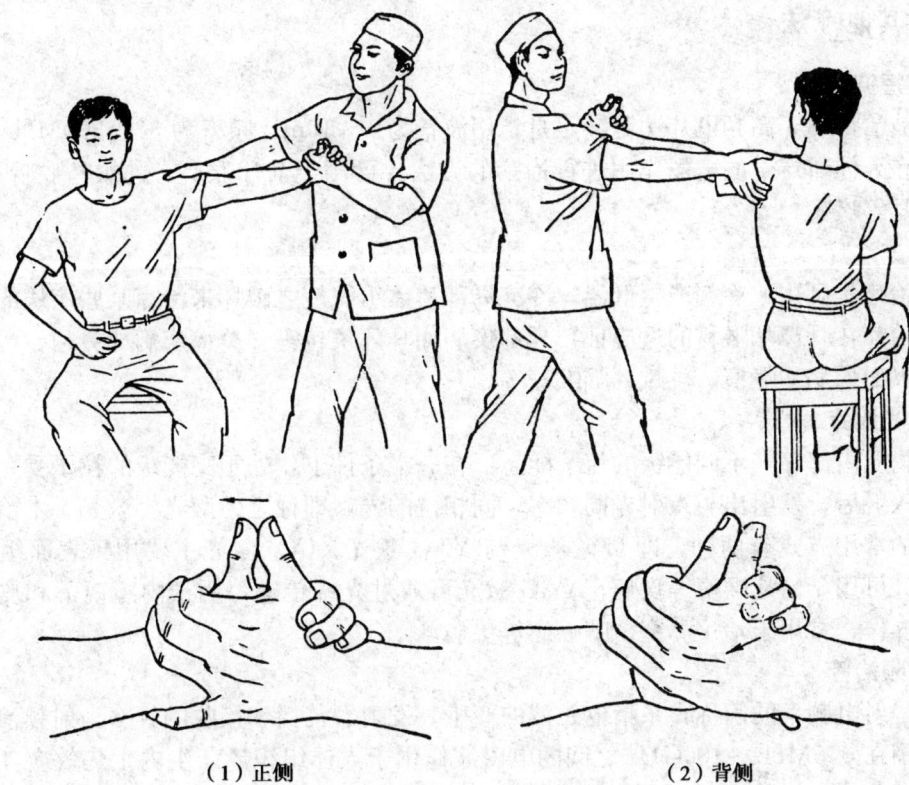

（1）正侧　　　　　　　　　（2）背侧

图 5-2　单侧擒拿法

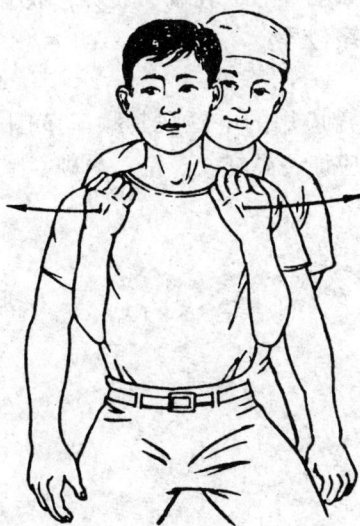

图 5-3　双侧擒拿法

四、其他疗法

1. 超短波理疗

超短波治疗属于高频电疗法范畴，是指用波长为 $1\sim10m$，频率为 $30\sim300MHz$ 的高频振荡电流在人体所产生的电场作用进行治疗的方法。可用于治疗喉痹、乳蛾、喉喑、耳疖、耳疮、脓耳等疾病。

2. 冷冻治疗

冷冻治疗是利用致冷剂产生低温，冷冻局部活体组织使之破坏来治疗某些疾病的一种方法。冷冻治疗在耳鼻咽喉科的适应证：耳部疾病如耳郭痰包等；鼻部疾病如鼻衄、鼻窒、鼻鼽等；咽喉部疾病如喉痹、乳蛾、咽喉瘤等。

3. 激光治疗

激光物质内部存在不同能级的粒子能态，在一定条件下，处于高能级的粒子受一定频率的诱导光入射后，发射出与入射光同频率、同相位的光，即称之为激光。激光手术治疗在耳鼻咽喉科的常用方式有两种，即 CO_2 激光与 YAG 激光。CO_2 激光主要用于表面组织的切割、气化，可用于治疗喉痹等疾病；YAG 激光可通过光纤传递，用于内窥镜下和皮肤、黏膜表面的操作，常用于治疗鼻窒、咽喉瘤等疾病。

4. 射频治疗

射频是射电频率的简称，系指电磁波的产生、发射、传播和接收的频率。射频治疗是利用频谱范围在 $0.5MHz\sim100GHz$ 之间的电磁波作用于人体组织，产生内生热效应，使组织蛋白凝固、萎缩、脱落或消失，从而达到使增生性病变组织相应缩小或消除的治疗目的。射频治疗在耳鼻咽喉科的适应证有：鼻部疾病，如鼻窒、鼻息肉、鼻鼽、鼻衄、鼻腔血管瘤、鼻前庭赘生物等；咽喉部疾病，如咽喉瘤、乳蛾、喉痹、喉喑等；耳部疾病，如外耳道新生物或息肉、肉芽，及耳瘘、耳郭痰包等。

5. 微波治疗

微波是一种高频电磁波，医疗应用的电磁波其频率范围一般在 $500kHz\sim2500MHz$ 之间。微波治疗在耳鼻咽喉科的适应证：鼻衄、鼻窒、鼻鼽、喉痹、乳蛾、喉喑、咽喉瘤等。

下 篇 各 论

第六章
耳 科 疾 病

第一节 耳 瘘

耳瘘（er lou）是指发生于耳前或耳后的瘘管。发生于耳前者称耳前瘘，发生于耳后者称耳后瘘。

古代医籍中对耳瘘无专门论述，但瘘病早在《内经》中已提到，如《素问·生气通天论》中有"陷脉为瘘，留连肉腠"的记载。《诸病源候论·卷三十四》论述了诸瘘的病因："瘘病之生，或因寒暑不调，故血气壅结所作。"并提到瘘"亦发两腋下及两颞颥间，初作喜不痛不热，若失时不治，即生寒热"，所指"颞颥间"与本病的部位较相似。

【病因病机】

1. 禀赋不足，复感邪毒

禀赋不足，脏腑虚损，颞颥间皮肤腠理不密，而形成瘘道，复感邪毒，邪滞瘘道，气血壅结，故瘘道红肿、疼痛。

2. 气血耗伤，邪毒滞留

素体虚弱，或久病失治，气血耗伤，邪毒滞留不去，腐蚀骨质而成瘘，以致溃口经久不愈，脓液长流。

【诊断】

诊断要点

1. 临床症状

未染毒的耳前瘘，一般无自觉症状。若染毒，则局部红肿疼痛，且常反复发作。瘘管可为单侧，也可为双侧。耳后瘘常流出清稀脓液，经久不愈，且多伴有耳内流脓。

2. 检查

耳前瘘开口多位于耳轮脚的前缘，少数亦可位于耳郭或耳垂等部位。未染毒者，瘘口周围皮肤如常，挤压瘘口可有少许灰白色分泌物溢出，用探针可探知瘘道深度，部分瘘道有分支。若染毒，则可见瘘口周围红肿，若成脓后可见脓液自瘘口溢出。

【辨证及治疗】

一、分型论治

1. 禀赋不足，复感邪毒

主证：瘘口周围皮肤红肿疼痛，且沿瘘管走向扩散，瘘口可有脓液溢出。或伴有发热、头痛，舌质红，苔黄，脉数。

证候分析：禀赋不足，颞颥间皮肤腠理不密，而形成瘘道，复感邪毒，与气血相搏，壅结于瘘道，故瘘口周围皮肤红肿疼痛，甚则瘘口溢脓；发热、头痛、舌质红、苔黄、脉数为热证的表现。

治法：清热解毒，消肿止痛。

方药：五味消毒饮加减。方中金银花清热解毒，消散痈肿，且有轻宣散邪之效；紫花地丁、蒲公英、野菊花、紫背天葵均具清热解毒、消肿散结之功。热毒甚者，可加黄连；血热者，加丹皮、赤芍；已成脓而排泄不畅者，加穿山甲、皂角刺。

2. 气血耗伤，邪毒滞留

主证：瘘口或其周围溢脓，经久不愈，脓液清稀。全身可伴有疲倦乏力、纳呆、头昏等症，舌质淡红，苔白或黄，脉细数。

证候分析：气血耗伤，无力抗邪，邪毒滞留，腐蚀血肉成脓，则瘘口或其周围溢脓，经久不愈；疲倦乏力、纳呆、头昏、舌质淡红、苔白或黄、脉细数均为气血不足之证。

治法：益气养血，托毒排脓。

方药：托里消毒散加减。方中以党参、茯苓、白术、炙甘草、黄芪、白芍、川芎、当归补益气血；以金银花清解余毒；桔梗、白芷、皂角刺排脓。合用有补益气血、托毒排脓之功。

二、外治法

1. 外敷

耳前瘘染毒后未成脓者，可用如意金黄散调敷。

2. 切开排脓

瘘口周围脓肿形成者，应切开排脓，放置引流条。

3. 挂线疗法

耳瘘长期流脓，经久不愈者，可用治瘘外塞药敷于瘘口，待脓液渐减或干净后，用药线如九一丹插入瘘道，使药物直接腐蚀瘘道壁，促使瘘管脱落，然后用生肌散调敷以生肌收口。

4. 手术治疗

耳瘘控制感染后，可行瘘管切除术。

三、其他疗法

早期未成脓时，可配合热敷、超短波及微波理疗。

【预防与调护】

1. 耳瘘未染毒时，应注意局部清洁，忌挤压及搔刮，以防感染。
2. 积极治疗脓耳，以免脓汁流窜形成瘘管。
3. 耳瘘长期流脓不止者，应每日清洁后敷药，直至脓液干净为止。

【预后及转归】

耳瘘一般预后良好，少数患者因失治或治疗不当可反复发作。

第二节 耳郭痰包

耳郭痰包（er guo tan bao）是指以耳郭局限性、无痛性肿胀，肤色不变，按之柔软，穿刺可抽出淡黄色液体为主要特征的疾病。本病多发于青壮年，男性多于女性。西医学的"耳郭假囊肿"可参考本病进行辨证施治。

【病因病机】

本病主要因脾胃功能失调，痰浊内生，复受风邪外袭，夹痰浊上窜耳郭，痰浊凝滞，困结于耳而为病。

【诊断】

一、诊断要点

1. 临床症状
耳郭前面的某一部分突然肿起，逐渐增大。小者可无症状，大者可有胀感、灼热感或痒感，常无痛感。

2. 检查
常见于耳甲腔、耳甲艇、舟状窝、三角窝等处局限性隆起，皮色不变，按之柔软，无压痛，透光度良好，穿刺可抽出淡黄色液体，抽后肿消，但不久又复肿起。

二、鉴别诊断

本病应与耳郭血肿、早期断耳疮鉴别。

【辨证及治疗】

一、分型论治

痰浊凝滞，困结于耳
主证：多于无意中发现耳郭前面某一部分局限性肿起，肿处皮色不变，不热不痛，按之柔软，透光度好。穿刺可抽出淡黄色液体，抽液后肿消，不久又复肿起。一般无明显全身症状，苔微黄腻，脉滑。

证候分析：脾胃失调，湿浊内生，复感外邪，风邪夹痰浊上窜耳郭，故耳郭突然肿起；痰浊属阴邪，其性凝滞，故结而为肿，皮色不红、不热、不痛；苔腻、脉滑均是痰浊之证。

治法：祛痰散结，疏风通络。

方药：二陈汤加味。以二陈汤燥湿化痰，可选加竹茹、枳实、胆南星等，以加强祛痰之力；选加僵蚕、地龙、丝瓜络、丹参、柴胡等，以疏风活血通络；若见纳食欠佳，可选加砂仁、白术、神曲、山楂等，以健脾行气消食。

二、外治法

1. 在严格无菌操作下，穿刺抽出液体后，选择下列方法进行加压固定：①石膏固定；②异极磁铁于耳郭前后相对贴敷；③囊肿内注入适当的药物后加压包扎。

2. 可配合紫外线、超短波、射频、微波等治疗。

3. 经久不愈者，可考虑手术治疗。

【预防与调护】

1. 肿块不宜反复揉按，以防增加机械性刺激，促使肿块扩大。

2. 一般不宜切开引流，以免染毒而转为断耳疮。穿刺抽液前应严格消毒，无菌操作，以防染毒。

【预后与转归】

预后良好。若染毒，则可发展为断耳疮。

第三节　断　耳　疮

断耳疮（duan er chuang）是指以耳郭红肿疼痛、溃烂流脓，甚至软骨坏死、耳郭变形为特征的疾病。西医学的"耳郭化脓性软骨膜炎"可参考本病进行辨证施治。

"断耳疮"的病名首见于《诸病源候论·卷三十五》："断耳疮，生于耳边，久不瘥，耳乃取断……此疮亦是风湿搏于血气所生，以其断耳，因以为名也。"后世医家又有耳发疽等别称。

【病因病机】

1. 耳郭损伤，邪毒犯耳
因耳郭皮肤损伤，邪毒乘机侵犯，与气血相搏结，酿脓化腐。

2. 热毒炽盛，灼腐耳郭
热毒炽盛，循经上炎，灼腐耳郭，致血腐肉败，软骨融蚀。

【诊断】

诊断要点

1. 病史

多有耳部外伤、冻伤、烫伤、烧伤或耳郭的针刺、手术等病史。

2. 临床症状

初起耳郭灼热感及肿痛感，继则红肿加重，范围增大，疼痛剧烈，坐立不安。全身症状可见发热、头痛等。

3. 检查

耳郭红肿，触痛明显，可有波动感，继则溃破流脓，软骨坏死，最后至耳郭变形（彩图3）。

【辨证及治疗】

一、分型论治

1. 耳郭损伤，邪毒犯耳

主证：耳郭灼热、疼痛，局部红肿，继而红肿疼痛逐渐加剧。伴发热、头痛、口干等，舌质红，苔黄，脉数。

证候分析：耳郭损伤，邪毒犯耳，与气血相搏，故耳郭灼热、红肿、疼痛；发热、头痛、口干、舌质红、苔黄、脉数等均为热毒侵犯之证。

治法：清热解毒，消肿止痛。

方药：五味消毒饮加味。本方可清热解毒，消肿散结。热盛者，可加黄芩、黄连；血热者，可加丹皮、生地等。

2. 热毒炽盛，灼腐耳郭

主证：耳郭疼痛剧烈，坐立不安，高热，头痛，舌质红，苔黄，脉数。检查见耳郭极度红肿，按之有波动感，继则溃破流脓，软骨坏死、脱落，耳郭变形。

证候分析：热毒炽盛，灼腐耳郭，故耳郭红肿、疼痛剧烈；热毒燔灼，肉腐成脓，故耳郭极度肿胀，按之波动感，溃破流脓；热毒灼蚀软骨，故软骨坏死、脱落，耳郭失去软骨支撑而变形；高热、头痛、舌质红、苔黄、脉数等均为热毒炽盛之证。

治法：清热解毒，祛腐排脓。

方药：黄连解毒汤合五味消毒饮加减。用黄连解毒汤苦寒直折，清热解毒；同时合五味消毒饮加强清热解毒之力，使邪去毒解。溃破流脓者，可加皂角刺、天花粉等。若耳郭皮色暗红，溃口难收，流脓不止，脓液稀薄，为正虚邪滞，余毒未清，则应改用托里消毒散，以扶正祛邪，托毒排脓。

二、外治法

1. 外敷

未成脓者，可热敷或用如意金黄散外敷。

2. 切开排脓

成脓后，宜在麻醉下切开排脓，同时刮除肉芽组织，清除坏死软骨。

【预防与调护】

1. 对于耳郭的外伤，应彻底清创，严格消毒后缝合，以防染毒而变生本病。

2. 在进行耳针或耳部手术治疗时，应严格消毒，无菌操作。对于耳郭的血肿，应及时抽吸、清除，以免瘀血久郁化火，变生本病。

【预后及转归】

本病常可导致耳郭软骨坏死，使耳郭失去支撑而形成耳郭畸形。

【参考资料】

1. 古代文献摘录

《证治准绳·疡医·卷之三》："或问耳轮生疽何如？曰：是名耳发疽，属手少阳三焦经风热所致，六七日渐肿如胡桃，或如蜂房之状，或赤或紫，热如火，痛切心是也。"

2. 现代相关疾病简介

耳郭化脓性软骨膜炎（suppurative perichondritis of auricle）　其病因多是耳郭外伤、手术、冻伤、烧伤、耳针感染或耳部血肿继发感染所致。致病菌多为绿脓杆菌，其次为金黄色葡萄球菌。化脓以后，脓液积聚于软骨膜与软骨之间，软骨因血供障碍而逐渐坏死、脱落，致耳郭变形。本病的治疗，早期全身应用足量有效的抗生素控制感染，配合局部理疗。如已形成脓肿，应在全麻下沿耳轮内侧舟状窝做半圆形切开，充分暴露脓腔，清除脓液，刮除肉芽组织，切除坏死的软骨。用敏感抗生素溶液冲洗术腔，对好切口，放置多层纱布，加压包扎。

第四节　旋　耳　疮

旋耳疮（xuan er chuang）是指旋绕耳郭或耳周而发的湿疮，以耳部皮肤潮红、瘙痒、黄水淋漓或脱屑、皲裂为特征。本病以小儿为多见。西医学的外耳湿疹可参考本病进行辨证施治。

【病因病机】

1. 风热湿邪犯耳

因脓耳之脓液或邻近部位之黄水疮蔓延至耳部，或因接触某些刺激物而诱发，以致湿热邪毒积聚耳窍，引动肝经之火，循经上犯，风热湿邪蒸灼耳郭肌肤而为病。

2. 血虚生风化燥

患病日久，阴血耗伤，耳窍失养，加之血虚生风化燥，以致耳部瘙痒，缠绵难愈。

【诊断】

一、诊断要点

1. 病史

可有耳道流脓或污水入耳史，或药物及其他过敏物质刺激史。

2. 临床症状

外耳道、耳郭及其周围皮肤瘙痒、灼热感、渗液。

3. 检查

外耳道口、耳甲腔、耳后沟，甚至整个耳郭皮肤潮红、糜烂、渗黄色脂水，干后结痂。或见外耳皮肤增厚、粗糙、脱屑、皲裂、结痂，表面粗糙不平，甚则外耳道狭窄。

二、鉴别诊断

本病应与断耳疮相鉴别。

【辨证及治疗】

一、分型论治

1. 风热湿邪犯耳

主证：耳部皮肤瘙痒、灼热感，数日后出现小水疱，溃破渗出黄色脂水，皮肤糜烂，甚则波及整个耳郭及其周围皮肤。舌质红，苔黄腻，脉弦数。

证候分析：风热夹湿邪上犯，蒸灼耳窍，故耳部皮肤灼热、潮红；风盛则痒，湿热盛则起水泡，溃破，黄色脂水浸淫；舌质红、苔黄腻、脉弦数为湿热内盛之象。

治法：清热祛湿，疏风止痒。

方药：消风散加减。方中重用荆芥、防风、牛蒡子、蝉衣以疏风止痒；用苍术、苦参、木通以祛湿；石膏、知母清热泻火；生地、当归凉血散血。全方合用，可清热祛湿、疏风止痒。若湿重者可选用萆薢渗湿汤加减；若湿热壅盛者，可用龙胆泻肝汤加减以清热解毒祛湿。

2. 血虚生风化燥

主证：耳部瘙痒，缠绵难愈。可伴面色萎黄、纳差、身倦乏力等症，舌质淡，苔白，脉细缓。检查见外耳道、耳郭及其周围皮肤增厚、粗糙、皲裂，上覆痂皮或鳞屑。

证候分析：由于本病反复发作，耗伤阴血，气血亏虚，耳窍失养，故皮肤增厚、粗糙；久则血虚生风化燥，故皮肤瘙痒、皲裂；脾气虚，失于健运，故纳差，身倦乏力；面色萎黄、舌质淡、苔白、脉细缓为血虚之象。

治法：养血润燥，祛风止痒。

方药：地黄饮加减。方中以熟地、当归、首乌养血；生地、丹皮、玄参、红花凉血活血；白蒺藜、僵蚕祛风；甘草调和诸药。全方以治血为主，而达到治风的目的，正所谓"治风先治血，血行风自灭。"痒甚者加蝉蜕、地肤子、苦参等。

二、外治法

1. 外洗及湿敷

可选用下列清热解毒、收敛止痒的中药煎水外洗或湿敷患部：①桉树叶、桃叶、花椒叶等量；②苦参、苍术、黄柏、白鲜皮各15g；③马齿苋、黄柏、败酱草各30g。

2. 涂敷法

可根据证型选择不同药物：①湿热盛而见红肿、疼痛、瘙痒、出脂水者，可选用如意金黄散调敷以清热燥湿止痒；②湿盛而见黄水淋漓者，可选用青黛散，以麻油调搽，以清热除湿、收敛止痒；③热盛而见有脓痂者，可选用黄连膏外涂或黄连粉撒布患处，以清热解毒；④患病日久而皮肤粗糙、增厚、皲裂者，可选用滋润肌肤、解毒祛湿的药物外涂，如穿粉散，用香油调敷。

三、针灸疗法

风热湿邪犯耳者，取督脉、手阳明、足太阴等经穴为主，如陶道、曲池、肺俞、神门、阴陵泉等，针用泻法；血虚生风化燥者，取足阳明、太阴等经穴为主，如足三里、三阴交、大都、郄门等，针用补法。

【预防与调护】

1. 注意耳部卫生，戒除挖耳习惯。
2. 患病期间，忌辛辣炙煿食物及鱼、虾以及有可能引起过敏的食物。
3. 发病期间避免任何局部刺激，忌用肥皂水洗涤患处。

【预后与转归】

及时治疗者预后一般良好。体质虚弱者，亦可致病程迁延难愈，或发展为断耳疮，造成耳郭畸形。

【参考资料】

古代文献摘录

(1)《诸病源候论·卷三十五》："月食疮，生于两耳及鼻面间，并下部诸孔窍侧……月初则疮盛，月末则疮衰，以其随月生，因名之为月食疮也。"

(2)《外科大成·卷三》："耳镟者生耳后缝间，延及上下，如刀裂之状，随月之盈虚，故名月蚀疮，宜川粉散搽之。"

(3)《外科正宗·卷之四》："黄水疮于头面，耳项忽生黄色，破流脂水，顷刻沿开，多生痛痒，此因日晒风吹，暴感湿热，或因内餐湿热之物，风动火生者有之，治宜蛤粉散搽之必愈。"

(4)《外科证治全书·卷二》："旋耳疮一名月蚀疮，生耳后缝间，延及耳褶上下，色红如刀裂之状，时流黄水，乃胆脾湿热。"

第五节 耳带状疱疹

耳带状疱疹（zoster auricularis）是指发生在外耳及耳周皮肤的带状疱疹，临床以耳痛、外耳疱疹，甚或耳聋、眩晕、口眼㖞斜为主要特征。本病多为单侧发病，青年及老年患者居多。

【病因病机】

1. 邪毒外袭
风热邪毒外袭，循经上犯耳窍，搏结于耳郭、外耳道，致生疱疹。

2. 肝胆湿热
情志不畅，肝郁化火；或因饮食不节，脾失健运，湿浊内生，郁而化热，湿热内蕴；或因时邪外感，湿热邪毒壅盛传里，犯及肝胆，肝胆湿热循经上犯，困结耳窍而为病。

【诊断】

诊断要点

1. 病史
可有受凉、过度疲劳等病史。

2. 临床症状
耳内及耳周灼热感，疼痛剧烈，严重者可见口眼㖞斜、耳鸣耳聋、眩晕等。

3. 检查
耳甲腔、外耳道、乳突皮肤出现疱疹，偶尔可见于鼓膜上。皮疹如针头大小，密集成簇状，数日后可破溃流水、结痂，耳下可有臀核。

【辨证及治疗】

一、分型论治

1. 邪毒外袭
主证：耳甲腔、外耳道或耳后完骨皮肤灼热、刺痛感，局部出现针头大小疱疹，密集成簇状，疱疹周围皮肤潮红；可伴发热、恶寒。舌质红，苔薄黄，脉浮数。

证候分析：风热邪毒外侵，上犯耳窍，故耳部皮肤灼热疼痛、潮红，渐生疱疹；发热恶寒、舌质红、苔薄白、脉浮数为风热邪毒外侵之证。

治法：疏风散邪，清热解毒。

方药：银翘散加减。方中金银花、连翘辛凉透邪、清热解毒；淡竹叶清上焦热；芦根清热生津；荆芥、淡豆豉、牛蒡子、薄荷疏风散邪。全方合用可疏风散邪，清热解毒。应用时可加龙胆草、黄芩、板蓝根、栀子以清热解毒；出现口眼㖞斜者，选加僵蚕、全蝎、蜈蚣、蝉蜕、桃仁、红花、地龙等，以祛风活血通络。

2. 肝胆湿热

主证：耳部灼热、刺痛，疱疹增大、溃破、黄水浸淫、结痂；伴口苦咽干，甚则口眼㖞斜、耳鸣、耳聋。舌质红，苔黄腻，脉弦数。

证候分析：肝胆湿热蒸灼耳窍肌肤，脉络闭阻，气滞血瘀，不通则痛；肝胆湿热上蒸耳窍，故生疱疹，甚则溃破，黄水浸淫；邪毒入络，脉络阻滞，故口眼㖞斜；肝胆湿热上扰清窍，故耳鸣耳聋；口苦、咽干、舌质红、苔黄腻、脉弦数均为肝胆湿热之证。

治法：清泻肝胆，解毒利湿。

方药：龙胆泻肝汤加减。方中龙胆草苦寒泻肝胆之火；黄芩、栀子清热解毒泻火；泽泻、木通、车前子清热利湿；生地、当归养血滋阴，以使标本兼顾，若湿热俱盛可减去；柴胡引诸药入肝胆经；甘草调和诸药。热毒盛者，加板蓝根以清热解毒；痛剧者，可加延胡索活血行气止痛。

二、外治法

1. 初起可用大黄、黄柏、黄芩、苦参制成洗剂外涂，以清热解毒，兼以清洁局部。

2. 疹疱溃破者，可用青黛散调敷以清热祛湿。

三、针灸疗法

1. 耳部剧痛者，可取翳风、曲池、合谷、太冲、血海、阳陵泉等穴，针刺，用泻法，每日 1 次，以祛邪行气止痛。

2. 口眼㖞斜者，可取翳风、地仓、合谷、人中、承浆、颊车等穴，针刺，用泻法，每日 1 次，以祛风活血通络。

3. 耳鸣耳聋者，可取翳风、耳门、风池、听宫、听会、肾俞、关元等穴，针刺，用泻法，每日 1 次。

【预防与调护】

1. 注意休息，饮食宜清淡，忌食辛辣、腥酸、油腻之品。

2. 疱疹穿破后，注意保持局部皮肤干燥，以防染毒。

【预后与转归】

若无面瘫、耳鸣耳聋、眩晕者预后良好。并发面瘫者，少数患者预后较差。亦有部分患者疱疹消失后，仍遗留较长时间的耳部阵发性刺痛。

第六节 耳 疖

耳疖（er jie）是指发生于外耳道的疖肿，以耳痛、外耳道局限性红肿为特征。古代医籍中尚有"耳疔"、"黑疔"等别称，如《外科证治全书·卷二》中说："耳疔生耳窍暗藏之处，色黑形如椒目，疼如锥刺，引及腮脑，破流血水。"

【病因病机】

1. 风热邪毒外侵

多因挖耳损伤外耳道皮肤，风热邪毒乘机侵袭，阻滞耳窍经脉而为病。

2. 肝胆湿热上蒸

湿热邪毒壅盛，引动肝胆湿热，循经上乘，蒸灼耳道，壅遏经脉，逆于肌肤而致耳道红肿、疼痛。

【诊断】

一、诊断要点

1. 病史

多有挖耳史。

2. 临床症状

耳痛剧烈，张口、咀嚼时加重，严重者牵引同侧头痛，全身可有发热、恶寒等症。

3. 检查

耳屏压痛，耳郭牵拉痛，外耳道壁局限性红肿、隆起，肿甚者可堵塞外耳道。脓肿溃破后外耳道可见脓血。

二、鉴别诊断

本病应与脓耳相鉴别。

【辨证及治疗】

一、分型论治

1. 风热邪毒外侵

主证：耳痛，张口及咀嚼时加重，伴患侧头痛。全身可有发热、恶寒等症，舌质红，苔薄黄，脉浮数。检查见患侧耳屏压痛，耳郭牵拉痛，外耳道壁局限性红肿、隆起。

证候分析：挖耳伤及肌肤，风热邪毒乘机侵犯耳窍，阻滞经脉，气血凝聚，故耳道红肿疼痛，隆起如椒目状；耳部经脉多连头部，故病情较重者可牵引同侧头痛；舌质红、苔薄白、脉浮数乃风热之证。

治法：疏风清热，解毒消肿。

方药：五味消毒饮合银翘散加减。

2. 肝胆湿热上蒸

主证：耳痛剧烈，痛引腮脑，或有听力减退。可伴有口苦、咽干、大便秘结、发热等症，舌质红，苔黄腻，脉弦数。检查见外耳道局限性红肿，肿甚者可堵满外耳道；若耳疖成脓则顶部可见脓点，若溃破则外耳道可见黄稠脓液；耳前后可有臀核。

证候分析：肝胆湿热上蒸耳道，熏灼肌肤，故耳道红肿疼痛剧烈；肿甚堵塞耳道，故听力减退；耳部脉络多连头部，故痛连腮脑；热甚灼腐肌肤则化脓；肝胆郁热，则口苦咽干；舌质红、苔黄腻、脉弦数为肝胆湿热之证。

治法：清泻肝胆，利湿消肿。

方药：龙胆泻肝汤加减。脓已成者加皂角刺、穿山甲，或用仙方活命饮加减。

二、外治法

1. 外敷

可用内服中药渣再煎，取汁热敷患侧耳部，或用紫金锭调敷，以清热解毒、活血消肿止痛。

2. 排脓

耳疖已成脓，未自行溃破者，可消毒后用针头挑破脓头，取出脓栓，排出脓血；或切开排脓，要注意切口必须与外耳道纵轴平行，以防形成外耳道狭窄。排出脓血后局部敷紫金锭或黄连膏、如意金黄散等。

3. 换药

耳疖破溃后，脓液排尽，为防止外耳道狭窄变形及肉芽组织增生，可用大小适当的碘仿纱条填压外耳道，1～2 日换 1 次，直至彻底痊愈。

三、针灸疗法

耳部肿胀疼痛剧烈时，可取合谷、内关、少商等穴针刺，以疏通经脉，泻热消肿止痛。每日针刺 1 次，连续 2～4 次。针刺手法：合谷、内关强刺激，留针 20 分钟；红肿较剧，并有高热者，可取少商穴点刺出血。

四、其他疗法

早期可配合红外线、微波理疗。

【预防与调护】

1. 注意耳部卫生，戒除挖耳习惯。

2. 避免污水入耳，若有污水入耳，应外耳道口朝下，单足跳跃，使耳内积水倒出，或用干棉签拭干净。

3. 保持外耳道清洁，如疖肿成脓溃破，应清除脓液。睡眠时应侧卧，患耳朝下，以利脓液排出。

【预后与转归】

本病一般预后良好。

【参考资料】

古代文献摘录

（1）《医宗金鉴·外科心法要诀·耳部》："黑疔暗藏耳窍生，色黑根深椒目形，痛如锥刺引腮脑，破流血水火毒攻。"

（2）《外科正宗·卷之二》："毒气发于肾经者，生为黑靥疔。其患多生耳窍……顽硬如钉，痛彻骨髓。"

第七节　耳　疮

耳疮（er chuang）是指以外耳道弥漫性红肿疼痛为主要特征的疾病。好发于夏秋季节。西医学的"弥漫性外耳道炎"可参考本病进行辨证施治。

耳疮一名首见于《诸病源候论·卷二十九》："足少阴为肾之经，其气通于耳。其经虚，风热乘之，随脉入于耳，与血气相搏，故耳生疮。"在古医籍中又有"耳内生疮"等别称。

【病因病机】

1. 风热湿邪，上犯耳窍

多因挖耳损伤外耳道皮肤，风热湿邪乘机侵犯，或因耳道不洁，污水入耳，或因脓耳之脓液浸渍，湿郁化热，风热湿邪犯耳，与气血相搏，致生耳疮。

2. 肝胆湿热，上攻耳窍

湿热邪毒壅盛，引动肝胆火热，循经上犯耳窍，蒸灼耳道，壅遏经脉，逆于肌肤而生耳疮。

3. 血虚化燥，耳窍失养

久病不愈，阴血耗伤，血虚化燥，耳窍肌肤失于濡养而致病。

【诊断】

一、诊断要点

1. 病史

多有挖耳、污水入耳或耳流脓史。

2. 临床症状

耳内灼热疼痛，少许流脓，或耳内发痒不适。

3. 检查

耳屏压痛，耳郭牵拉痛，外耳道弥漫性红肿，可有少许分泌物。反复发作者，可见外耳道皮肤增厚、皲裂、脱屑，甚则外耳道狭窄。

二、鉴别诊断

本病应与耳疖、旋耳疮、脓耳等病相鉴别。

【辨证及治疗】

一、分型论治

1. 风热湿邪，上犯耳窍

主证：耳痛、耳痒、耳道灼热感，伴头痛、发热、恶寒，舌质红，苔薄黄，脉浮数。检查见耳屏压痛，耳郭牵拉痛，外耳道弥漫性红肿，或耳道潮湿，有少量渗液。

证候分析：风热湿邪，上犯耳窍，故耳道红肿；风热邪盛，则耳痒、灼热、疼痛；湿热邪盛，则耳痛、渗液；头痛、发热、恶寒、舌质红、苔薄黄、脉浮数为风热外袭之证。

治法：疏风清热，解毒祛湿。

方药：银花解毒汤加减。方中金银花、连翘疏风清热；紫花地丁、黄连、夏枯草清热解毒消肿；丹皮、犀角（水牛角代）清热凉血；赤茯苓利水祛湿。

2. 肝胆湿热，上攻耳窍

主证：耳痛，牵引同侧头痛，口苦，咽干，可伴有发热等症。舌红，苔黄腻，脉弦数。检查见耳屏压痛，耳郭牵拉痛，外耳道弥漫性红肿、糜烂，渗出黄色脂水。

证候分析：肝胆湿热上蒸耳道，熏灼肌肤，故耳道弥漫性红肿；湿热盛，则肌肤糜烂，耳道渗液；肝胆热盛则口苦、咽干、发热；舌质红、苔黄腻、脉弦数为肝胆湿热之证。

治法：清泻肝胆，利湿消肿。

方药：龙胆泻肝汤加减。

3. 血虚化燥，耳窍失养

主证：病程较长，耳痒、耳痛反复发作，全身症状不明显，舌质淡，苔白，脉细数。检查见外耳道皮肤潮红、增厚、皲裂，表面或见痂皮。

证候分析：久病气血虚损，耳窍失养，邪毒久羁，故耳痒、耳痛反复发作；血虚耳窍失养，故耳道皮肤增厚、皲裂、结痂；舌质淡、苔白、脉细数为气血虚之证。

治法：养血润燥。

方药：地黄饮加减。

二、外治法

1. 外敷

可用黄连膏、紫金锭等局部涂敷。

2. 滴耳

可用清热解毒的中药制成滴耳液滴耳。

三、针灸疗法

耳痛较甚者，可针刺合谷、内关、少商等穴，以疏通经脉、泻热止痛。

四、其他疗法

可配合局部超短波理疗或微波理疗。

【预防与调护】

1. 避免挖耳及污水入耳。
2. 及时治疗脓耳，以免脓液长期浸渍耳道而为病。
3. 注意耳部卫生，及时清理耳道分泌物及痂皮。
4. 患病期间，忌进食辛燥食品，以防火热、湿热内蕴，加重病情。

【预后与转归】

一般预后良好。

【参考资料】

古代文献摘录

(1)《外科正宗·卷之四》："浴洗水灌窍中，亦致耳窍作痛生脓。"

(2)《证治准绳·疡医·卷之三》："耳疮属手少阳三焦经或足厥阴肝经血虚风热，或肝经燥火风热，或肾经虚火等因，若发热焮痛属少阳厥阴风热，用柴胡栀子散；若内热痒痛属前二经血虚，用当归川芎散；若寒热作痛属肝经风热，用小柴胡汤加山栀、川芎；若内热口干，属肾经虚火，用加味地黄丸，如不应，用加减八味丸，余当随证治之。"

第八节 耵 耳

耵耳（ding er）是指耵聍堵塞外耳道引起的疾病。耵聍俗称耳垢、耳屎，乃耳道之正常分泌物，多可自行排出，不发生堵塞和引起症状。若耵聍分泌过多或排出受阻，耵聍凝结成团，阻塞耳道，致耳道不通，则成耵耳，即耵聍栓塞。

古代文献对耵耳早有记载，如《灵枢·厥病》曰："若有干耵聍，耳无闻也。"《仁斋直指方论·卷之二十一》亦云："人耳间有津液，轻则不能为害，若风热搏之，津液结聍成核塞耳，亦令暴聋，谓之耵耳。"对耵耳病名及主要症状作了论述。

【病因病机】

耳中津液结聚，而成耵聍。正常时，耵聍随下颌关节运动，向外排出脱落。若因风热湿邪外犯耳窍，与耵聍搏结，集结成块，阻塞耳道内，以致耳窍不通而为病。

【诊断】

一、诊断要点

1. 临床症状

可出现耳堵、耳胀、耳鸣、耳痛、听力减退、眩晕等症状。

2. 检查

可见棕黑色或黄褐色块状物堵塞外耳道，质地不等，有松软如泥，有坚硬如石。听力检查呈传导性聋。

二、鉴别诊断

本病应与外耳道异物、血痂及外耳道胆脂瘤等相鉴别。

【辨证及治疗】

本病的治疗以外治法为主。

1. 对可活动的、部位浅、未完全阻塞外耳道的耵聍可用膝状镊或耵聍钩取出。

2. 耵聍较大而坚硬，难以取出者，先滴入5%碳酸氢钠，待软化后用吸引法或外耳道冲洗法清除。

3. 若伴有外耳道红肿疼痛、糜烂等症，应同时按"耳疮"进行辨证治疗。

【预防与调护】

1. 一般少许耵聍，大多可自行排除，不必做特殊处理。

2. 若耵聍较多，堵塞耳道，应由专科医生处理，以免因处理方法不当而将耵聍推向深部或损伤外耳道及鼓膜。

3. 有脓耳史或鼓膜穿孔史者，忌用冲洗法。

【预后及转归】

本病预后良好，但可反复发生。如清理耵聍时损伤外耳道皮肤者，可引发耳疮。

【参考资料】

古代文献摘录

(1)《圣济总录·卷第一百一十五》："风热搏于经络，则耳中津液结聚，如麸片之状，久则丸结不消，或似蚕蛹，致气窍不通，耵聍为聋。""治耵聍塞耳聋，强坚不可挑，塞耳，猪脂膏方。"

(2)《诸病源候论·卷二十九》："耳耵聍者，耳里津液结聚所成，人耳皆有之，轻者不能为患，若加以风热乘之，则结靪成丸核，塞耳，亦令耳暴聋。"

第九节　外耳道异物

外耳道异物（foreign body in external auditory meatus）是指外来物体误入耳道。外来物包括了一切可入耳的动植物及非生物类异物。

外耳道异物又称异物入耳。古代医籍中根据异物不同而有不同的名称，如"百虫入耳"、"蚰蜒入耳"、"飞蛾入耳"、"蚊虫入耳"、"耳中有物"等。历代医家对昆虫入耳则有诱出法（如食诱、光诱、音诱等）、驱杀法（如药物滴耳、熏耳、塞耳和吹耳）等取出法。

【病因病机】

多见于儿童，因无知将异物塞入耳内。成人多为挖耳或外伤遗留物体于耳内，或野营露宿，昆虫入耳。根据异物种类不同，可分3类：

1. 动物类

如蚊、蝇、飞蛾、蚂蚁、小甲虫、水蛭、蛆等，偶尔飞入或爬入耳内，在外耳道爬行、骚动，躁扰耳窍而致病。

2. 植物类异物

如谷类、小果核、豆类等，多因小儿嬉戏时塞入，或劳动中进入，这类异物遇水膨胀，可窒塞耳窍而致病。

3. 非生物类

如小石子、沙粒、铁屑、小玻璃球、断棉签、树枝、火柴棒、纸团等，常因不慎进入或小儿无知塞入，刺伤耳窍肌肤，或较大之异物压迫耳道，局部肌肤受损或脉络不通而致病。

【诊断】

一、诊断要点

1. 病史

多有异物入耳史。

2. 临床症状

根据外耳道异物形态、性质、大小和所在部位的不同，而有不同的症状。小而无刺激性异物，可留存日久而不引起任何症状；异物较大阻塞耳窍，可致听力下降、耳鸣、眩晕、耳痛、反射性咳嗽等；植物性异物遇水膨胀，可压迫外耳道，致使外耳道皮肤红肿、糜烂、疼痛；昆虫类异物进入耳道后，在耳道内爬行、骚动，使患者躁扰不安，引起难以忍受之痛痒，或刺激鼓膜产生播鼓样鸣响，甚至导致鼓膜穿孔、出血；若异物嵌顿外耳道峡部，则耳疼痛较甚。

3. 检查

外耳道检查，有异物存在，即可作出明确诊断。

二、鉴别诊断

本病应与外耳道耵聍、脓痂、血痂等相鉴别。

【辨证及治疗】

本病的治疗，以外治为主。若因异物而致耳道肌肤红肿、溃烂，则应配合内治法，可参考耳疮的治疗。

根据进入外耳道异物的形态、性质、大小和所在位置的深浅，选择适当的方法取出异物。对于不合作的儿童，可考虑在全身麻醉下取出异物。

1. 昆虫类异物

先用酒、植物油、姜汁或乙醚、丁卡因等滴入耳内，使虫体失去活动能力，然后用镊子取出，或行外耳道冲洗。使用此法时应注意，在虫体未失去活动能力前，不宜贸然取出，以免引起骚动更甚，损伤耳道皮肤或鼓膜。也可试用在暗室中以亮光贴近耳部将虫诱出。

2. 圆球形异物

可用刮匙或耳钩，顺耳道壁与耳道间的空隙越过异物后方，然后轻轻地将异物向前拉出。切勿用镊子或钳子夹取，以防异物滑入耳道深处。

3. 质轻而细小异物

可用凡士林或胶粘物质涂于棉签头上，将异物粘出，或用带负压的吸管将其吸出。亦可用冲洗法将其冲出，冲洗时应注意勿正对异物冲洗，以免将异物冲入深处。遇水膨胀、易起化学反应、锐利的异物，以及有鼓膜穿孔者，忌用冲洗法。

4. 不规则异物

应根据具体情况用耳钩或耳镊取出，耳钩应顺耳道壁与异物的空隙或外耳道前下方进入，将异物钩出。对已膨胀、体积过大的异物，可夹碎成小块，分次取出，或先用95%酒精滴入，使其脱水缩小，再行取出。注意操作时动作要轻柔，手法要熟练。

取出异物后，若外耳道皮肤红肿、疼痛、糜烂者，可用黄连膏涂搽，或以清热解毒、消肿止痛滴耳液滴耳。

【预防与调护】

1. 异物入耳后，应由专科医生取出，不要自行挖取，以免损伤外耳道皮肤，或将异物推向深处。异物取出后，外耳道应保持干燥与清洁，以防外邪乘虚而入。

2. 戒除挖耳习惯，以免断棉签、火柴棒等物遗留耳内。教育小孩不要将细小物体放入耳内。野外露宿应加强防护，以防昆虫误入耳窍。

【预后与转归】

预后良好，如较大异物或昆虫损伤鼓膜，则影响听力。

【参考资料】

古代文献摘录

(1)《肘后备急方·卷六》:"百虫入耳,以好酒灌之起行自出。又方,闭气令人以芦吹一耳。又方,以桃叶塞两耳,立出。""蚁入耳,炙猪脂香物安耳孔边即自出。"

(2)《备急千金要方·卷六下》:"治耳中有物不可出方:以弓弦从一头,令散傅好胶柱,著耳中物上停之,令相著,徐徐引出。"

(3)《薛氏医案选·口齿类要·诸虫入耳第十》:"治百虫入耳,用盐汁灌之,或葱汁尤良,或猪肉少许,炙香置耳孔边亦出;或用细芦管入耳内,口吸之,虫随出。"

(4)《医宗金鉴·外科心法要诀·杂证部》:"如蚰蜒等物入者,以肉炙香,置于耳旁,虫闻香自出。夜间暗入者,切勿惊慌响叫,逼虫内攻,宜端坐点灯光向耳窍,其虫见光自出。"

第十节 大疱性鼓膜炎

大疱性鼓膜炎(bullous myringitis)是指以耳痛、鼓膜起血疱为主要特征的耳病。本病好发于儿童及青年人,多为单侧,常见于冬季。

【病因病机】

1. 风热时邪,上犯耳窍

风热时邪外侵,首先犯肺,肺经受邪,循经上犯耳窍,搏结于鼓膜而为病。

2. 肝胆火毒,燔灼耳窍

素有肝胆郁火,风热时邪外侵,引动肝胆火热,火毒循经上灼耳窍,燔灼鼓膜而为病。

【诊断】

一、诊断要点

1. 病史

可有外感病史。

2. 临床症状

耳疼痛剧烈,耳胀闷感,轻度听力减退,可伴头痛、发热等。

3. 检查

可见鼓膜及邻近外耳道皮肤充血,常于鼓膜后上方出现血疱。若血疱破裂,则有血性分泌物流出。

二、鉴别诊断

本病应与脓耳相鉴别。

【辨证及治疗】

一、分型论治

1. 风热时邪，上犯耳窍

主证：患耳疼痛剧烈，耳胀，听力减退。伴发热恶寒、头痛、鼻干、鼻塞、喷嚏等，舌质红，苔薄黄，脉浮数。检查见鼓膜及邻近外耳道皮肤充血，鼓膜后上方见红色血疱，若血疱破裂，则外耳道可见血性分泌物流出。

证候分析：风热时邪外侵，首先犯肺，肺经受邪，则鼻干、鼻塞、喷嚏、发热恶寒、头痛；肺经受邪，风热时邪循经上犯耳窍，搏结鼓膜，则耳痛、鼓膜及外耳道充血，甚则鼓膜起血疱；舌质红、苔薄黄、脉浮数为风热时邪犯肺之证。

治法：疏风散邪，清热解毒。

方药：银翘散合五味消毒饮加减。银翘散是辛凉轻清之剂，用之以疏风清热散邪；五味消毒饮清热解毒，合用共奏疏风散邪、清热解毒之功。

2. 肝胆火毒，燔灼耳窍

主证：患耳疼痛剧烈，痛引同侧头部及面颊。伴目赤，口苦咽干，大便秘结，尿黄，舌质红，苔黄，脉弦数。检查见外耳道内段及鼓膜充血，鼓膜后上方可见血疱，若血疱破溃，则见外耳道有血性分泌物流出。

证候分析：肝胆素有郁热，复感风热时邪，引动肝胆之火，内外邪毒搏结，循经上灼耳窍，故耳痛剧烈，痛引头面；肝胆火毒燔灼鼓膜，故鼓膜充血，甚则起血疱；肝胆之火上攻咽喉，则口苦咽干；舌红、苔黄、脉弦数均为肝胆火毒内盛之证。

治法：清泻肝胆，解毒泻火。

方药：龙胆泻肝汤加减。血疱溃破出血者，去当归，加牡丹皮、赤芍、白茅根等。

二、外治法

1. 耳痛剧烈难忍时，可在无菌操作下挑破血疱，使耳痛缓解。
2. 可用清热解毒之中药制成滴耳液滴耳。

三、其他疗法

局部透热疗法可促进液体吸收，加速血疱消退。

【预防与调护】

加强体育锻炼，增强抗病能力。预防流感。注意耳部清洁，避免污水入耳。

【预后及转归】

本病一般预后良好。

第十一节 耳胀 耳闭

耳胀耳闭（erzhang erbi）是指以耳内胀闷堵塞感及听力下降为主要特征的中耳疾病。耳胀多为病之初起，以耳内胀闷为主，或兼有疼痛，多因风邪侵袭而致，所以古人又有"风聋"之称；耳闭多为病之久者，耳内如物阻隔，清窍闭塞，听力明显下降，多为耳胀反复发作，邪毒滞留耳窍，迁延日久转化而致，故古代医籍中又有"气闭耳聋"之称。西医学的分泌性中耳炎、气压损伤性中耳炎等疾病可参考本病进行辨证施治。

历代文献虽无耳胀病名，但在不少资料中，可找到与耳胀有关的论述。如《诸病源候论·卷二十九》："风入于耳之脉，使经气痞塞不宣，故为风聋。"《太平圣惠方·卷三十六》有关于"上焦风热，耳忽聋鸣"的论述。及至近代《大众万病顾问·下册》始立耳胀病名："何谓耳胀？耳中作胀之病，是谓耳胀"，并列举了病源、症状及治法。耳闭作为病名，见于明代《医林绳墨·卷七》："耳闭者，乃属少阳三焦之经气之闭也。"关于耳闭的治疗，在《内经》中已有提及，《灵枢·刺节真邪》有咽鼓管吹张法的最原始记载，《景岳全书·卷二十七》中详细描述了几种耳闭的病因病机及治疗，并记载了鼓膜按摩法，一直沿用至今。

【病因病机】

耳胀多为病之初起，多由风邪侵袭，经气痞塞而致；耳闭多为耳胀反复发作，迁延日久，由邪毒滞留而致，与脏腑失调有关，因此多为虚实夹杂之证。

1. 风邪外袭，痞塞耳窍

生活起居失慎，寒暖不调，或过度疲劳之后，风邪乘虚而袭。风邪外袭，首先犯肺，耳窍经气痞塞而为病。风邪外袭多有兼夹，其属性不外寒热两类。风寒外袭，肺失宣降，津液不布，聚而为痰湿，积于耳窍而为病；若风热外袭或风寒化热，循经上犯，结于耳窍，以致耳窍痞塞不宣而为病。

2. 肝胆湿热，上蒸耳窍

外感邪热，内传肝胆；或七情所伤，肝气郁结，气机不调，内生湿热，上蒸耳窍而为病。

3. 脾虚失运，湿浊困耳

久病伤脾，脾失健运，湿浊不化，内困于耳窍而为病。

4. 邪毒滞留，气血瘀阻

耳胀反复发作，或病情迁延日久不愈，邪毒滞留于耳窍，阻于脉络，气血瘀阻以致闭塞失用，终成耳闭。

【诊断】

一、诊断要点

1. 病史

耳胀者，多有感冒病史。

2. 临床症状

以耳内胀闷堵塞感、耳鸣、听力下降、自听增强为主要症状。病变有新久不同，耳胀者，患耳胀闷堵塞感，或有微痛不适，耳鸣时如机器声、风声，在打哈欠、喷嚏或擤鼻时稍觉好转。耳闭者，耳聋逐渐加重，耳鸣声低，耳内闭塞感。

3. 检查

早期可见鼓膜轻度充血、内陷，若中耳有积液，则可在鼓膜上见到液平面（彩图4），或见鼓膜外凸。若反复发作，可见鼓膜增厚凹陷，或见灰白色斑块，或萎缩、疤痕粘连。听力检查呈传导性聋，反复发作者可呈混合性聋。鼓室导抗图呈 B 型或 C 型。

二、鉴别诊断

本病应与外耳道异物、耵耳及鼻咽肿物压迫咽鼓管引起的鼓室积液相鉴别。

【辨证及治疗】

一、分型论治

本病初期多为实证，临床辨证多属风邪外袭，痞塞耳窍，或肝胆湿热，上蒸耳窍；病久则多为虚实夹杂证，临床辨证多属脾虚失运，湿浊困耳，或邪毒滞留，气血瘀阻。治疗方面，在辨证用药的基础上，应注意通窍法的运用。

1. 风邪外袭，痞塞耳窍

主证：耳内作胀、不适或微痛，耳鸣如闻风声，自听增强，听力减退，患者常以手指轻按耳门，以求减轻耳部之不适。可伴有鼻塞、流涕、头痛、发热恶寒等症，舌质淡红，苔白，脉浮。检查见鼓膜微红、内陷或有液平面，鼓膜穿刺可抽出清稀积液，鼻黏膜红肿。

证候分析：风邪外袭，肺经受邪，耳内经气痞塞不宣，故耳内作胀微痛；风邪扰于清窍，故耳鸣如闻风声，听力突然减退；因用手指按压耳门，能帮助疏通经气，故可减轻耳内不适症状；风邪袭肺，肺失清肃，风邪循经上犯，结聚肺窍，故鼻黏膜肿胀、鼻塞不通；风寒偏重者，全身可见恶寒重、发热轻、头痛、肢体酸痛、鼻塞、流清涕、舌淡、脉浮紧等；若因风热外袭，正邪抗争，则有恶寒发热、鼻塞流涕、咽痛、脉浮数等症。

治法：疏风散邪，宣肺通窍。

方药：风寒偏重者，宜疏风散寒，宣肺通窍，方用荆防败毒散加减。方中荆芥、防风、生姜、川芎辛温发散；前胡、柴胡宣肺解热；桔梗、枳壳、茯苓理气化痰利水；羌活、独活祛风寒，除湿邪。

风热外袭者，宜疏风清热，散邪通窍，方用银翘散加减。头痛甚者加桑叶、菊花；咳嗽咽痛加前胡、杏仁、板蓝根之类；耳胀堵塞甚者加石菖蒲以加强散邪通窍之功；中耳积液多者加车前子、木通以清热利湿。

2. 肝胆湿热，上蒸耳窍

主证：耳内胀闷堵塞感，耳内微痛，耳鸣如机器声，自听增强，重听。患者烦躁易怒，口苦口干，胸胁苦闷，舌红苔黄腻，脉弦数。检查见鼓膜内陷，周边轻度充血，或见液平面，鼓膜穿刺可抽出黄色较黏稠的积液。

证候分析：肝胆湿热上蒸耳窍，故耳内胀闷堵塞而微痛、耳内鸣响如机器声、听力下降；火热灼耳则鼓膜充血；肝胆火热夹湿上聚耳窍，故见积液黏黄；烦躁易怒、口苦口干、胸闷、舌红苔黄腻、脉弦均为肝胆湿热之证。

治法：清泻肝胆，利湿通窍。

方药：龙胆泻肝汤加减。方中龙胆草苦寒泻肝胆实火；黄芩、栀子清热解毒泻火；泽泻、木通、车前子清热利湿通窍；生地、当归为养血滋阴之品，以使标本兼顾，若体质壮实者，可去当归；柴胡引诸药入肝胆经；甘草调和诸药。本方药物多为苦寒之性，多服、久服皆非所宜，药到病除即止。耳堵塞闭闷甚者可酌加苍耳子、石菖蒲。

3. 脾虚失运，湿浊困耳

主证：耳内胀闷堵塞感，日久不愈，听力渐降，耳鸣声嘈杂。可伴有胸闷纳呆，腹胀便溏，肢倦乏力，面色不华，舌质淡红，或舌体胖，边有齿印，脉细滑或细缓。检查见鼓膜内陷、混浊、增厚，鼓膜穿刺可抽出积液。

证候分析：脾气虚弱，运化失职，湿浊滞留耳窍，故中耳积液，耳窍闭塞不通，耳鸣；湿浊中阻，气机升降失常，则胸闷；纳呆、腹胀便溏、肢倦乏力、面色不华、舌质淡红或舌体胖、舌边齿印、脉细滑或细缓均为脾虚之证。

治法：健脾利湿，化浊通窍。

方药：参苓白术散加减。方中以四君子平补脾胃；配以扁豆、苡仁、山药、白术健脾渗湿；砂仁芳香醒脾通耳窍；桔梗为引经药，载诸药上行。耳窍积液黏稠量多者，可加藿香、佩兰以芳香化浊；积液清稀而量多者，宜加泽泻、桂枝以温化水湿；若肝气不舒，心烦胸闷者，可选加柴胡、白芍、香附以疏肝理气通耳窍；脾虚甚者，加黄芪以补气健脾。

4. 邪毒滞留，气血瘀阻

主证：耳内胀闷阻塞感，日久不愈，甚则如物阻隔，听力明显减退，逐渐加重，耳鸣如蝉，或嘈杂声。舌质淡暗，或边有瘀点，脉细涩。检查见鼓膜内陷明显，甚则粘连，或鼓膜增厚，有灰白色沉积斑；听力检查呈传导性聋或混合性聋，鼓室导抗图呈平坦型。

证候分析：由于病久入络，邪毒滞留，脉络阻滞，气血瘀阻，故耳内胀闷堵塞感明显，日久不愈，甚至如物阻隔，听力减退，逐渐加重；气血瘀阻耳窍，故鼓膜失去正常光泽、增厚，或粘连凹陷，有灰白色沉积斑；舌质淡暗或边有瘀点、脉细涩为血瘀之象。

治法：行气活血，通窍开闭。

方药：通窍活血汤加减。方中以赤芍、桃仁、红花活血化瘀；川芎行气活血；老葱、生姜温散余邪并助通窍；麝香芳香走窜以通窍开闭；红枣补益气血以扶正。合用有行气活血、通窍开闭之功效。临床应用时可加柴胡、升麻以助调理气机而散上部之邪。

若瘀滞兼脾虚明显，表现为少气纳呆，耳鸣日夜不断，舌质淡，脉细缓，可用益气聪明汤或补中益气汤配合通气散以健脾益气、活血行气开闭。

若兼肝肾阴虚，表现为耳鸣如蝉，入夜为甚，口干，听力下降明显，可用耳聋左慈丸合通气散；若偏肾阳虚，可用肾气丸；若鼓膜白斑，耳鸣耳聋明显，可加龙骨、牡蛎、远志、石菖蒲以化痰开窍，定志安神。

二、外治法

1. 滴鼻

使用具有疏风消肿、通窍作用的药液滴鼻，使鼻窍及耳窍通畅，减轻堵塞，并促使耳窍积液的排出。

2. 鼓膜按摩

具体方法参见第五章第三节。亦可用鼓气耳镜放入外耳道内，反复挤压、放松橡皮球使外耳道交替产生正、负压，引起鼓膜的运动而起到鼓膜按摩的作用。

3. 咽鼓管吹张

可用咽鼓管自行吹张法（具体方法参见第五章第三节），也可用咽鼓管导管进行通气（具体方法参见第十一章），每日1次。若耳痛较甚，鼓膜充血，或鼻塞涕多者，不宜进行咽鼓管吹张。

4. 鼓膜穿刺抽液

若见有鼓室积液，可在严格无菌操作下，行鼓膜穿刺抽液（方法参见第十一章）。

5. 鼓膜切开术

经反复鼓膜穿刺无效，液体较黏稠者，可行鼓膜切开术（方法参见第十一章）。

6. 鼓室置管术

病程迁延，长期不愈，或反复发作，中耳积液黏稠者，可考虑用此法（方法参见第十一章）。

三、针灸疗法

1. 体针

可采用局部取穴与远端取穴相结合的方法。耳周取听宫、听会、耳门、翳风；远端可取合谷、内关。用泻法，留针10～20分钟，每日1次。耳闭而脾虚表现明显者，加灸足三里、脾俞、伏兔等穴，肾虚加刺三阴交、关元、肾俞，用补法或加灸。

2. 耳针

取内耳、神门、肺、肝、胆、肾等穴位埋针，每次选2～3穴；也可用王不留行籽或磁珠贴压3～5日，经常用手轻按贴穴，以维持刺激。

3. 穴位注射

取耳周穴耳门、听宫、听会、翳风等做穴位注射，药物可选用丹参注射液、当归注射液、柴胡注射液、毛冬青注射液等。每次选用2穴，每穴注射0.5～1ml药液，可隔日1次，5～7次为1疗程。

4. 穴位磁疗

对有耳鸣的患者，可在翳风、听宫等穴贴上磁片，或加用电流，以疏通经络气血，减轻耳鸣，每日1次，每次20分钟。

四、其他治疗

超短波理疗、氦-氖激光照射等均有助于清除中耳积液，改善中耳的通气引流。

【预防与调护】

1. 加强体育锻炼，增强体质，积极防治感冒及鼻腔、鼻咽慢性疾病，是预防的关键。
2. 患伤风鼻塞、鼻窒、鼻渊等鼻病鼻涕多时，应使用滴鼻药，以保持鼻腔及咽鼓管通畅。
3. 应及早彻底治疗耳胀以免引起耳闭。
4. 擤鼻应用正确方法，不宜用力过度，以免邪毒窜入耳窍。
5. 进行宣传教育，提高家长及教师对本病的认识以加强对儿童听力的观察。有条件的地区，对 10 岁以下儿童定期行声导抗检测。

【预后及转归】

耳胀若能及时合理治疗，可不影响听力，预后良好。病程迁延，亦可转成耳闭或脓耳。如中耳有积液，反复发作者，可致鼓膜与鼓室内壁粘连，听力明显下降。

【参考资料】

1. 古代文献摘录

（1）《灵枢·刺节真邪》："刺其听宫……以手坚按其两鼻窍，而疾偃，其声必应于针也。"

（2）《保生秘要·卷三》："定息以坐，塞兑，咬紧牙关，以脾肠二指捏紧鼻孔，睁二目使气串耳通窍内，觉哄哄有声，行之二三日，窍通为度。"

（3）《温热经纬·卷四》："坎为耳，故耳为肾水之外候，然肺经之结穴在耳中，名曰龙葱，专主乎听，金受火烁则耳聋，凡温热暑疫等证耳聋者，职是故也，不可泥于伤寒少阳之文，而妄用柴胡以煽其焰，古云耳聋治肺，旨哉言乎。"

2. 现代相关疾病简介

分泌性中耳炎（secretory otitis media） 过去又称渗出性中耳炎、卡他性中耳炎、浆液性中耳炎、非化脓性中耳炎等，中耳积液极为黏稠而呈胶冻状者，称为"胶耳"。它是以鼓室积液及传导性耳聋为主要特征的一种中耳非化脓性炎性疾病，可分为急性和慢性两种。目前认为咽鼓管功能障碍为本病的基本病因，此外，与感染、免疫反应有关。当咽鼓管功能不良时，外界空气不能进入中耳，中耳内原有的气体逐渐被黏膜吸收，腔内形成负压，引起中耳黏膜静脉扩张、淤血，血管壁通透性增强，导致中耳积液。清除中耳积液，改善中耳通气引流及病因治疗为本病的治疗原则。

气压损伤性中耳炎（barotraumatic otitis media） 因飞行、潜水、沉箱作业等大气压力急剧变化时，由于鼓室内气压不能随外界大气压急剧变化而改变，引起鼓室内外压力相差较悬殊所致的中耳损伤，称为气压损伤性中耳炎或耳气压伤。轻者仅觉耳内不适、闭塞及微痛，重者突感耳闷、耳内刺痛、耳鸣、耳聋。检查见鼓膜内陷充血，重者可有鼓室积液甚至积血（鼓膜呈蓝色）。听力检查常为传导性聋。

治疗方面，首先应积极采取恢复鼓室内外气压平衡的措施，如进行吞咽、咀嚼、打哈欠等动作，或施行咽鼓管吹张术。有鼓室积液或积血者，可在无菌操作下行鼓膜穿刺抽吸。全身可应用抗生素以防继发感染。

3. 医案选录

胡某，男，17岁。1991年7月9日初诊。两耳憋气已3周，右重左轻，偶有阵发性失听。一向鼻塞难通，匝月来严重，因感冒而加重，听力下降，自声增强。检查：鼻黏膜充血，有分泌物潴积，两鼓膜轻度下陷，右侧光锥移位。舌苔薄，脉实。按：感冒徘徊匝月不去，手太阴肺经之伏邪亦不言而喻。王孟英谓"肺经之结穴在耳中，名曰笼葱"，良以外邪循经犯耳使然。宗《温热经纬》"耳聋治肺"之法：麻黄3g，杏仁10g，荆芥6g，路路通10g，菖蒲3g，桔梗6g，桑叶6g，荷叶一角，防己6g，甘草3g。

1991年7月16日二诊：药进7剂，时越匝周，憋气改善，左耳明显，右耳木然，失听一半已消，自声增强也基本正常，鼻塞仍然难通。平时鼻子经常出血，在紧张、疲劳之后更为多见。检查：鼻黏膜充血，两耳如前。舌苔薄，脉平。按：加味三拗汤不辱使命，所求者俱得矣。再扫余波，改取升清开窍：升麻3g，葛根6g，菖蒲3g，路路通10g，防风6g，太子参10g，桑白皮3g，桔梗6g，六一散12g。

1991年8月3日三诊：上药进7剂，感冒告失，两耳憋气又进一步改善，残余者所剩无几。刻下鼻腔干燥感，近来出过4次血，量不多。检查：鼻腔干燥少液，利特区严重充血、粗糙，鼓膜下陷。舌苔薄，脉平有劲。按：耳病憋气，两治而接近恢复，唯鼻衄又来，良以内则肺经积火，外则祝融施虐，荣血受迫，上越而逆行矣。治当倾注于衄，取凉营止衄：黄芩3g，桑白皮10g，丹皮6g，赤芍6g，生地10g，山栀炭10g，金银花10g，青蒿10g，麦冬10g，白茅根10g，西瓜翠衣一团。

（《干祖望耳鼻喉科医案选粹》）

第十二节　脓　耳

脓耳（nong er）是指以鼓膜穿孔、耳内流脓、听力下降为主要特征的耳病。本病是耳科常见病、多发病之一，可发生于任何季节。西医学的急、慢性化脓性中耳乳突炎可参考本病进行辨证施治。

脓耳病名首见于《仁斋直指方·卷之二十一》："热气乘虚，随脉入耳，聚热不散，脓汁出焉，谓之脓耳。"古代医家对脓耳的论述较多，有聤耳、耳疳、耳底子、耳湿等名称，还有按脓色不同而命名的，其含义不尽相同，但共同的特征是耳内流脓。

【病因病机】

脓耳发病外因多为风热湿邪侵袭，内因多属肝、胆、脾、肾脏腑功能失调。

1. 风热外侵

风热外袭或风寒化热循经上犯，风热邪毒结聚耳窍而为病。

2. 肝胆火盛

风热湿邪侵袭传里，引动肝胆之火，或肝胆素有内热，循经上蒸，热邪搏结于耳窍，火热炽盛，蚀腐鼓膜，化腐成脓。

3. 脾虚湿困

素体脾气虚弱，健运失职，湿浊内生，加之正不胜邪，邪毒滞留，与湿浊困聚耳窍，以致脓耳缠绵难愈。

4. 肾元亏损

先天不足，或后天肾精亏耗，以致肾元虚损，耳窍失养，邪毒乘虚侵袭或滞留，使脓耳迁延难愈，肾虚耳部骨质失养，不堪邪毒腐蚀，久之骨腐脓浊而臭，甚至邪毒内陷，导致脓耳变证。

【诊断】

一、诊断要点

1. 病史

初发病者大多有外感病史，或有鼓膜外伤史，病久者有耳内反复流脓史。

2. 临床症状

急发者，以耳痛逐渐加重、听力下降、耳内流脓为主要症状；全身可有发热、恶风寒、头痛等症状；小儿急性发作者，症状较重，可见高热并伴有呕吐、泄泻或惊厥。鼓膜穿孔流脓后，全身症状逐渐缓解。病久者，主要表现为耳内反复流脓或持续流脓、听力下降。

3. 检查

（1）鼓膜检查：发病初期，可见鼓膜充血（彩图5）；鼓膜穿孔前，局部可见小黄亮点（彩图6）；鼓膜穿孔后则有脓液溢出；病程迁延日久者，常见鼓膜紧张部或松弛部大小不等的穿孔（彩图7、彩图8）。

（2）乳突部触诊：可有轻度触压痛。

（3）听力检查：以传导性聋为主，亦可见混合性聋。

（4）血常规检查：早期鼓膜穿孔前，白细胞总数偏高，鼓膜穿孔后或慢性者，血象可正常。

（5）影像学检查：颞骨X线或CT检查有助于鉴别脓耳的类型。

二、鉴别诊断

本病应与耳疮、耳疖、大疱性鼓膜炎相鉴别。

【辨证及治疗】

一、分型论治

本病主要依据起病的缓急，脓液的质、量、色，结合所兼症状及舌脉等情况，综合辨

证。一般来说，初期多为实证、热证；流脓日久，多属虚证或虚中夹实。按其脓色，黄脓多`
为湿热，红脓多为肝胆火盛，白脓多为脾虚，流脓臭秽黑腐者，多为肾虚。临证治疗时，在
辨证用药的基础上，应注意排脓法的运用。

1. 风热外侵

主证：发病较急，耳痛并呈进行性加重，听力下降，或有耳内流脓、耳鸣。全身可见周
身不适，发热，恶风寒或鼻塞流涕，舌质偏红，苔薄白或薄黄，脉弦数。检查可见鼓膜红赤
（彩图 5）或饱满，正常标志消失，或见鼓膜穿孔及溢脓，听力检查呈传导性聋。

证候分析：风性善行数变，常夹寒夹热，而多从火化，故发病急；风热外侵，肺卫受
邪，风热壅滞耳窍，与气血搏结，则耳内疼痛、耳鸣耳聋；火热壅盛，灼伤鼓膜，腐蚀血
肉，故见鼓膜红赤、正常标志不清甚至穿孔流脓；发热、恶风寒、鼻塞、流涕、舌红、苔薄
白或薄黄、脉弦数皆为上焦肺卫风热壅盛之证。

治法：疏风清热，解毒消肿。

方药：蔓荆子散加减。方中蔓荆子、甘菊花、升麻体轻气清上浮，善于疏散风热，清利
头目；木通、赤茯苓、桑白皮清热利水去湿；前胡助蔓荆子宣散，助桑白皮而化痰；生地、
赤芍、麦冬养阴凉血。全方以疏风清热为主，兼以利水去湿而排脓，凉血清热去火邪。病初
起风热偏盛者，可去生地、麦冬，加柴胡、薄荷；若鼓膜红赤肿胀、耳痛较甚者，为火热壅
盛，可配合五味消毒饮，以加强清热解毒、消肿止痛之功。

2. 肝胆火盛

主证：耳痛甚剧，痛引腮脑，耳鸣耳聋，耳脓多而黄稠或带红色。全身可见发热，口苦
咽干，小便黄赤，大便干结，舌质红，苔黄，脉弦数有力。小儿症状较成人为重，可有高
热、烦躁不安、惊厥等症。检查可见患耳鼓膜红赤饱满（彩图 6），或鼓膜穿孔，耳道有黄
稠或带红色脓液，量较多。听力检查为传导性聋。

证候分析：内外邪热困结耳窍，故耳内疼痛、耳鸣耳聋；热毒炽盛，伤腐血肉，化腐成
脓，热盛则脓稠黄；热伤血分，则脓中带血而红；口苦咽干、小便黄赤、大便秘结、舌红、
苔黄、脉弦而数等均为肝胆火热之证。小儿脏腑柔弱，形气未充，邪毒容易内犯或引动肝
风，故症状较重。

治法：清肝泻火，解毒排脓。

方药：龙胆泻肝汤加减。取龙胆草、黄芩、栀子清泻肝胆三焦之火；柴胡入肝胆以解郁
舒肝；当归、生地清热凉血，养阴生津；车前子、木通、泽泻渗湿泄热。若火热炽盛，流脓
不畅者，重在清热解毒、消肿排脓，可选用仙方活命饮加减。

小儿脓耳，热毒内陷，高热烦躁者，可在以上方剂中酌加钩藤、蝉衣之属；若出现神
昏、惊厥、呕吐，应参考黄耳伤寒一节处理。小儿脏腑娇嫩，用药切忌过于苦寒以防损伤
正气。

3. 脾虚湿困

主证：耳内流脓缠绵日久，脓液清稀，量较多，无臭味，多呈间歇性发作，听力下降或
有耳鸣。全身可有头晕、头重或周身乏力，面色少华，纳差，大便溏薄，舌质淡，苔白腻，
脉缓弱。检查可见鼓膜混浊或增厚，有白斑，多有中央性大穿孔（彩图 7），通过穿孔部可

窥及鼓室，或可见肉芽、息肉。听力检查多呈传导性聋。

证候分析：脾虚运化失健，湿浊内生，困结耳窍，故耳脓清稀，量较多，缠绵日久而无臭味；湿浊蕴积日久，故滋生肉芽、息肉；湿浊蒙蔽清窍，故耳鸣耳聋、头晕、头重；周身乏力、面色少华、纳差或大便溏薄、舌质淡、苔白腻、脉缓弱等皆为脾虚失于运化，清阳之气不得营运之证。

治法：健脾渗湿，补托排脓。

方药：托里消毒散加减。方中党参、黄芪、茯苓、白术、炙甘草健脾益气祛湿；川芎、当归、白芍养血活血；金银花、白芷、皂刺、桔梗解毒排脓。诸药合用则气血足，正气盛，邪毒除，病自愈。若周身倦怠乏力，头晕而沉重，为清阳之气不得上达清窍，可选用补中益气汤加减。若脓液清稀量多、纳差、便溏，为脾虚失于健运，可选用参苓白术散加减。若脓液多可加车前子、地肤子、生苡仁等渗利水湿之品；若脓稠或黄白相兼，鼓膜红肿，为湿郁化热，可酌加野菊花、蒲公英、鱼腥草等清热解毒排脓之药。

4. 肾元亏损

主证：耳内流脓不畅，量不多，耳脓秽浊或呈豆腐渣样，有恶臭气味，日久不愈，反复发作，听力明显减退。全身可见头晕，神疲，腰膝酸软，舌淡红，苔薄白或少苔，脉细弱。检查可见鼓膜边缘部或松弛部穿孔（彩图8），有灰白色或豆腐渣样脓，听力检查呈传导性聋或混合性聋，颞骨CT或X线乳突摄片多示骨质破坏或有胆脂瘤阴影。

证候分析：肾元亏损，耳窍失养，湿热邪毒滞留日久，故耳内流脓日久不愈，并反复发作；肾虚耳窍失养，邪毒蚀骨化腐成脓，故耳脓秽浊或呈豆腐渣样，并有恶臭气味；肾精亏损，耳窍失荣，加之邪毒充斥中耳，耳失清灵，故听力明显减退；肾元耗损，脑髓失充，故头晕神疲、腰膝酸软；舌淡红、苔薄白或少苔、脉细弱为肾元亏损之证。本证以肾元亏虚为本，湿浊久困为标，故病情复杂，如治之不当，可变生黄耳伤寒。

治法：补肾培元，祛腐化湿。

方药：肾阴虚者，用知柏地黄丸加减，常配伍祛湿化浊之药，如鱼腥草、金银花、木通、夏枯草、桔梗等。若肾阳虚者，用肾气丸加减。若湿热久困，腐蚀骨质，脓液秽浊，有臭味者，宜配合活血祛腐之法，可在前方基础上选用桃仁、红花、乳香、没药、泽兰、穿山甲、皂角刺、马勃、鱼腥草、板蓝根、金银花等。

二、外治法

1. 清除脓液

可用3%双氧水清洁外耳道，促使引流通畅，有助于局部药物的使用和吸收。也可用负压吸引的方法清除脓液。

2. 滴耳

一般选用具有清热解毒、消肿止痛作用的药液。

3. 吹耳

一般用可溶性药粉吹布患处。吹药前应先清除耳道积脓及残留的药粉。吹药时用喷粉器将药粉轻轻吹入，均匀散布于患处，一日1～2次，严禁吹入过多造成药粉堆积，妨碍引流。

鼓膜穿孔较小或引流不畅时，应慎用药粉吹耳。

4. 涂敷

脓耳引发耳前后红肿疼痛，可用紫金锭磨水涂敷，或如意金黄散调敷，以清热解毒、消肿止痛。

5. 滴鼻

脓耳患者常因鼻塞流涕导致病情加重，或迁延不愈，可用芳香通窍的滴鼻剂滴鼻。

6. 摘除肉芽、息肉

脓耳患者，外耳道或中耳腔有肉芽或息肉堵塞，妨碍引流，可用药物腐蚀或手术摘除，以利脓液排出。

7. 乳突根治术

适用于胆脂瘤型中耳炎。目的在于清除病灶，预防并发症。

8. 鼓室成形术

适用于脓耳长期不愈，反复流脓及听力下降者，目的是在彻底清除病灶的基础上，重建鼓膜、听骨链的传音功能。

三、针灸疗法

1. 体针

以局部取穴为主，配合远端取穴。常用穴位有耳门、听会、翳风、外关、曲池、合谷、足三里、阳陵泉、侠溪、丘墟等穴。每日1次，每次留针25～30分钟。

2. 灸法

虚寒者选用翳风穴悬灸，每次约1分钟，灸至局部有热感，每天1次，亦可配合足三里艾灸。

【预防与调护】

1. 增强体质，积极防治上呼吸道疾病，是预防本病发生的关键，尤其是小儿患麻疹、疫喉痧等传染病后，抵抗力下降，更容易罹患本病，应尽早诊治。

2. 要注意擤鼻涕方法，防止擤鼻用力过度，使邪毒窜入耳窍诱发脓耳。

3. 婴幼儿哺乳时，要注意保持正确体位，防止哺乳姿势和方法不当，乳汁误入咽鼓管诱发脓耳。

4. 戒除不良挖耳习惯，防止刺伤鼓膜导致脓耳。

5. 防止污水进入耳道。

6. 保持脓液的引流通畅，如注意滴耳药、吹耳药的合理使用。

7. 密切观察病情变化，尤其小儿和老人，若见剧烈的耳痛、头痛、发热和神志异常，提示有变证的可能，要及时处理。

8. 注意饮食，少食引发邪毒的食物。

【预后及转归】

脓耳若能及时合理治疗，预后良好。病情严重可并发脓耳变证或迁延难愈。

【参考资料】

1. 古代文献摘录

（1）《诸病源候论·卷二十九》："耳者宗脉之所聚，肾气之所通，足少阴肾之经也，劳伤血气，热乘虚而入于其经，邪随血气至耳，热气聚，则生脓汁，故谓之聤耳。"

（2）《杂病源流犀烛·卷二十三》："耳脓者……小儿则有胎热胎风之别……胎热若何？或洗沐水误入耳，作痛生脓。初起月内不必治，项内生肿后，毒尽自愈。月外不瘥，治之，宜红棉散敷之。胎风若何？初生风吹入耳，以致生肿出脓，宜鱼牙散吹之。"

（3）《外科大成·卷三》："耳疳者，为耳内流出脓水臭秽也。书有云：出黄脓为聤耳，红脓为风耳，白脓为缠耳，清脓为震耳，名虽有五，其源则一。由足少阴虚热者，四物汤加丹皮、石菖蒲及地黄丸滋补之。由手少阳风热者，蔓荆子散、交感丹清之。"

2. 现代相关疾病简介

急性化脓性中耳炎（acute suppurative otitis media）　为中耳黏膜的急性化脓性炎症，致病菌主要通过咽鼓管或外伤的鼓膜侵入中耳引起感染，病变主要位于鼓室，可累及中耳其他相关部位。临床表现为耳痛、流脓、听力减退及耳鸣，可伴有轻重不一的全身症状，检查可见鼓膜急性充血、穿孔等。治疗原则是控制感染，通畅引流并去除病因，宜早期全身应用足量抗生素控制感染，务求彻底治愈。鼓膜穿孔前可用2％酚甘油滴耳，鼓膜穿孔后可选用敏感抗生素水溶液滴耳。

急性乳突炎（acute mastoiditis）　为乳突气房黏膜及其骨质的急性化脓性炎症，多由急性化脓性中耳炎发展而来，以小儿为多见。主要表现：在急性化脓性中耳炎的基础上，鼓膜穿孔后耳痛不减轻，耳流脓增多或突然减少，伴有高热等较严重的全身症状，耳郭后沟及乳突部皮肤红肿压痛，外耳道骨部后上壁红肿、塌陷，X线或CT示乳突气房模糊。早期治疗同急性化脓性中耳炎，若感染未能控制，或出现可疑并发症时，应立即行乳突凿开术。

慢性化脓性中耳炎（chronic suppurative otitis media）　是中耳的慢性化脓性炎症，病变侵及中耳黏膜、骨膜或深达骨质，常合并存在慢性乳突炎。临床上以耳内长期或间歇流脓、鼓膜穿孔及听力下降为特点。可分3个类型：①单纯型：表现为间歇性耳漏，分泌物为黏液性或黏脓性，无臭味，鼓膜紧张部中央性穿孔，鼓室黏膜光滑，可有轻度水肿，一般为传导性聋。乳突X线拍片，无骨质破坏。一般无并发症。治疗以局部用药为主。②骨疡型：表现为持续性耳漏，分泌物为脓性并带有血丝，有臭味，鼓膜紧张部大穿孔，或松弛部、边缘性穿孔，鼓室内有肉芽，或息肉。有较重的传导性聋或混合性聋。乳突X线拍片或颞骨CT扫描，鼓窦区可有边缘模糊的透光区，中耳有软组织影，可引起颅内、外并发症。治疗：引流通畅者，以局部用药为主；中耳有肉芽或息肉者，可用烧灼、刮除等方法去除之；引流不畅或疑有并发症者，应行乳突手术。③胆脂瘤型：胆脂瘤为复层鳞状上皮在中耳腔内生长、堆积成的团块，并非真性肿瘤，由于内含胆固醇结晶，故称胆脂瘤。胆脂瘤型中耳炎表现为持续性或间歇性耳漏，分泌物为脓性，时呈豆腐渣样，奇臭，鼓膜松弛部或紧张部后上方边缘性穿孔，可见有灰白色鳞屑状或豆腐渣样物，恶臭。外耳道骨部后上壁可塌陷，听力检查呈混合性聋。乳突 X 线摄片或颞骨 CT 扫描，显示骨质破坏。常引起颅内、外并发症。治疗应及早手术，清除病灶，防止并发症。

3. 医案选录

（1）一妇人因怒，发热，每经行两耳出脓，两太阳作痛，胸胁乳房胀痛，或寒热往来，或小便频数，或小腹胀闷，皆属肝火血虚。先用栀子清肝散二剂，又用加味逍遥散数剂，诸症悉退，乃以补中益气而痊。

（《续名医类案·卷十七》）

（2）赵养葵治一小儿，患耳脓，医以药治之，经年累月不效，殊不知此肾疳也，用六味丸加桑螵蛸服之愈。

（《续名医类案·卷十七》）

（3）赵某，男，4 岁。1999 年 5 月 15 日初诊。感冒第 4 天，发烧已退，但右耳深部疼痛，翌日更痛而难以承受，身体也同时出现疼痛。今天高烧，疼痛如雀啄，日夜难眠，大便两日未解，拒食狂饮，溲赤。检查：右耳鼓膜窥测不清楚。深部已有黄色稠脓积潴。擦净后可见鼓膜充血，中央部已有细小溃孔，脓从内部排出，呈灯塔征。鼓沟及其附近也呈充血状态。右颌下可扪到淋巴结肿，无粘连，无压痛。体温 38.5℃。舌黄腻苔，脉数（102 次/分钟）。医按：感冒时邪，不泻横窜，化热生脓，犯及听宫，中医所谓聤耳，正指此而名。脓初溃溢，适在高峰之顶巅。急予清热解毒，用以挫其锋而杀其威。黄连解毒汤主之：川连 2g，黄芩 2g，黄柏 2g，甘草 3g，银花 6g，苍术 3g，大贝母 6g，3 剂煎服。另，黄柏水 3 支，用法面嘱。

1999 年 5 月 19 日二诊：脓泻很多，质稠而厚，昨天起转为稀而色白。寒热退，食欲来，平静能眠，大便已解。检查：外耳道脓液潴积，清除后可见鼓膜中央性穿孔，旁及鼓沟的充血消失，已还其正常状态。体温：36.8℃。舌薄苔，脉平。医按：大脓一泻，邪毒排空，但仍宜重视与治疗，诚恐转入慢性，则后患无穷矣。用药则宗外科惯例，"高峰苦寒以挫其峰，溃后甘寒以理其后"。改取五味消毒饮：银花 6g，菊花 6g，地丁 6g，蚤休 6g，半枝莲 6g，白芷 3g，大贝 6g，桔梗 4g，甘草 3g。5 剂煎服。

1999 年 5 月 25 日三诊：脓液日见减少，一切进入正常状态。嬉戏而食欲旺盛。检查：外耳道干净干燥，鼓膜溃孔残痕已模糊难见。舌薄苔，脉平。医按：为虺之摧已摧，慢性之虑可免。再予解毒，作扫尾之用。

（《中医临床家干祖望》）

（4）刘某，女，32 岁。1991 年 8 月 30 日初诊。先右后左耳病 20 多年，有时淌水流脓，或有疼痛。每年有 2～3 次急性发作，同时伴以听力下降和耳鸣，鸣声为持续性，音调不高，音量一般。非急性发作时诸症稍轻。现在为急性发作的后期，脓溢比前几天减少。检查：右耳鼓膜大穿孔，鼓室尚干净、潮润；左鼓膜混浊，标志消失。中央有一钙化点，且有菲薄感，未见明显穿孔。舌苔薄腻滑润，底有紫气，舌质淡白，脉濡。医按：耳虽隶属于肾，但时临长夏，脉舌提示湿浊内停，不能"刻舟求剑"执泥于书本。应取渗湿化浊，稍参益气升清：升麻 3g，太子参 10g，苍术 6g,川黄柏 3g,茯苓 10g,夏枯草 10g,陈皮 6g,六一散 15g。5 剂煎服。

　　1991 年 9 月 5 日二诊：上诊之后，脓水告涸，但为时无几，再度潮润而外溢，至今仍难干燥。无疼痛，听力似乎好些，耳内憋气及耳鸣仍然存在。鸣声调高而音量大，对外来噪音感到很不舒服，全身无力。检查：双耳同上诊。舌苔薄，脉细。医按：内湿难彻，浊逼听宫，虽常规有六味、左慈，但总感治肾不及治脾。取异功散加味，佐以升清：升麻 3g，葛根 6g，白术 6g，太子参 10g，茯苓 10g，陈皮 6g，川黄柏 3g，夏枯草 10g，菊花 10g，甘草 3g。7 剂煎服。

（《中医临床家干祖望》）

第十三节　脓耳变证

　　脓耳变证，是指由脓耳变生的病证。多因脓耳邪毒炽盛，或治疗不当，邪毒扩散而致，病情较为复杂、严重，甚至可危及生命。
　　常见的脓耳变证有耳后附骨痈、脓耳面瘫、脓耳眩晕及黄耳伤寒等。

一、耳后附骨痈

　　耳后附骨痈（er hou fu gu yong）是指脓耳邪毒炽盛，侵蚀耳后完骨，溃腐成痈。以耳内流脓、耳后完骨部红肿疼痛或溃破流脓为特征，因其痈深附完骨而称之，患者以儿童为多见。古代医籍中的耳后附骨痈、耳后疽、耳根毒、夭疽锐毒、耳后发疽等病证中有类似本病的记载。西医学的化脓性中耳乳突炎并发耳后骨膜下脓肿可参考本病进行辨证施治。

【病因病机】

　　本病在脓耳的基础上发生。急者多因脓耳火毒壅盛，缓者病程缠绵，多有气血亏虚。
　　1. 热毒壅盛，灼腐完骨
　　脓耳火热邪毒炽盛，肝胆湿热内壅，脓毒本应循耳道外泻，若引流不畅，致热毒壅盛内攻，灼腐完骨，脓毒流窜耳后，血肉腐败而为痈肿。
　　2. 气血亏虚，余毒滞耳
　　肾元虚损，邪毒滞耳，则耳后附骨痈反复发作，流脓不止；久病气血不足，耳后痈肿穿溃，疮口不敛，流脓不止，而形成耳后瘘管。

【诊断】

（一）诊断要点
1. 病史
有脓耳病史。
2. 临床症状
脓耳耳痛较剧，流脓黄稠，耳后红肿疼痛，伴高热和全身不适。

3. 检查

耳后完骨红肿压痛，并有波动感，耳郭向前下方耸起，肿起处穿刺可抽出脓液。脓肿穿破骨膜和皮肤，可形成瘘管。外耳道可见肿胀，外耳道后上壁骨质塌陷，鼓膜穿孔，有黄稠或污秽脓液。乳突 X 线或 CT 扫描有骨质破坏。

（二）鉴别诊断

本病应与耳疖及原发于耳后的痈肿相鉴别。

【辨证及治疗】

（一）分型论治

1. 热毒壅盛，灼腐完骨

主证：脓耳病程中，耳流脓突然减少，耳内及耳后疼痛加剧。全身可有发热、头痛、口苦咽干、尿黄便秘等症，舌质红，苔黄厚，脉弦数或滑数。检查见外耳道后上壁塌陷，有污秽脓液或肉芽，鼓膜穿孔，耳后完骨部红肿、压痛，甚则将耳郭推向前方，数天后肿处变软波动，穿溃溢脓。

证候分析：脓耳病程中，热毒壅盛而脓液引流不畅，故耳痛加剧，流脓减少，有污秽物及肉芽积聚；邪毒积聚蚀损耳后完骨，灼腐血肉，初起局限于耳及完骨内，故耳内剧痛，耳后叩痛压痛，耳道后上壁塌陷；若灼腐完骨外膜窜至皮下，则耳后红肿突起，耳郭高耸向前；流脓黄赤为热毒壅盛之故；发热、头痛、口苦咽干、尿黄便秘等为邪热炽盛于少阳、阳明之象；舌质红、苔黄厚、脉弦数或滑数为热夹湿浊之证。

治法：泻火解毒，祛腐排脓。

方药：初起可用龙胆泻肝汤加减，体壮热者去当归，选加银花、连翘、蒲公英、紫花地丁等以清热解毒；疼痛甚可加乳香、没药以行气活血、祛瘀止痛；肿甚未溃可加皂角刺、穿山甲以消肿溃坚。若痈肿溃破脓出，宜用仙方活命饮加减，促其排脓消肿。脓多者加桔梗、薏苡仁；便秘者加大黄、芒硝。

2. 气血亏虚，余毒滞耳

主证：脓耳日久，耳后流脓，反复发作，缠绵不愈。或兼头晕乏力，面色苍白，唇舌淡，脉细。检查见耳后痈肿溃破，溃口经久不愈，形成瘘道，脓稀色白，疮口暗淡。

证候分析：身体虚弱或久病耗伤，气血不足，正不胜邪，以致余毒滞耳，故病程迁延、痈肿反复发作、溃口经久不愈；气血亏虚，无力祛邪，致腐物不去而新肉难生、疮口暗淡、溢脓不断，形成耳后瘘道；全身症状系气血不足，失于荣养所致。

治法：补益气血，托毒排脓。

方药：托里消毒散加减。本方可益气养血，托毒排脓。若疮口暗淡、溢脓不断、脓液清稀可加薏苡仁、白扁豆、车前子、地肤子以健脾渗湿；若脓稠排出不畅加蒲公英、桔梗、野菊花以解毒排脓，清除余毒；气血不足、头晕乏力者可选用补中益气汤加减。

（二）外治法

1. 耳局部处理

同"脓耳"。

2. 外敷

耳后红肿者可用如意金黄散、紫金锭等药以醋调敷患处，每日 1 次。

3. 排脓

痈肿表面波动成脓者，应予切开排脓，并放置引流条，每日换药；对已自行溃破者，应予扩创引流，每日换药。

4. 手术

可行中耳乳突手术清理脓耳乳突病灶，有耳后瘘管者，一并切除。

【预防与调护】

1. 根治脓耳以防止发生耳后附骨痈。
2. 脓耳病程中，应定时清洗耳道，清除脓液脓痂，保持耳内引流通畅。
3. 忌服燥热助火食物，保持二便通畅。

【预后及转归】

本病如及时恰当治疗，一般均能治愈，故预后良好。若治疗不及时或体质虚弱，痈肿穿溃后长期溢脓可形成瘘道。若病变发展，耳后痈肿可流窜至颈深部、纵隔，甚至烂及血脉，危及生命。

二、脓耳面瘫

脓耳面瘫（nong er mian tan）是指因脓耳失治，邪毒侵蚀耳内脉络而发生的面瘫。西医学的化脓性中耳乳突炎并发面瘫可参考本病进行辨证施治。

【病因病机】

面部脉络循行耳中及耳之前后，若脓耳失治，日久病深，邪毒潜伏于里，灼腐耳内脉络，致使脉络闭阻不通，则可导致面瘫。

1. 热毒壅盛，蒸灼脉络

肝胆热盛，热毒上攻，与耳内气血搏结，致使脉络闭阻，气血阻滞，肌肤失养，而致筋肉弛缓不收。

2. 气血亏虚，湿毒阻络

脓耳日久，气血亏虚，无力祛邪，湿毒困结耳窍，闭阻脉络，使面部肌肤失养而为病。

【诊断】

（一）诊断要点

1. 病史

有脓耳病史。

2. 临床症状

患者面肌运动功能减退或丧失，不能提额皱眉、闭眼，患侧鼻唇沟变浅或消失；嘴角歪向健侧，患侧口角下垂，鼓腮、吹口哨漏气；口涎外流，不能自收；在说话、发笑、闭眼、露齿时面容不对称。

3. 检查

鼓膜穿孔多位于松弛部或紧张部边缘，鼓室内有污秽黏脓及豆腐渣样物或肉芽，味臭。X线或CT扫描示乳突有骨质破坏。听力检查呈传导性聋或混合性聋。泪腺分泌试验、味觉试验、面神经电图、镫骨肌反射、面肌电图等检查有助于判断面神经损害部位及程度。

（二）鉴别诊断

本病应与中枢性面瘫、耳带状疱疹及其他原因所致的耳面瘫相鉴别。

【辨证及治疗】

（一）分型论治

1. 热毒壅盛，蒸灼脉络

主证：口眼㖞斜，耳内流脓，耳痛剧烈。全身可见发热头痛，口苦咽干，尿赤便秘，舌质红，苔黄，脉弦滑数。检查见鼓膜充血、穿孔，流脓稠厚味臭，完骨部有叩压痛。

证候分析：热毒炽盛，蒸灼耳窍，故耳流脓、耳痛；脓毒内攻，损及脉络，气血阻滞，则口眼㖞斜、完骨疼痛；热毒壅盛，火热上攻，故流脓黄稠味臭、发热头痛；口苦咽干、尿赤便秘、舌红苔黄、脉弦滑数为肝胆火热之证。

治法：清热解毒，活血通络。

方药：龙胆泻肝汤加减。本方清肝胆火热而解毒。可加桃仁、红花、全蝎以活血通络，合牵正散以祛风通络。

2. 气血亏虚，湿毒阻络

主证：耳内流脓日久，渐发生面瘫，初起者面部运动失灵，弛缓不收，日久患侧肌肤麻木，肌肉萎僻。全身见食少便溏，肢倦无力，唇舌淡白无华，舌苔白腻，脉细弱或涩。检查见鼓膜松弛部或边缘性穿孔，脓液污秽臭味，有肉芽或息肉。

证候分析：脓耳日久，气血亏虚，加之湿毒闭阻脉络，致使面部肌肤失养，故面部麻木、肌肉萎僻；湿毒侵蚀，故鼓膜穿孔、流脓污秽、肉芽滋生；脾失健运，湿浊内困，故食少便溏、肢倦无力、苔白腻；唇舌淡而无华、脉细弱为气血亏虚之证。

治法：托毒排脓，祛瘀通络。

方药：托里消毒散合牵正散。方用托里消毒散以托毒排脓；合牵正散祛瘀通络。若脓多者，可加入薏苡仁、冬瓜仁、车前草等。

若面瘫日久，气血亏虚，脉络瘀阻，可用补阳还五汤。此方重用黄芪补益元气；更兼用当归尾、川芎、赤芍、桃仁、红花、地龙等活血祛瘀通络。诸药合用，益气活血，使气血旺，脉络通。

（二）外治法

1. 耳局部处理

同"脓耳"。

2. 乳突手术

行根治性中耳乳突手术，清理脓耳病灶。

3. 面神经探查减压术

如面神经肿胀而未离断，可行局部或全程减压术；如探查面神经已离断，可行面神经改道吻合术，如缺损较多者可行耳大神经移植术。

4. 筋膜悬吊术

如各种治疗无效，面肌已有萎缩，可行筋膜悬吊术改善面部不对称的畸形并弥补部分功能。

（三）针灸疗法

1. 针刺及灸法

以翳风、地仓、合谷为主穴，配阳白、太阳、人中、承浆、颊车、下关、四白、迎香、大椎、足三里等，针刺或用电针治疗，每日 1 次。气血虚者，可用灸法。

2. 电磁疗法

选用上穴，行电磁疗法，每日 1 次。

3. 梅花针

用梅花针叩击患处，每日 1 次。

4. 穴位敷贴或注射

取颊车、地仓、下关、曲池、翳风、外关等穴，用蓖麻仁捣烂，敷贴穴位。亦可选用丹参、当归或黄芪等注射液做穴位注射，每次 1～2 穴，各穴轮流使用。每穴注入药液 0.5～1ml，隔日 1 次，5～7 日为 1 疗程。

【预防与调护】

1. 根治脓耳，是预防本病关键。
2. 注意眼部防护，如白天戴眼罩，晚上涂眼膏。
3. 每日按摩患侧面肌数次，有利于防止或减轻面部肌肉萎缩。

【预后及转归】

本病预后视面瘫轻重程度和治疗情况而不同。若病变轻而治疗及时，则预后良好；若病变重或失治，则难愈或遗留功能不全，可致眼睑闭合不全而发生患侧角膜炎、结膜炎，面肌萎缩可影响面容。

三、脓耳眩晕

脓耳眩晕（nong er xuan yun）是指因脓耳失治，邪毒流窜内耳引起的眩晕。可反复发作，病情轻重不等。西医学的化脓性中耳乳突炎并发迷路炎可参考本病进行辨证施治。

【病因病机】

1. 肝胆热盛，风扰耳窍

肝胆热毒炽盛，蔓延入里，热盛生风，风火相煽，扰乱清窍而为病。

2. 脾虚湿困，蒙蔽耳窍

脓耳病久，脾气虚弱，运化失职，湿浊内困耳窍，致使耳窍功能受损而发眩晕。

3. 肾精亏损，邪蚀耳窍

肾精亏损，骨失所养，脓耳邪毒日久蚀损骨质，内攻耳窍，致平衡失司，眩晕频作。

【诊断】

诊断要点

1. 病史

有脓耳病史。

2. 临床症状

眩晕阵发性发作，感觉自身及外物旋转，恶心呕吐，喜闭目静卧，稍事活动眩晕更甚；眩晕可由转身、行车、低头屈体、挖耳、压耳屏等动作激发；脓耳发作期症状加重；听力下降。

3. 检查

鼓膜穿孔多位于松弛部或边缘部，鼓室内有污秽黏脓及豆腐渣样物或肉芽，味臭；听力检查为传导性聋或混合性聋，瘘管试验阳性；眩晕发作时可见自发性水平性眼震，早期快相向患侧，后期快相转为向健侧。

【辨证及治疗】

（一）分型论治

1. 肝胆热盛，风扰耳窍

主证：眩晕剧烈，恶心呕吐，动则尤甚，耳痛，耳内流脓黄稠，耳鸣耳聋。伴口苦咽干，急躁易怒，便秘尿赤，或有发热、头痛、目赤，舌质红，苔黄，脉弦数。

证候分析：脓毒内聚，火热引动肝风，故眩晕剧烈、恶心呕吐；热毒炽盛，灼腐耳窍，故耳痛流脓黄稠；肝胆热盛，伤阴耗津，故口苦咽干；耳鸣耳聋、急躁易怒、便秘尿赤、舌质红、苔黄、脉弦数为肝胆热盛之证。

治法：清热泻火，解毒熄风。

方药：龙胆泻肝汤合天麻钩藤饮加减。龙胆泻肝汤泻火热，祛湿毒；天麻钩藤饮清内火，熄肝风。两方合用以泻脓耳之热毒，止内耳之眩晕。

2. 脾虚湿困，蒙蔽耳窍

主证：眩晕反复发作，头额重胀，耳鸣失聪，耳内流脓日久，缠绵不愈，脓液腐臭。可伴胸闷泛恶，痰涎多，倦怠无力，纳少便溏，面色萎黄，舌质淡红，苔白润，脉缓弱或濡滑。

证候分析：湿浊脓毒稽留，蒙蔽耳窍，故眩晕反复发作、耳鸣失聪；脾胃虚弱，湿浊困结，故脓耳缠绵难愈，脓液腐臭；湿浊上泛，清阳不升，故头额重胀、胸闷泛恶、痰涎多；倦怠无力、纳少便溏、面色萎黄、舌质淡红、苔白润、脉缓弱或濡滑为脾虚失运之证。

治法：健脾祛湿，涤痰止眩。

方药：托里消毒散合半夏白术天麻汤加减。托里消毒散健脾益气、托毒排脓；半夏白术天麻汤燥湿、涤痰、熄风。两方合用共奏健脾祛湿、涤痰止眩之功。湿浊盛者可加泽泻、薏苡仁、石菖蒲以加强利湿化浊的作用。

3. 肾精亏损，邪蚀耳窍

主证：眩晕时发，或步态不稳，耳鸣耳聋，耳内流脓持续，经久不愈，脓液污秽味臭，或有豆腐渣样物。或伴精神萎靡，腰膝酸软，健忘多梦，舌质淡红或红绛，脉细弱或细数。

证候分析：肾虚髓海不足，清窍失养，又因邪毒流窜内耳，使耳失衡失聪，故眩晕时发、耳鸣耳聋；肾虚精亏，骨质松脆，易为邪毒滞留蚀损，邪毒侵蚀，腐败成脓，故脓液臭秽；肾精不充，髓海不足，故精神萎靡、腰膝酸软、健忘多梦；舌质淡红、脉细弱为肾阳虚之证；舌质红绛、脉细数为肾阴虚之象。

治法：补肾培元，祛邪排毒。

方药：偏于肾阴虚者，可用六味地黄丸加减。本方可滋补肾阴，临床应用时可酌加石决明、生牡蛎以滋阴潜阳止眩；加蒲公英、金银花、皂角刺等以祛邪排毒。偏于阳虚者可用肾气丸加减。

（二）外治法

1. 耳局部处理

同"脓耳"。

2. 手术

脓耳眩晕发作症状控制后应行中耳乳突手术清理病灶并封闭迷路瘘管。

（三）针灸疗法

参考"耳眩晕"。

【预防与调护】

1. 彻底根治脓耳，是预防本病发生的关键。

2. 脓耳眩晕发作期，应卧床静养，注意观察病情变化，及时对症处理，以防发生黄耳伤寒。

【预后及转归】

本病若及时治疗，并进行手术根治，预后良好。若失治误治，邪毒侵入颅内，可引起黄耳伤寒，甚则危及生命。

四、黄耳伤寒

黄耳伤寒（huang er shang han）是指由于脓耳邪毒壅盛，深入营血，内陷心包，引动肝风而致的疾病。临床以寒战高热、头痛神昏、项强抽搐等危重症状为特征，是脓耳变症的重候，若治之不及时，可危及生命。西医学的耳源性颅内并发症可参考本病进行辨证施治。

有关黄耳伤寒症状的最早记述，见于《诸病源候论·卷二十九》，文中描述了耳疼痛猝然发生脊强背直的症状及其病机。而"黄耳伤寒"病名，由明代《赤水玄珠·卷十九》提出："凡耳中策策痛者，皆是风入于肾经也。不治，流入肾则卒然变恶寒发热，脊强背直如痉之状，曰黄耳伤寒也。"

【病因病机】

本病的发生，由于脓耳日久病深，邪毒稽留耳窍，浸渍腐蚀骨质，渐成缝隙暗道。若流脓不畅，或复感外邪，脓毒炽盛，脓汁沿腐骨裂隙流窜周围，以致邪毒深陷，入于营血，闭阻心包，引动肝风而为病。

1. 热在营血

脓耳火热炽盛，病势发展，热毒深伏于里，内陷营血，心神受扰而致病。

2. 热入心包

脓耳热毒深陷，困郁于内，耗血伤津，痰热闭阻心包而致病。

3. 热盛动风

脓耳热毒炽盛，引动肝风，上扰神明，痰阻脉络而为病。

【诊断】

（一）诊断要点

1. 病史

有脓耳病史，近期有急性发作史。

2. 临床症状

脓耳病程中出现剧烈耳痛及头痛，喷射状呕吐，寒战高热，项强，神志不清，甚至抽搐、肢瘫。

3. 检查

耳内流脓不畅，脓液污秽味臭，鼓膜松弛部或边缘性穿孔，透过穿孔或可见豆腐渣样物。乳突 X 线照片或 CT 扫描有骨质破坏，颅脑 MRI 检查有助于诊断。脑脊液检查、颅内压测定、眼底检查、血培养、定位体征对分析发生变证的部位及类型有参考价值。

（二）鉴别诊断

本病应与流行性脑膜炎、结核性脑膜炎、脑肿瘤等病相鉴别。

【辨证与治疗】

（一）分型论治

1. 气营两燔

主证：耳内流脓臭秽，突然脓液减少，耳痛剧烈，头痛如劈，项强，呕吐，身热夜甚，心烦躁扰，甚或时有谵语，舌质红绛，少苔或无苔，脉细数。

证候分析：脓毒沿侵蚀骨质流窜入里，故耳痛剧烈，脓液反而减少；热毒炽盛，流窜入脑，入于营血，邪正相搏则憎寒壮热、头痛如劈；火毒上逆，则呕吐项强；营气通于心，热毒入营，心神被扰故心烦躁扰；舌质红绛少苔为热伤营阴之证。

治法：清营凉血，泻热解毒。

方药：清营汤加减。方中犀角（水牛角代）清解营分之热毒；黄连清心解毒；生地、玄参、麦冬清热滋阴；银花、连翘、竹叶清热解毒；丹参凉血透络清瘀热。诸药配合，泻热解毒而清营凉血。

2. 热入心包

主证：耳内流脓臭秽，耳痛、头痛剧烈，高热不退，颈项强直，呕吐，嗜睡，神昏谵语，舌质红绛，脉细数。

证候分析：热毒炽盛，内陷心包，神明被扰，故头痛、呕吐、嗜睡、神昏、谵语；邪热闭郁于内，故高热不退；舌质红绛，脉细数为心营热盛之证。

治法：清心开窍。

方药：清宫汤送服安宫牛黄丸或紫雪丹、至宝丹。清宫汤专清包络邪热，犀角（水牛角代）清心热；玄参、莲子心、麦冬清心养液；竹叶、连翘清心泻热，以便心包邪热向外透达。痰热盛可加竹沥、瓜蒌等。

安宫牛黄丸、紫雪丹、至宝丹均为清心开窍之成药，具有苏醒神志之效。安宫牛黄丸重于清热解毒，紫雪丹兼能熄风，至宝丹则重于芳香开窍，可酌情选其中之一。

3. 热盛动风

主证：耳内流脓臭秽，耳痛、头痛剧烈，高热，手足躁动，甚则神志昏迷，筋脉拘急，四肢抽搐，颈项强直，或肢软偏瘫，舌质红绛而干，脉弦数。

证候分析：邪毒内陷上逆，故耳痛、头痛剧烈；热毒炽盛，故高热；热扰心神，则神志昏迷；热极动风，则手足躁动、筋脉拘急、四肢抽搐；风痰阻络则见肢软偏瘫；舌质红绛而干，脉弦数为热盛阴伤之证。

治法：清热解毒，凉肝熄风。

方药：羚羊钩藤汤加减。方中羚羊角、钩藤凉肝熄风解痉；桑叶、菊花轻清宣透；生地、白芍、甘草滋阴柔肝缓急；贝母、竹茹清热化痰；茯神平肝宁心安神。热盛可加生石膏、知母；便秘加大黄、芒硝；口干、舌红绛加水牛角、丹皮、紫草、板蓝根凉血解毒；如有抽搐可选加全蝎、地龙、蜈蚣以熄风止痉；痰涎壅盛者加竹沥、生姜汁，也可加服安宫牛黄丸。

（二）外治法

1. 耳局部处理同"脓耳"。

2. 尽早行手术治疗，清除耳部病灶。

【预防及调护】

1. 治疗脓耳是预防本病的关键。

2. 本病变化迅速而危重，应注意密切观察病情变化，保持生命体征稳定，采取积极治疗以使病情转轻向好。

【转归及预后】

本病若能及时诊断，及时治疗，多可治愈，若不及时抢救可致死亡。

【参考资料】

1. 古代文献摘录

《诸病源候论·卷二十九》："凡患耳中策策痛者，皆是风入于肾之经也，不治流入肾，则卒然变脊强背直，或痉也。若因痛而肿生痈疖，脓溃邪气歇，则不成痉。所以然者，足少阴为肾之经，宗脉之所聚，其气通于耳。上焦有风邪，入于头脑，流至耳内，与气相击，故耳中痛。耳为肾候，其气相通，肾候腰脊，主骨髓，故邪流入肾，脊强背直。"

2. 现代相关疾病简介

急、慢性化脓性中耳炎及乳突炎均可引起并发症，其中最容易引起并发症的是胆脂瘤型中耳炎，骨疡型次之，单纯性中耳炎较少。致病菌毒力强或对抗生素不敏感，年幼或年老体弱、营养不良或患全身慢性疾病，机体抵抗力差，以及脓液引流不畅时，容易发生并发症。感染主要循破坏缺损的骨壁、血行途径或相邻解剖途径与未闭骨缝蔓延扩散。并发症一般分为两大类，即颅外并发症和颅内并发症。较常见的颅外并发症有耳后骨膜下脓肿、迷路炎、耳源性面瘫等，颅内并发症有乙状窦血栓性静脉炎、硬脑膜外脓肿、化脓性脑膜炎、脑脓肿等。

在诊断上要明确"耳源性"，注意有脓耳病史，出现并发症前多有急性发作史。耳部检查多为胆脂瘤型或骨疡型中耳炎的表现，乳突 X 片或 CT 扫描可见骨质破坏。不同类型的并发症临床表现不一，因此要熟识各并发症的特征，结合需要进行特殊检查，如神经系统检查、眼底检查、腰椎穿刺脑脊液检查、颅脑 CT 或 MRI 等。

耳源性并发症简述如下：

耳后骨膜下脓肿（postauricular subperiosteal abscess）　中耳乳突炎病程中，因乳突腔积脓经外侧骨皮质溃破区流入耳后骨膜下而成。临床表现为耳后皮肤红肿疼痛，头痛发热，耳后肿胀，耳郭推向前外，穿刺可抽出脓液或穿破流脓形成瘘管。治疗应行单纯乳突凿开或乳突根治术，尽量彻底引流，同时应用有效足量抗生素。

迷路炎（labyrinthitis）　迷路炎是中耳乳突炎经半规管和鼓岬瘘管或两窗侵入而引起的内耳迷路感染。按病变范围及病理改变可分为局限性迷路炎、浆液性迷路炎、化脓性迷路炎 3 个类型：局限性迷路炎多发生于外半规管，局限于局部迷路，每遇到刺激时（如耳内加压、转身、屈体时）诱发阵发性眩晕，持续数分钟或数小时，眩晕发作时有自发性眼震，快相向患侧，直立时向健侧倾倒，瘘管试验可能阳性，听力检查常为传导性聋或混合性聋；浆液性迷路炎是内耳非化脓性的弥漫性浆液性炎症，其眩晕、呕吐、平衡失调的症状持续而较重，眼震持续快相向患侧，向健侧倾倒，瘘管试验阳性，听力检查常为混合性聋或感音性聋；化脓性迷路炎是内耳弥漫性化脓性炎症，可导致内耳终器被破坏，功能全部丧失，并有可能使感染通过耳蜗导管和听神经鞘向颅内扩散，其眩晕持续而重，向患侧倾倒，眼震快相向健侧，患侧听力可呈混合性聋或全聋，因前庭功能丧失，瘘管试验反而阴性。

治疗上应在大剂量、有效抗生素控制下行乳突手术，清除病灶，酌情进行迷路瘘管的修补。对化脓性迷路炎，则应切开迷路以利引流，对眩晕或呕吐者，注意水电解质平衡，给予对症处理和支持疗法。

耳源性面瘫（otitic facial paralysis）　慢性化脓性中耳炎可因胆脂瘤或骨炎侵蚀破坏，

致使面神经部分坏死离断而引起面瘫。在急性期可采取广谱抗生素和激素治疗。如乳突 X 片或 CT 片上有骨质破坏,必须进行乳突根治术清除病灶和面神经减压;如面神经出现部分断离缺损,应行面神经改道端吻合,或行面神经吻合术。

乙状窦血栓性静脉炎(sigmoid sinus thrombophlebitis) 中耳乳突化脓性炎症侵入乙状窦周围,形成乙状窦周围炎或周围脓肿,由于窦壁受累形成乙状窦血栓性静脉炎或脓肿,带菌的栓子可随血流引起全身脓毒败血症。其临床表现有弛张热或稽留热,耳后疼痛,患侧枕部及颈部疼痛,有时有条索状肿块,压痛明显。血中白细胞明显增多,血培养可有致病菌,脑脊液常规检查多正常。Tobey-Ayer 试验阳性,眼底检查可有患侧视乳头水肿。影像学检查可发现乙状窦骨板破坏缺损。本病若为弛张热,应通过血液涂片查疟原虫,或肥达反应等实验室检查与疟疾、伤寒鉴别。

治疗主要是手术清除病灶,探查乙状窦,通畅引流,如有乙状窦脓肿,应将病变组织全部清除,并行脓液培养,根据培养选择有效抗生素,注意支持疗法和水电解质平衡,颅内压增高时可给脱水治疗。

耳源性脑膜炎(otitic meningitis) 耳源性脑膜炎指中耳乳突炎症所并发的软脑膜、蛛网膜的急性化脓性炎症。临床表现以高热、头痛、呕吐为主要症状,体温高达 39℃~40℃,头痛剧烈,部位不定,常为后枕部重,呕吐呈喷射状,可有烦躁不安、抽搐、嗜睡、谵妄、昏迷。小儿可有腹泻、惊厥。脑膜刺激征阳性,浅反射(腹壁反射、提睾反射)减弱,深反射(膝腱反射、跟腱反射)亢进,可引出病理反射。脑脊液检查压力增高,细胞数增多,蛋白含量增高,糖含量和氯化物减少,细菌培养阳性且致病菌与耳内相同。

治疗原则应在足量广谱抗生素控制下行乳突手术,清除病灶,通畅引流,注意支持疗法和水电解质平衡,适当应用激素以减轻脑水肿。

脑脓肿(brain abscess) 脑脓肿是化脓性中耳乳突炎的严重并发症,重者危及生命。脓肿多发生于大脑颞叶,其次为小脑,一般为单发,多发性脓肿少见,致病菌以变形杆菌、绿脓杆菌、金葡菌、溶血性链球菌为常见。脑脓肿的典型临床表现可分为 4 期:①起病期(脑膜炎期):历时数天,畏寒、发热、头痛、呕吐及轻度脑膜刺激征,周围血中白细胞增多,脑脊液中细胞数和蛋白略增高。②潜伏期(静止期):历时 10 天至数周,多无明显症状。或有胃纳不佳,不规则头痛,低热,及嗜睡、抑郁、烦躁、少语等精神改变。③显症期:症状突然明显,由于脑脓肿形成并逐渐增大,而出现头痛、呕吐、意识障碍、脉搏迟缓与体温不一致、视乳头水肿、性格行为改变等高颅压症状及以下局灶性症状(定位体征):颞叶脓肿可出现对侧肢体偏瘫、对侧中枢性面瘫、同侧偏盲、失语症等;小脑脓肿可出现中枢性眼震、眩晕、同侧肢体肌张力减弱或消失、共济失调等。④终末期:常因脑疝形成或脑脓肿破入脑室所致脑室炎及暴发性弥漫性脑膜炎而死亡。脑疝前期一般均有剧烈头痛,频繁呕吐,高热不退,神志不清,最后陷入深昏迷,呼吸、心跳停止。

颅脑 CT 或 MRI 扫描可显示脓肿的大小、位置、数目及脑室受压情况,快捷无创,在本病诊断中有重要意义,腰椎穿刺抽取脑脊液检查可反映颅内压力和感染情况。治疗应急行乳突病灶清除及脓肿穿刺引流术,有脑疝危象者,可先钻颅穿刺抽脓,或做侧脑室引流术,待颅内压降低后再做乳突手术。用足量、有效的抗生素联合用药控制感染,用脱水剂和激素降低颅内压，减轻脑水肿，支持疗法、保持水电解质平衡也都是必要的治疗。

第十四节　耳鸣　耳聋

耳鸣（tinnitus）指患者自觉耳中鸣响而周围环境中并无相应的声源。它可发生于单侧，也可发生于双侧，有时患者自觉鸣声来自头颅内部，可称为"颅鸣"或"脑鸣"。在中医古籍中还有聊啾、苦鸣、蝉鸣、耳数鸣、耳虚鸣、暴鸣、渐鸣等不同的名称。

耳聋（hearing loss）指不同程度的听力减退。程度较轻者也称"重听"，如《杂病源流犀烛·卷二十三》云："耳聋者，声音闭隔，竟一无所闻者也；亦有不至无闻，但闻之不真者，名为重听。"根据发病的时间长短以及病因病理等不同，在中医古籍中又有暴聋、猝聋、厥聋、久聋、渐聋、劳聋、虚聋、风聋、火聋、毒聋、气聋、湿聋、干聋、聩聋、阴聋、阳聋等不同的名称。

耳鸣与耳聋临床上常常同时或先后出现，如《杂病源流犀烛·卷二十三》谓："耳鸣者，聋之渐也，惟气闭而聋者则不鸣，其余诸般耳聋，未有不先鸣者。"二者的病因病理及中医辨证施治原则也基本相似，故本节将耳鸣与耳聋合在一起进行讨论。它们既是多种耳科疾病乃至全身疾病的一种常见症状，有时也可单独成为一种疾病。西医学的突发性聋、爆震性聋、传染病中毒性聋、噪声性聋、药物中毒性聋、老年性聋、耳硬化症以及原因不明的感音神经性聋、混合性聋及耳鸣等疾病，均可参考本节进行辨证施治。

【病因病机】

耳鸣耳聋有虚实之分，实者多因外邪或脏腑实火上扰耳窍，抑或瘀血、痰饮蒙蔽清窍；虚者多为脏腑虚损、清窍失养所致。

1. 风热侵袭

由于寒暖失调，外感风热，或风寒化热，肺失宣降，致外邪循经上犯耳窍，清空之窍遭受蒙蔽，失去"清能感音，空可纳音"的功能，而导致耳聋或耳鸣。

2. 肝火上扰

外邪由表而里，侵犯少阳；或情志抑郁，或暴怒伤肝，致肝失调达，气郁化火，均可导致肝胆火热循经上扰耳窍，引起耳鸣耳聋。

3. 痰火郁结

饮食不节，过食肥甘厚腻，使脾胃受伤，或思虑过度，伤及脾胃，致水湿不运，聚而生痰，久则痰郁化火，痰火郁于耳中，壅闭清窍，从而导致耳鸣耳聋。

4. 气滞血瘀

情志抑郁不遂，致肝气郁结，气机不畅，气滞则血瘀；或因跌仆爆震、陡闻巨响等伤及气血，致瘀血内停；或久病入络，均可造成耳窍经脉壅阻，清窍闭塞，发生耳鸣或耳聋。

5. 肾精亏损

先天肾精不足，或后天病后失养，恣情纵欲，伤及肾精，或年老肾精渐亏等，均可导致肾精亏损。肾阴不足，则虚火内生，上扰耳窍；肾阳不足，则耳窍失于温煦，二者均可引起耳鸣或耳聋。

6. 气血亏虚

饮食不节，饥饱失调，或劳倦、思虑过度，致脾胃虚弱，清阳不升，气血生化之源不足，而致气血亏虚，不能上奉于耳，耳窍经脉空虚，导致耳鸣或耳聋。或大病之后，耗伤心血，心血亏虚，则耳窍失养而致耳鸣耳聋。

【诊断】

诊断要点

由于耳鸣、耳聋常为多种耳病的症状之一，因此必须通过详细的病史询问及有关检查，找出其可能的原发疾病。

1. 病史

可有耳外伤史、爆震史、噪声接触史、耳毒性药物用药史、耳流脓史、其他全身疾病史等。

2. 临床症状

（1）耳鸣：可急性起病，亦可缓慢起病；既可为单侧亦可为双侧；可呈持续性，也可呈间歇性；耳鸣的音调可呈高音调（如蝉鸣声、汽笛声、口哨声等），亦可呈低音调（如机器声、隆隆声等）；一般在夜间或安静时加重，严重时可影响睡眠及对生活、工作、情绪产生干扰；多数耳鸣患者伴有听力下降。

（2）耳聋：轻者听音不清，重者完全失听。突发耳聋者以单侧为多见，常伴有耳鸣及眩晕，少数亦有双侧同时发生者；缓慢发生的渐进性耳聋多为双侧。部分耳聋可呈波动性听力下降。

3. 检查

对耳鸣、耳聋者一般可选择进行以下检查：①外耳道及鼓膜检查。②听力学检查：如音叉试验、纯音测听、耳鸣音调与响度测试、声导抗测试、电反应测听等。③影像学检查：如颞骨及颅脑 X 线、CT、MRI 等检查。

4. 临床诊断原则

（1）以耳鸣、耳聋为主诉，通过病史及检查，能查出引起耳鸣、耳聋的原发疾病者，应下相应的疾病诊断。

（2）以耳鸣为主诉，无明显听力下降，通过检查不能确定原发疾病者，可诊断为耳鸣。

（3）突然发生的明显的听力减退，伴或不伴耳鸣、眩晕，排除外耳、中耳疾病后，可诊断为暴聋。

（4）缓慢发生并逐渐加重、病程较长的耳聋，排除外耳、中耳疾病后，可诊断为久聋（或渐聋）；若同时伴有明显的耳鸣，可诊断为耳鸣耳聋。

【辨证及治疗】

一、分型论治

耳鸣耳聋可分为实证和虚证两大类，一般来说，起病急、病程短者以实证为多见，常见于风热侵袭、肝火上扰、痰火郁结、气滞血瘀等证型；起病缓慢、病程较长者以虚证为多见，如肾精亏损或气血亏虚等。

1. 风热侵袭

主证：突起耳鸣，如吹风样，昼夜不停，听力下降，或伴有耳胀闷感。全身可伴有鼻塞、流涕、咳嗽、头痛、发热恶寒等，舌质红，苔薄黄，脉浮数。

证候分析：风热外袭，肺经受病，宣降失常，外邪循经上犯，蒙蔽清窍，故耳鸣耳聋；风热上犯，经气痞塞，则耳内胀闷；鼻塞、流涕、咳嗽、头痛、发热恶寒、舌红、苔薄黄、脉浮数等均系风热表证。

治法：疏风清热，宣肺通窍。

方药：银翘散加减。临床应用时可加入蝉衣、石菖蒲以疏风通窍；若无咽痛、口渴，可去牛蒡子、淡竹叶、芦根；伴鼻塞、流涕者，可加苍耳子、白芷；头痛者，可加蔓荆子。

2. 肝火上扰

主证：耳鸣如闻潮声或风雷声，耳聋时轻时重，多在情志抑郁或恼怒之后耳鸣耳聋加重。伴口苦，咽干，面红或目赤，尿黄，便秘，夜寐不宁，胸胁胀痛，头痛或眩晕，舌红苔黄，脉弦数有力。

证候分析：肝胆互为表里，足少阳胆经入耳中，肝火循经上扰耳窍，则耳鸣耳聋；情志抑郁或恼怒则肝气郁结，气郁化火，故使耳鸣耳聋加重；肝火上炎，则面红目赤、头痛或眩晕；肝火内炽，灼伤津液，则口苦咽干、便秘溲黄；肝火内扰心神，则夜寐不宁；肝经布胁肋，肝气郁结，则胸胁胀痛；舌红苔黄、脉数主热证，脉弦主肝病。

治法：清肝泻热，开郁通窍。

方药：龙胆泻肝汤加减。方中以龙胆草、栀子、黄芩苦寒直折，清泻肝胆；柴胡疏肝解郁；车前子、泽泻、木通利湿清热，导热下行；生地养阴清热；当归养血活血；甘草调和诸药。诸药合用，共奏清肝泻热、开郁通窍之功。临床应用时可加石菖蒲以通窍。若肝气郁结之象较明显而火热之象尚轻者，亦可选用丹栀逍遥散加减。

3. 痰火郁结

主证：耳鸣耳聋，耳中胀闷，头重头昏，或见头晕目眩，胸脘满闷，咳嗽痰多，口苦或淡而无味，二便不畅，舌红，苔黄腻，脉滑数。

证候分析：痰火郁结，蒙蔽清窍，故耳鸣耳聋、耳中胀闷、头重头昏或头晕目眩；痰湿中阻，气机不利，则胸脘满闷、二便不畅；痰火犯肺，肃降失常，则咳嗽痰多；痰湿困脾，则口淡无味；内热则口苦；舌红、苔黄腻、脉滑数为内有痰热之证。

治法：化痰清热，散结通窍。

方药：清气化痰丸加减。方中用胆南星、瓜蒌仁化痰清热；半夏燥湿化痰；茯苓健脾利湿；黄芩苦寒清热；陈皮、枳实行气解郁；杏仁降气化痰。诸药合用，使气顺则火自降，热清则痰自消，痰消则火无所附。临床应用时，可加石菖蒲以开郁通窍。

4. 气滞血瘀

主证：耳鸣耳聋，病程可长可短，全身可无明显其他症状，或有爆震史，舌质暗红或有瘀点，脉细涩。

证候分析：耳为清空之窍，若因情志郁结，气机阻滞，或爆震之后，致瘀血停滞，耳窍经脉痞塞，则耳鸣耳聋；舌暗红或有瘀点、脉细涩为内有瘀血之象。

治法：活血化瘀，行气通窍。

方药：通窍活血汤加减。方中以桃仁、红花、赤芍、川芎活血化瘀；麝香、老葱辛香走窜，行气通窍；生姜、大枣调和营卫。诸药合用，可行气活血，去瘀通窍。临床应用时，可加丹参、香附子等以加强行气活血之功。

5. 肾精亏损

主证：耳鸣如蝉，昼夜不息，安静时尤甚，听力逐渐下降，或见头昏眼花，腰膝酸软，虚烦失眠，夜尿频多，发脱齿摇，舌红少苔，脉细弱或细数。

证候分析：肾开窍于耳，肾精亏损，不能上奉于耳，则耳鸣耳聋；肾主骨生髓，脑为髓之海，齿为骨之余，肾元亏损，髓海空虚，则头昏眼花、发脱齿摇；肾主水，肾气不固则夜尿频多；腰为肾之府，肾虚则腰膝酸软；肾阴不足，虚火内扰心神，则虚烦失眠；舌红少苔、脉细弱或细数为精血不足之象。

治法：补肾填精，滋阴潜阳。

方药：耳聋左慈丸加减。方中用熟地黄、山药、山茱萸、茯苓、丹皮、泽泻滋阴补肾，磁石重镇潜阳；五味子收敛固精；石菖蒲通利耳窍。亦可选用杞菊地黄丸或左归丸等加减。

若偏于肾阳虚，治宜温补肾阳，可选用右归丸或肾气丸加减。

6. 气血亏虚

主证：耳鸣耳聋，每遇疲劳之后加重，或见倦怠乏力，声低气怯，面色无华，食欲不振，脘腹胀满，大便溏薄，心悸失眠，舌质淡红，苔薄白，脉细弱。

证候分析：脾失健运，气血生化之源不足，耳窍失养，则耳鸣耳聋；气虚则倦怠乏力、声低气怯；血虚则面色无华；脾虚失运，则食少、腹胀、便溏；血虚心神失养则心悸失眠；舌质淡红、苔薄白、脉细弱为气血不足之象。

治法：健脾益气，养血通窍。

方药：归脾汤加减。方中以党参、黄芪、白术、甘草健脾益气；当归、龙眼肉养血；酸枣仁、茯神、远志养心安神；佐木香理气，使补而不滞；生姜、大枣调和营卫。诸药合用，既能益气又能养血。若气虚为主者，亦可选用益气聪明汤加减。

二、针灸疗法

1. 体针

局部取穴与远端辨证取穴相结合，局部可取耳门、听宫、听会、翳风为主，每次选取2穴。风热侵袭者，可加外关、合谷、曲池、大椎；肝火上扰可加太冲、丘墟、中渚；痰火郁结可加丰隆、大椎；气滞血瘀可加膈俞、血海；肾精亏损加肾俞、关元；气血亏虚加足三里、气海、脾俞。实证用泻法，虚证用补法，或不论虚实，一律用平补平泻法，每日针刺1次。

2. 耳针

针刺内耳、肾、肝、神门、皮质下等穴位，中等刺激，留针 20 分钟左右。亦可用王不留行籽贴压以上穴位，以调理脏腑功能。

3. 穴位注射

可选用听宫、翳风、完骨、耳门等穴，药物可选用当归注射液、丹参注射液、维生素B_{12}注射液等，针刺得气后注入药液，每次每穴注入 0.5～1ml。

4. 穴位敷贴

用吴茱萸、乌头尖、大黄三味为末，温水调和，敷贴于涌泉穴，有引火下行的作用，适用于肝火、痰火、虚火上扰所致耳鸣耳聋。

5. 穴位电磁场疗法

用马蹄形电磁铁贴在耳部的耳门、听宫、听会、翳风等穴上，每耳治疗时间 30 分钟，每日 1 次，10 次为 1 疗程。此法是运用电磁原理在耳部造成磁场，通过经络穴位对磁场磁性的感应而疏通气血，调整脏腑功能，祛邪复聪。

三、导引法

1. "营治城郭"法

以两手按耳轮，一上一下摩擦之，每次做 15 分钟左右。

2. 除耳鸣功

平坐伸一腿屈一腿，横伸两臂，直竖两掌，向前若推门状，扭头项左右各 7 次。

3. "鸣天鼓"法

方法参见第五章第三节。

4. 鼓膜按摩法

以手食指（或中指）置外耳道口，轻轻撸按，两侧各撸按 15～30 次，每日 3 次。具有引动气血流通的作用。

【预防与调护】

1. 耳鸣耳聋是多种疾病的常见症状之一，积极防治引起耳鸣耳聋的各种疾病，是防治耳鸣耳聋的关键。

2. 避免使用耳毒性药物，如氨基苷类抗生素、袢利尿剂（如速尿、利尿酸等）等，若因病情需要必须使用，应严密监测听力变化。

3. 避免噪声刺激。

4. 怡情养性，保持心情舒畅。

5. 注意饮食有节，起居有常。

6. 晚上睡前用热水洗脚，有引火归原作用，有助于减轻耳鸣症状。

【预后及转归】

耳鸣、耳聋系耳科难治证之一，其预后与病程、年龄、治疗是否及时等因素有关。病程短、年轻患者经过及时恰当的治疗，有可能全部或部分恢复听力，耳鸣减轻或消失，预后较好；若病程较长及年龄较大者，往往难以恢复听力，且可能有顽固性的耳鸣；小儿可因耳聋而丧失学习语言的机会，导致聋哑。

【参考资料】

1. 古代文献摘录

(1)《左传·僖公二十四年》："耳不听五声之和为聋。"

(2)《外科证治全书·卷二》："耳鸣者，耳中有声，或若蝉鸣，或若钟鸣，或若火熇熇然，或若流水声，或若簸米声，或睡着如打战鼓，如风入耳。"

(3)《诸病源候论·卷二十九》："劳动经血，而血气不足，宗脉则虚，风邪乘虚，随脉入耳，与气相击，故为耳鸣。"

(4)《素问·脏气法时论》："肝病者……气逆则头痛，耳聋不聪。"

(5)《明医杂著·卷三》："耳鸣证，或鸣甚如蝉，或左或右，或时闭塞，世人多作肾虚治，不效，殊不知此是痰火上升，郁于耳中而为鸣，郁甚则壅闭矣。"

(6)《医林改错·上卷》："两耳通脑，所听之声归于脑……耳窍通脑之道路中，若有阻滞，故耳实聋。"

(7)《景岳全书·卷二十七》："若精气调和，肾气充足，则耳目聪明，若劳伤血气，精脱肾惫，必致聋聩。故人于中年之后，每多耳鸣，如风雨，如蝉鸣，如潮声者，是皆阴衰肾亏而然。……老人之耳多见聪不内居，而声闻于外，此正肾元不固，阳气渐涣之征耳。"

(8)《灵枢·口问》："耳者，宗脉之所聚也，故胃中空则宗脉虚，虚则下溜，脉有所竭者，故耳鸣。"

(9)《内功图说·分行外功诀·耳功》："营治城郭：以两手按两耳轮，一上一下摩擦之，所谓营治城郭，使人听彻。""除耳鸣功：平坐伸一足屈一足，横伸两手，直竖两掌，向前若推门状。扭头项左右各顾七次，除耳鸣。"

2. 现代相关疾病简介

耳聋 国际通用的耳聋分级为国际标准化组织（ISO）1964 年公布的标准，以 500Hz、1000Hz 和 2000Hz 的平均听阈为准，听力损失 26～40dB、41～55dB、56～70dB、71～90dB 和 >90dB 依次为轻度聋、中度聋、中重度聋、重度聋和极度聋。

根据耳聋发生部位和性质不同，可将其分为 3 类：传导性聋、感音神经性聋和混合性聋。

传导性聋的病变位于外耳道及中耳，系经空气传导的声波受到外耳道及中耳病变的阻碍，使到达内耳的声能减弱从而导致听力减退，大多可通过药物治疗或手术治疗而恢复听力。

感音神经性聋病变位于内耳、听神经及听中枢，由于听毛细胞一旦坏死很难再生，因此目前尚无特效药物或手术疗法能使感音神经性聋病人完全恢复听力，治疗原则是早期发现、早期诊断、早期治疗，目的是尽早恢复内耳供血、供氧（如使用血管扩张剂、神经营养药物、高压氧等），争取恢复或部分恢复已丧失的听力。对于病程较长的感音神经性聋，可利用其残余听力佩带合适的助听器；若全聋者，可行人工耳蜗植入。引起感音神经性聋较常见的疾病有：①突发性聋：患者在数小时至3日内突然发生听力急剧下降，多为单耳发病，听力检查呈中重度以上的感音神经性聋，可伴有耳鸣、眩晕、恶心呕吐等，确切原因不明，目前认为可能与病毒感染、微循环障碍、迷路水肿或迷路窗膜破裂等有关。②药物性聋：是因某些抗生素、水杨酸盐、利尿类、抗肿瘤类等药物应用过程中或应用以后发生的感音神经性聋，症状以耳鸣、耳聋与眩晕为主，可能出现在用药过程中，亦可能发生于停药后数日、数周甚至数月。药物性聋除取决于药物种类、用药剂量、用药时间及途径等外部因素外，还与体内因素如家族、遗传、个体差异等有关。③噪声性聋与爆震性聋：长期接触噪声刺激所引起的缓慢进行性的感音神经性聋为噪声性聋；暴露于一次瞬时高强度脉冲噪声所引起的急性声损伤，为爆震性聋。④老年性聋：为伴随年龄老化而发生的耳聋，多因螺旋神经节细胞萎缩或耳蜗基底膜特性改变而致，表现为双侧逐渐发生的高频听力损失，并缓慢累及中频与低频听力，伴高调持续耳鸣。⑤感染性聋：各种病毒或细菌感染性疾病如累及听觉系统，均可导致单侧或双侧感音神经性聋，较常见的致聋感染有流行性脑脊髓膜炎、流行性腮腺炎、流行性感冒、耳带状疱疹、斑疹伤寒、猩红热、艾滋病、疟疾、伤寒、麻疹、风疹、水痘、梅毒等。⑥全身疾病相关性聋：某些全身性疾病如高血压与动脉硬化、糖尿病、慢性肾炎与肾功能衰竭、系统性红斑狼疮、甲状腺功能低下、高脂血症、红细胞增多症、白血病、镰状细胞贫血、多发性硬化、多发性结节性动脉炎等均可造成内耳损伤，导致感音神经性聋。

耳鸣　耳鸣的发生机制还不是很明确，根据发病原因不同可分为耳源性耳鸣与非耳源性耳鸣两大类。耳源性耳鸣又可分为传导性耳鸣、感音神经性耳鸣及中枢性耳鸣，凡是引起耳聋的所有疾病均可以引起耳鸣。非耳源性耳鸣可出现于一些全身性的疾病中，如高血压病、贫血、动脉粥样硬化、耳周的血管瘤、血管畸形、甲状腺功能亢进或低下、糖尿病、脑外伤、脑炎、神经衰弱等。临床上大约有40%的耳鸣病人找不到明显的病因。

由于耳鸣的病因与发病机制十分复杂，因此尚缺乏特效治疗。对于病因明确者，应针对病因治疗。目前应用于临床的针对耳鸣的治疗方法主要有心理治疗、中医治疗、掩蔽治疗、药物治疗、电刺激治疗、手术治疗等。

3. 医案选录

张某，男，25岁。1951年修路炸石，放炮时不慎震伤双耳，当即感到耳道如棉花堵塞，继则耳鸣，忽大忽小，持续不止，渐至耳聋重听，在某医院诊断为"神经性耳聋"，经多方医治未愈。诊察患者年轻体壮，发育营养佳良，脉弦劲有力，舌苔正常。此是足少阳经闭阻之故，因足少阳经脉，由眼外眦向上至颞部，向下至耳后，沿颈至肩，今巨音震动，损伤足少阳经脉，是致耳道瘀阻，清窍不利。治宜和解少阳枢机，活血化瘀通络，以开清窍。方用小柴胡汤加减：柴胡15g，法半夏9g，炒黄芩6g，石菖蒲9g，胡连6g，川芎9g，郁金9g，磁石15g（醋淬），五味子9g，甘草6g，生姜3片。

二诊：上方连服3剂后，耳鸣减轻，知药中病所，宗前方加柴胡为18g，续服3剂。

三诊：耳鸣声音减低，时鸣时止，耳道阻塞感已消失，唯耳聋重听如前，宗前方减磁石、五味子，加广血竭 9g，苏木 9g，并加柴胡量至 24g，以增其祛瘀通络之力，续服 3剂。

四诊：耳鸣基本停止，耳聋重听亦减半，守前方减苏木，加桃仁 9g（捣），川红花 6g，并将柴胡量加为 30g，配合苏合香丸，每日早晚各服半丸。

五诊：上方连服 3剂，共服苏合香丸 3丸后，耳聋重听大为好转，对面讲话基本能听见。嘱停药，改用针刺翳风、听宫、听会等穴治疗，每日 1次，2月而愈。

（《李继昌医案》）

第十五节　耳　眩　晕

耳眩晕（aural vertigo）是指由耳窍病变所引起的以头晕目眩、如坐舟车、天旋地转为主要特征的疾病。西医学的内耳疾病所引起的眩晕，如梅尼埃病、良性阵发性位置性眩晕、前庭神经炎、药物中毒性眩晕、迷路炎等均可参考本病进行辨证施治（其中迷路炎所引起的耳眩晕可参考"脓耳变证"一节中的"脓耳眩晕"）。

眩晕在中医学里是一类较广泛的头部不适的感觉，眩即目眩，指眼前昏花缭乱；晕为头晕，指头部运转不定的感觉。两者可以单独出现，也可以同时并见。在中医文献中尚有眩运、眩冒、旋晕、头眩、掉眩、脑转、风眩、风头眩、头晕、昏晕等别称。

早在《内经》里已有类似耳眩晕的记载，如《灵枢·海论》："髓海不足，则脑转耳鸣，胫酸眩冒，目无所见，懈怠安卧。"《丹溪心法·卷四》则描述得更为形象："眩者言其黑运转旋，其状目闭眼暗，身转耳聋，如立舟船之上，起则欲倒。"

【病因病机】

本病有虚有实。虚者多为肾、脾之虚，如髓海不足、上气不足等；实者，可见于外邪、痰浊、肝阳、寒水等上扰清空为患。

1. 风邪外袭

风性主动，若因气候突变，或起居失常，招致风邪外袭，引动内风，上扰清窍，则可致平衡失司，发为眩晕。

2. 痰浊中阻

饮食不节，或劳倦、思虑过度，损伤脾胃，致脾失健运，不能运化水湿，内生痰饮。痰浊阻遏中焦，则气机升降不利，清阳不升，浊阴不降，清窍为之蒙蔽，发为眩晕。

3. 肝阳上扰

情志不遂，致肝气郁结，气郁化火生风，风火上扰清窍，则生眩晕；若素体阴虚，水不涵木，则肝阳上亢，扰乱清空，亦可导致眩晕。

4. 寒水上泛

素体阳虚，或久病及肾，肾阳衰微，阳虚则生内寒，不能温化水湿，寒水内停，上泛清窍，发为眩晕。

5. 髓海不足

先天禀赋不足，或后天失养，年老体弱，房劳过度，耗伤肾精，则肾精亏损，髓海空虚，不能濡养清窍，而发为眩晕。

6. 上气不足

脾气虚弱，运化失常，则气血生化之源不足，且升降失常，清阳不升，可致上部气血不足，清窍失养，而发为眩晕。

【诊断】

一、诊断要点

1. 病史

本病大多有反复发作史，部分患者可有应用耳毒性药物史或感冒史。

2. 临床症状

眩晕发作时的典型症状是诊断本病的主要依据，即：眩晕突然发作，自觉天旋地转，身体有向一侧倾倒的感觉，站立不稳，体位变动或睁眼时眩晕加重，但神志清楚，多伴有恶心呕吐、出冷汗、耳鸣耳聋等症状。

3. 检查

（1）自发性眼震：眩晕发作时可见自发性水平型或水平旋转型眼球震颤，快相向病侧或健侧，发作过后眼震逐渐消失。

（2）外耳道及鼓膜检查：多无异常发现。

（3）听力检查：反复进行听力学检查，部分患者可显示波动性感音性听力减退，即眩晕发作期听力减退，间歇期听力好转，但听力检查正常不能排除本病。

（4）前庭功能检查：初次发作者，可显示病侧前庭功能亢进，或有向病侧的优势偏向；多次发作者，则病侧前庭功能减退甚至消失，或有向健侧的优势偏向。部分患者虽有多次发作，前庭功能可正常。

二、鉴别诊断

本病应与中枢性眩晕以及头昏、头重脚轻感或莫可名状的头部不适感等病证相鉴别。

【辨证及治疗】

一、分型论治

本病在眩晕发作期以实证为多见，如风邪外袭、痰浊中阻、肝阳上扰等，亦可见于虚中夹实，如寒水上泛等；在发作间歇期以虚证为多见，如髓海不足、上气不足等。临床上应针对不同情况进行辨证论治。

1. 风邪外袭

主证：突发眩晕，如坐舟车，恶心呕吐，可伴有鼻塞流涕，咳嗽，咽痛，发热恶风，舌质红，苔薄黄，脉浮数。

证候分析：风性主动，风邪外袭，引动内风，上扰清窍，故眩晕突发、如坐舟车、恶心呕吐；风邪犯肺，肺气不宣，故鼻塞、流涕；风邪袭肺，肺气上逆，故咳嗽；风邪袭表，正邪相争，则发热恶寒；舌质红、苔薄黄、脉浮数为风热之象。

治法：疏风散邪，清利头目。

方药：桑菊饮加减。方用桑叶、菊花、薄荷、连翘疏风散邪；桔梗、杏仁宣降肺气；可加蔓荆子、蝉衣清利头目；眩晕较甚者，加天麻、钩藤、白蒺藜以熄风；呕恶较甚者，加半夏、竹茹以降逆止呕。

2. 痰浊中阻

主证：眩晕而见头重如蒙，胸中闷闷不舒，呕恶较甚，痰涎多，或见耳鸣耳聋，心悸，纳呆倦怠，舌苔白腻，脉濡滑。

证候分析：痰浊中阻，清阳不升，浊阴不降，清窍为之蒙蔽，故眩晕、头重、耳鸣、耳聋；痰阻中焦，气机升降不利，故胸闷、心悸；痰湿困脾，脾胃升降失常，故呕恶痰涎、纳呆倦怠；舌苔白腻、脉濡滑主痰湿。

治法：燥湿健脾，涤痰止眩。

方药：半夏白术天麻汤加减。方中用陈皮、半夏燥湿化痰；茯苓、白术健脾燥湿；天麻熄风止头眩；甘草调和诸药。湿重者，倍用半夏，加泽泻；痰火互结者，加黄芩、胆南星、黄连；呕恶较甚者，加竹茹。亦可选用泽泻汤加味。

眩晕缓解后，应注意健脾益气、调理脾胃以杜绝生痰之源，防止复发，可用六君子汤加减以善后。

3. 肝阳上扰

主证：眩晕每因情绪波动、心情不舒、烦恼时发作或加重，常兼耳鸣耳聋，口苦咽干，面红目赤，急躁易怒，胸胁苦满，少寐多梦，舌质红，苔黄，脉弦数。

证候分析：肝气郁结，化火生风，风火上扰清窍，故眩晕、耳鸣、耳聋、面红目赤；肝喜条达而恶抑郁，肝气郁结则急躁易怒；气机郁滞则胸胁苦满；肝火灼伤津液则口苦咽干；肝藏魂，魂不守舍，则少寐多梦；舌质红、苔黄、脉弦数主热，脉弦主肝病。

治法：平肝熄风，滋阴潜阳。

方药：天麻钩藤饮加减。方中用天麻、钩藤、石决明平肝潜阳熄风；黄芩、栀子清肝火；牛膝、杜仲、桑寄生、益母草滋养肝肾；茯神、夜交藤安神定志。若眩晕较甚，偏于风盛者，可加龙骨、牡蛎以镇肝熄风；偏于火盛者，可加龙胆草、丹皮以清肝泻热，或用龙胆泻肝汤以清泻肝胆之火。

因阳亢火盛，每致伤阴，故眩晕缓解后，应注意滋阴养液，以潜降肝阳，可用杞菊地黄丸调理善后。

4. 寒水上泛

主证：眩晕时心下悸动，咳嗽痰稀白，恶心欲呕，或频频呕吐清涎，耳鸣耳聋，腰痛背冷，四肢不温，精神萎靡，夜尿频而清长。舌质淡胖，苔白滑，脉沉细弱。

证候分析：肾阳衰微，不能温化水湿，寒水上泛清窍，故眩晕、耳鸣、耳聋；寒水上凌心肺，故心下悸动、咳痰稀白；寒水上犯中焦，脾胃升降失常，则恶心呕吐清涎；阳虚则寒，故腰痛背冷、四肢不温；肾阳虚弱，气不化水，故夜尿频而清长；舌质淡胖、苔白滑、脉沉细弱为肾阳不足之象。

治法：温壮肾阳，散寒利水。

方药：真武汤加减。方中用附子大辛大热，温壮肾阳，化气行水；生姜散寒利水；茯苓、白术健脾利水；配以白芍养阴以缓和附子之辛燥。寒甚者，可加川椒、细辛、桂枝、巴戟天等药，以加强温阳散寒的作用。

5. 髓海不足

主证：眩晕经常发作，耳鸣耳聋，腰膝酸软，精神萎靡，失眠多梦，记忆力差，男子遗精，手足心热，舌质嫩红，苔少，脉细数。

证候分析：肾精亏损，髓海不足，清窍失养，故眩晕经常发作、耳鸣耳聋、记忆力差、精神萎靡；阴虚则阳亢，相火妄动，扰乱心神，故失眠多梦、遗精；腰为肾之府，肾虚则腰膝酸软；阴虚生内热，故手足心热；舌质嫩红、苔少、脉细数均为阴虚之证。

治法：滋阴补肾，填精益髓。

方药：杞菊地黄丸加减。方中用六味地黄丸滋肾填精；枸杞、菊花养肝血、潜肝阳；临床上还可加入白芍、首乌以柔肝养肝；眩晕发作时加石决明、牡蛎以镇肝潜阳；精髓空虚较甚者，加鹿角胶、龟板胶以增强填补精髓之力。

6. 上气不足

主证：眩晕时发，每遇劳累时发作或加重，可伴耳鸣、耳聋，面色苍白，唇甲不华，少气懒言，倦怠乏力，食少便溏，舌质淡，脉细弱。

证候分析：脾气虚弱，气血生化不足，清阳不升，清窍失养，故眩晕时发、耳鸣耳聋；劳则耗气，故每遇劳累时发作或加重；血虚不能上荣头面，则面色苍白、唇甲不华；气虚则少气懒言、倦怠乏力；脾虚不运，故食少便溏；舌质淡、脉细弱为气血不足之象。

治法：补益气血，健脾安神。

方药：归脾汤加减。方中用党参、黄芪、炙甘草健脾益气；茯苓、白术健脾祛湿；当归、龙眼肉、酸枣仁养血安神；配少量木香理气，使补而不滞；生姜、大枣调和营卫。若血虚较明显，可选加枸杞、何首乌、熟地、白芍等以加强养血之力；以气虚为主，中气下陷者，可用补中益气汤以益气升阳。

二、针灸疗法

1. 体针

根据不同的病因病机，循经取穴，并根据病情虚实而采用不同的手法。

主穴：百会、头维、风池、风府、神门、内关。

配穴：风邪外袭者，配合谷、外关；痰浊中阻者，配丰隆、中脘、解溪；肝阳上扰者，配行间、侠溪、肝俞；寒水上泛者，配肾俞、命门；髓海不足者，配三阴交、关元、肾俞；上气不足者，配足三里、脾俞、气海。

手法：实证用泻法，虚证用补法，并可配合灸法。每日 1 次。

2. 耳针

可选肾、肝、脾、内耳、神门、皮质下、交感等穴，每次取 2～3 穴，中强刺激，留针 20～30 分钟，间歇捻针，每日 1 次。或用王不留行籽贴压刺激以上穴位。

3. 头皮针

取双侧晕听区针刺，每日 1 次，5～10 次为 1 疗程。

4. 穴位注射

可选用合谷、太冲、内关、风池、翳风、四渎等穴，每次取 2～3 穴，每穴注射 5% 葡萄糖液 1～2ml，或维生素 B_{12} 注射液 0.5ml，隔日 1 次。

【预防与调护】

1. 向病人说明本病虽症状严重，但不会危及生命，解除病人的恐惧心理，鼓励病人加强锻炼，注意劳逸结合。
2. 眩晕发作期间应让病人卧床休息，注意防止起立时因突然眩晕而跌倒。
3. 卧室应保持安静，减少噪音，光线宜暗，但空气要流通。
4. 宜进低盐饮食。
5. 禁烟、酒、咖啡及浓茶。

【预后及转归】

耳眩晕属难治性疾病之一，相当一部分病人经过治疗，眩晕可得到缓解，但容易复发，多次发作后，部分病人可能遗留顽固性的耳鸣及不可逆性耳聋，但一般不会危及生命。也有部分病人治疗后很少再发作。

【参考资料】

1. 古代文献摘录

(1)《素问·至真要大论》："厥阴之胜，耳鸣头眩，愦愦欲吐。"

(2)《金匮要略·痰饮咳嗽病脉证并治第十二》："心下有支饮，其人苦冒眩，泽泻汤主之。"

(3)《素问玄机原病式·五运主病》："所谓风气甚而头目眩运者，由风木旺，必是金衰不能制木，而木复生火，风火皆属阳，多为兼化，阳主乎动，两动相搏，则为之旋转。"

(4)《丹溪心法·卷四》："头眩，痰夹气虚并火，治痰为主，夹补气药及降火药。无痰则不作眩，痰因火动，又有湿痰者，有火痰者。湿痰者多宜二陈汤，火者加酒芩，夹气虚者，相火也，治痰为先，夹气药降火，如东垣半夏白术天麻汤之类。"

(5)《景岳全书·卷十七》："眩运一证，虚者居其八九，而兼火兼痰者，不过十中一二耳。……在丹溪则曰无痰不能作眩，当以治痰为主，而兼用他药。余则曰，无虚不能作眩，当以治虚为主，而酌兼其标。"

(6)《证治汇补·卷之四》："其状目暗耳鸣，如立舟车之上，起则欲倒。"

2. 现代相关疾病简介

梅尼埃病（Meniere's disease） 梅尼埃病是以膜迷路积水为基本病理改变，以反复发作的旋转性眩晕、波动性感音性听力损失、耳鸣和耳内胀满感为临床特征的特发性内耳疾病。其确切病因尚不明确，可能与耳蜗微循环障碍、内淋巴液平衡失调、免疫反应与自身免疫异常、膜迷路破裂、内分泌功能紊乱、病毒感染、自主神经功能失调、遗传等因素有关。首次发病年龄以 30～50 岁居多，单耳患病者约占 85%，累及双侧者常在 3 年内先后患病。诊断主要依据典型的发作史，并参考听力学检查及前庭功能检查，同时应排除其他引起眩晕的疾病。本病尚无特效疗法，发作期以对症处理为主，尽快缓解眩晕、恶心、呕吐，可选用脱水剂、抗组胺药、镇静剂或自主神经调整药物。对发作过于频繁且症状较重、严重影响工作和生活，经保守治疗无效者，可考虑手术治疗，如内淋巴囊手术、前庭神经切断术、颈交感神经切断术、迷路切除术等。

良性阵发性位置性眩晕（benign paroxysmal positional vertigo，BPPV） 本病是在某一特定头位时，激发伴有眼震的短暂阵发性眩晕，为周围性眩晕最常见的疾患之一。其特点是：激发头位（患耳向下）时出现眩晕症状，眼震发生于头位变化后 3～10 秒后，持续数秒，一般为 30 秒之内，眩晕则常持续于 60 秒之内，可伴恶心呕吐，一般无耳鸣耳聋。本病多见于中年患者，确切病因不明，一般认为与耳石脱落进入并沉积于半规管有关。治疗可应用抗眩晕药、前庭习服疗法、体位疗法、管石改变位置法及手术疗法等。部分病人可有一定的自愈倾向。

前庭神经炎（vestibular neuritis） 也称前庭神经元炎，或称流行性眩晕，常发生于春天及初夏，有流行趋势，多发生于中年人。其临床表现可分两型：①单次发作型：突然强烈的旋转性眩晕发作，伴明显的恶心呕吐，水平旋转性眼震，持续数天或数周（不超过 1～3 周），通常数天后进行性减轻，征象完全消失于 6 个月后。一般无耳鸣耳聋。②多次发作型：表现为反复发作旋转性眩晕或平衡障碍及不稳感，眩晕不如单次发作那样强烈，无听觉及中枢神经系征象。一般认为本病多数与病毒感染有关。治疗包括卧床休息，避免声、光刺激以及应用抗眩晕药。

药物中毒性眩晕（ototoxic vertigo） 药物中毒性眩晕常见于应用氨基苷类抗生素的过程中或使用后一段时间内，常见于硫酸链霉素和庆大霉素耳中毒，多同时伴有耳蜗功能损害，因此，除眩晕外，常有耳鸣及耳聋。停止使用耳毒性药物后，眩晕可因代偿而逐渐消失，但听力常难以恢复正常。

3. 医案选录

李某，女，20 岁，初诊日期：1974 年 12 月 13 日。头晕耳鸣，房屋旋转，胸闷泛恶，时作时止，喉间痰多，病历数月。前医迭进平肝潜阳之剂，病情未减，脉细数，苔白腻。辨证：肝阳夹痰，上扰清窍。治法：平肝和胃，化痰降逆。珍珠母 30g，稽豆衣 9g，菊花 9g，白芍 9g，姜竹茹 9g，茯苓 9g，青陈皮各 9g，白蒺藜 9g，旋覆花 9g（包），代赭石 30g，生姜 3 片，佛手 9g。6 剂。

二诊（12 月 20 日）：前进平肝和胃、化痰降逆之剂，咳痰增多，呕吐已瘥，眩晕亦减，惟二颞跳痛。苔、脉如前。痰浊渐化，肝阳未平。再宗前意，原方去姜竹茹，6 剂。

三诊（12 月 27 日）：眩晕渐平，胸闷亦减，但觉倦怠嗜睡，脉细软，苔薄白。在肝阳痰浊扰动之后，脾胃未健，精神未复。前法加入健脾和胃之品：旋覆花 9g（包），青陈皮各

9g，白术 9g，茯苓 9g，佛手 9g，白蒺藜 9g，珍珠母 30g，白芍 9g，菊花 9g。7 剂。

（《黄文东医案》）

第十六节　耳　面　瘫

耳面瘫（er mian tan）是指因耳部脉络痹阻所致的以口眼㖞斜为主要特征的疾病。本病好发于成年人，单侧面瘫多见。西医学的周围性面瘫可参考本病进行辨证施治（其中化脓性中耳炎所致的面瘫可参考"脓耳变证"一节的"脓耳面瘫"）。

本病在古代文献中有"僻"、"口㖞斜僻"等别称，早在《黄帝内经》中已有论述，如《灵枢·经筋》曰："卒口僻，急者目不合，热则筋纵，目不开。颊筋有寒，则急引颊移口，有热则筋弛纵缓，不胜收故僻。"《金匮要略·中风历节病脉证并治第五》进一步指出："贼邪不泻，或左或右，邪气反缓，正气即急，正气引邪，㖞僻不遂。"历代医家对本病的认识，多遵《内经》、《金匮要略》之旨，如《诸病源候论·卷一》说："风邪入于足阳明、手太阳之经，遇寒则筋急引颊，故使口㖞僻，言语不正，而目不能平视。"

【病因病机】

本病多因正气不足，脉络空虚，风邪乘虚入中脉络，气血痹阻，筋脉弛缓而发病。

1. 风邪阻络

耳为清窍，为手足三阳经脉循行所经之处。若风邪（可夹寒、热、痰等）外袭，痹阻耳部三阳脉络，导致面部筋脉弛缓失用，则发为面瘫。

2. 气虚血瘀

素体虚弱或久病迁延不愈，气血不足，气虚血运无力，血瘀滞于耳部脉络，筋脉失于荣养，弛缓失用而成面瘫。

【诊断】

一、诊断要点

1. 病史

可有面部受风史，或无明显诱因。

2. 临床症状

面瘫常突然发生，额弛睛露，额部皱纹消失，鼻唇沟变浅，人中沟、口角歪斜，偏向健侧。鼓腮漏气，口角下垂，口涎外溢，或有耳后完骨部疼痛。

3. 检查

可通过镫骨肌反射测定、味觉检查及泪腺分泌检查以定位；通过肌电图、神经电图及神经兴奋性试验以定性。

二、鉴别诊断

本病应与中枢性面瘫相鉴别。

【辨证及治疗】

一、分型论治

本病发病突然,常无明显诱因,初起病多以风邪侵袭为主或夹有寒、热、痰等邪气;日久迁延不愈常为气虚血瘀之证。临床在辨证分型的基础上,可结合定性、定位检查,进行针对性的治疗。

1. 风邪阻络

主证:突然发生单侧口眼㖞斜,面部麻木,或伴完骨部疼痛,头痛拘紧。舌质淡红,苔薄白,脉浮。检查可见外耳及鼓膜正常,完骨部可有轻度压痛。

证候分析:风邪夹寒或夹热、夹痰,犯及耳窍,痹阻耳部脉络,耳面部筋脉失于气血之濡润,故患侧面部麻木,筋脉弛缓,口眼㖞斜偏向健侧;邪气痹阻,不通则痛,故耳后完骨疼痛、头痛拘紧;舌质淡红、苔薄白、脉浮是风邪外束之证。

治法:祛风通络。

方药:牵正散加减。方中白附子辛散可去头面之风,僵蚕解络中风痰,全蝎善行,独入肝经,为祛风通络之药,诸药合用以达祛风通络的目的。若偏于风热者,症见发热恶风、咽痛、咳嗽、舌质红、苔薄黄、脉浮数,可在牵正散的基础上加桑叶、菊花、金银花、连翘,也可与银翘散加减使用。若有肝经风热,加天麻、钩藤、菊花、牛膝、地龙。若风寒夹痰者,症见头面麻木重胀感,舌淡红,苔腻,脉濡缓,可用正容汤加减。

2. 气虚血瘀

主证:病程日久,单侧口眼㖞斜,表情呆滞,下睑外翻流泪,眼干涩,舌质淡暗,或有瘀点,脉细涩。

证候分析:病程日久则耗伤气血,气为血帅,气虚则血行乏力,经脉失于血气濡润,故表情呆滞、口眼㖞斜;气虚血弱,眼失所养,故眼睛缺乏津液滋润而干涩;舌质淡暗或有瘀点、脉细涩为血瘀之候。

治法:益气活血,化瘀通络。

方药:补阳还五汤加减。方中重用生黄芪补气以活血,小剂量用桃仁、红花、归尾、川芎、赤芍、地龙以活血通络。可加用白附子、僵蚕、全蝎祛风化痰通络。

二、针灸疗法

1. 体针

取太冲、风池、翳风、翳明、阳白、迎香、地仓、合谷、攒竹、太阳、四白、人中、听会、颊车等穴位,采取局部近取与循经远取相结合的方法,面部诸穴酌予斜刺或透穴,初期用泻法,后期用补法。每日或隔日1次,10次为1疗程。

2. 灸法

灸患侧面部穴位,如四白、迎香、地仓、颊车、太阳等穴。

3. 穴位注射

取颊车、下关、地仓、曲池、翳风等穴，每次1～2穴，针刺得气后注入药液1～2ml，每两日1次。药物可选用丹参注射液、黄芪注射液或维生素B_1、维生素B_{12}注射液等。

4. 皮肤针（梅花针）

用皮肤针叩刺阳白、太阳、四白、地仓、颊车、合谷等穴，以局部皮肤微红为度，每日或隔日1次，10次为1疗程。

5. 耳穴贴压

主穴：面颊、肝、口、眼、皮质下；配穴：肾上腺、脾、枕、额。主配穴各选2～3穴，用王不留行籽贴压，嘱患者每日自行压耳穴3次，3～5日换压另一侧耳穴。注意用力适度，防止损伤耳郭皮肤。

6. 穴位敷贴

马钱子粉0.3～0.5g，撒于风湿止痛膏上，敷贴患处，或交替贴敷于下关、颊车、地仓、太阳、阳白、翳风等穴位，每2～3日1次。

三、其他治疗

1. 按摩
颜面局部按摩，以行气活血，疏通经络。

2. 理疗
可配合超短波理疗。

3. 手术
对于保守治疗无效者可施行面神经减压术、筋膜悬吊术、神经移植术等。

【预防与调护】

1. 调畅情志，加强体育锻炼，提高机体抵抗力。
2. 因眼睑不能闭合，要对患眼进行防护，可戴眼罩或以纱布短期覆盖。
3. 每日自行按摩患侧，以免日久面部肌肉萎缩。
4. 积极治疗原发病。

【预后及转归】

本病及时综合治疗，大多可痊愈，预后良好。但也有部分患者仅能部分恢复或恢复较差，其中部分病人可遗留连带运动、"鳄鱼泪"、面肌抽搐等后遗症。

【参考资料】

1. 古代文献摘录
(1)《诸病源候论·卷三十七》："偏风口㖞是体虚受风。风入于夹口之筋也。足阳明之筋，上夹于口，其筋偏虚而风因乘之，使其经筋偏急不调，故令口㖞僻也。"
(2)《卫生保鉴·卷八》："凡㖞向右者，为左边脉中风而缓也，宜灸左㖞陷中二七壮。

凡喎向左者，为右边脉中风而缓也，宜灸右喎陷中二七壮。艾炷大如麦粒，频频灸之，以取尽风气，口眼正为度。"

2. 现代相关疾病简介

贝尔面瘫（bell palsy）　贝尔面瘫是一种原因不明的急性周围性面瘫，又称特发性面瘫。临床上较为常见，任何年龄均可发病，但 20～40 岁者最多见，寒冷和凉风刺激以及精神创伤等可诱发本病。临床表现为突然发生一侧周围性完全或不完全性面瘫，不少病人于清晨对镜梳洗时突然发现自己面颊动作不灵或口角歪斜，也有被他人首先发现者。面瘫累及双侧者罕见，极少数病人有反复发作史，其中同侧居多。诊断需注意排除引起周围性面瘫的其他疾病，如中耳炎、外伤、听神经瘤、腮腺疾病等。本病有自行缓解的倾向。主要应用药物治疗（糖皮质激素、血管扩张剂、B 族维生素、能量合剂等）及物理治疗（如红外线、按摩、针灸等），对保守治疗效果不理想者，可施行面神经减压术。约 70%～80% 病人的面神经功能可完全恢复。

3. 医案选录

（1）王某，男性，39 岁。1976 年 8 月 24 日初诊：向有失眠、眩晕、左耳高音性耳鸣病史，以及左侧脑后颈项间酸痛牵强病史。8 天前，因迎风骑自行车，又进食刨冰，而至次日出现左耳及头颈周围作痛，左面发麻，继则口角向右歪斜。就诊时检查：鼻、咽（－），两耳膜完整，无充血红肿，乳突部无压痛肿胀。口角向右歪斜，左额皱及鼻唇沟消失，鼓气时左侧口角漏气，眼睑不能闭合。诊断为左面神经麻痹（周围性）。诊见左侧面颊歪斜抽痛，眼睑不能开合，目珠作痛，视物模糊。脉弦细，舌苔淡薄。病已 8 天，乃外风引动内风，经脉失于宣通所致。治拟祛风平肝通络为法：荆芥 6g，防风 9g，蔓荆子 9g，赤白芍各 9g，白蒺藜 9g，夏枯草 12g，决明子 9g，青葙子 9g，明天麻 4.5g，嫩钩藤 12g（后下），夜交藤 12g，丝瓜络 12g。

8 月 25 日二诊：上药服 1 剂后，面颊抽痛已减，目珠作胀亦瘥；惟左眼睑开合不利，脑后及颈项仍有牵痛感。脉弦细，苔淡薄。再予上方去决明子，加杭菊花 9g，服 7 剂。

8 月 31 日三诊：左眼睑已能活动，但闭合不紧，有时耳鸣，余症同前。此乃风阳尚未平熄之故。仍予上方继服 10 剂。

9 月 9 日四诊：口角歪斜基本恢复正常，左眼睑已能开合，但尚觉沉不紧，睡眠易醒。再宗前意增损之：防风 9g，蔓荆子 9g，决明子 9g，白芍 9g，当归 9g，白蒺藜 9g，夏枯草 12g，合欢皮 9g，夜交藤 15g，珍珠母 30g（先煎），嫩钩藤 12g（后下）。

9 月 15 日五诊：左眼睑已能闭合，活动自如，后脑角胀痛时作时止，口角尚有微歪，听高音时耳窍则感跳痛。脉滑，苔薄。再予平肝熄风通络为治。上方去防风，续服 7 剂。

9 月 23 日六诊：左口角歪斜已复正常，耳窍跳痛亦见减轻，苔薄，脉滑，大便干结，睡眠欠佳。再从原意更进一步。上方去蔓荆子，加生地 9g。

上方服 7 剂后，左面神经麻痹恢复正常，余症亦见改善。

（《张赞臣临床经验选编》）

（2）谭某，女，26 岁。1981 年 3 月 1 日初诊。主诉：右侧颈部疼痛 9 天，鼻塞、流涕 5 天，3 天前起右耳疼痛、口角歪斜、右眼睑不能闭合。胃纳正常，二便调，月经正常。曾于某医院诊断为右侧面神经麻痹并用强的松治疗。诊查：右颊部肿胀，右侧额纹消失，右鼻唇沟变浅，口角向左下歪斜。双侧外耳道、鼓膜、鼻腔和鼻咽均无异常，右颈部有一肿大的淋巴结，触之疼痛。舌淡红，苔薄白，脉弦细。证为风痰阻络，治当疏风化痰散结。处方：荆芥 9g，防风 9g，桑叶 9g，菊花 9g，连翘 9g，忍冬叶 9g，板蓝根 9g，牛蒡子 9g，玄参 12g，赤芍药 9g，天花粉 9g，浙贝母 9g，甘草 5g，桔梗 9g。2 剂。

3 月 3 日二诊：右颈淋巴结稍缩小，右耳疼痛减轻，舌脉如前。以上方去牛蒡子、玄参、赤芍药、浙贝母，加黄芩 9g，车前子 9g。4 剂。

3 月 7 日三诊：诸症俱减，但难入睡。处方：生地黄 15g，麦门冬 12g，白芍药 12g，天花粉 12g，菊花 9g，钩藤 12g，金银花 12g，桑白皮 12g，荆芥 9g，防风 9g，甘草 6g，桔梗 9g。3 剂。教睡前做放松功。

3 月 10 日四诊：右颊肿胀消退，面部肌肉渐能活动，以陈皮 5g 易花粉。

3 月 15 日五诊：右眼上下睑能闭合，以玉竹 15g 易钩藤，再服药 3 剂，痊愈。

（《中国现代名中医医案精华·杨志仁医案》）

第十七节　耳　损　伤

耳损伤（aural injury）是指耳部遭受外力作用而致的损伤。外力的大小、作用方式、方向不同，所造成耳损伤的部位、程度、临床表现、预后也不同。常见的耳损伤有耳郭及外耳道损伤、鼓膜破裂、耳窍深部损伤等，后者若伤势过重，可危及生命。

古代战事频繁，刀箭火器、斫打跌仆伤耳十分常见。《证治准绳·疡医·卷六》就载有"耳斫跌打落"，《景岳全书·卷二十七》载有雷炮震伤致耳聋，清代《伤科补要·卷二》更有一节专论"伤耳"，并认识到耳部重伤"内动脑髓，及伤灵明"，可致不治的严重后果。

【病因病机】

耳郭为头部显露部分，易遭受各种外力伤害。直接暴力如撞击、切割、撕扯、噬咬、戳伤等，往往造成外耳的损伤；间接暴力如爆炸气浪、掌击等往往致使鼓膜破裂；若遭受巨大暴力袭击或强烈震荡，则可波及耳窍深部的中耳、内耳，甚至颞骨损伤。其病机分述如下：

1. 血瘀耳窍

钝力碰撞，受力面广而分散，伤处皮肉不破但血络已伤，血溢于脉外而停于皮下软骨间，形成耳郭青紫瘀肿疼痛。

2. 皮肉破损

锐器切割、撕扯、噬咬、斫打伤处肌肤破损，血出骨露，甚则耳郭撕裂脱落，或染毒坏死而成畸形。

3. 骨折脉伤

巨大暴力或强烈震荡冲击耳部，可造成骨折脉损，伤及内耳，导致眩晕、耳聋，若内动脑髓，则病情危重。

【诊断】

诊断要点

1. 病史

有明确的外伤史。

2. 临床症状

耳损伤的部位、程度不同，临床表现也不同。耳郭和外耳道损伤表现为耳郭疼痛、瘀肿、耳闷；鼓膜破裂，表现为耳鸣、耳聋、耳痛、少量出血；损及耳窍深部时则可出现耳聋，甚至全聋、眩晕、面瘫及耳窍内流血、流液等症状。

3. 检查

耳郭呈现青紫肿胀，有瘀血斑块；或见外耳皮肤裂伤出血，软骨暴露或缺损，甚则耳郭撕脱或离断；鼓膜破裂者可见鼓膜表面血迹或出血，有不规则裂孔或裂隙（彩图 9），听力检查呈传导性聋；耳窍深部损伤则有耳内流血、流液，鼓膜暗蓝等表现；X 线或 CT 显示有颞骨骨折。

【辨证及治疗】

一、分型论治

耳损伤的辨证，主要辨损伤的部位及程度，一般而言，伤于外、中耳，病情轻；伤于颞骨者，病情重而危。耳损伤的治疗以外治为主，在内治方面根据不同病机和伤后不同时期用药。

1. 血瘀耳窍

主证：耳郭肿痛，局部呈现瘀血斑块或半球形紫红色瘀肿，外耳道及鼓膜表面有血迹，耳闷。舌质暗红，苔薄白，脉弦。

证候分析：耳郭皮薄肉少，经脉血络表浅，一旦损伤则气血瘀阻，故疼痛较甚；受伤的表皮未破，血脉已伤，血溢于耳郭皮下，故局部呈现瘀血斑块，见紫红色半球形瘀肿；耳道肿胀或血痂堵塞传音通道，则感耳闷不舒。本证损伤仅局限在外耳，故症状较轻。

治法：行气活血，散瘀止痛。

方药：复元活血汤加减。方中大黄荡涤积瘀败血；当归、桃仁、红花活血祛瘀，消肿止痛；穿山甲破瘀通络；柴胡疏肝理气；天花粉消瘀散结。各药合用，祛瘀生新，行气活血止痛。可加田七粉、丝瓜络、通草以助化瘀通络之效。

为防止瘀肿染毒，若损伤创口不洁或耳郭漫肿，疼痛不已，可选加山栀子、蒲公英、黄芩、黄连、黄柏等清热解毒药物。

瘀肿用药忌苦寒阴凉，因寒凉血凝而难以吸收，易遗留耳郭僵硬、增厚、畸形。

2. 皮肉破损

主证：局部疼痛，血肉模糊，可见耳郭破损裂口，或有皮破骨露，耳郭缺损，甚则耳郭撕脱离断。若伤处不洁，数日损伤处漫肿，皮色渐黑；鼓膜裂伤者则即有耳鸣、耳堵塞感。

如出血多，可有头昏或晕厥。

证候分析：锐器切割、撕扯、噬咬使伤处呈不规则形状肌肤破裂，血溢脉外，故血肉模糊，并见软骨暴露；耳郭撕脱离断，经脉受损，气血不通，故疼痛甚；伤处红赤、漫肿，皮色渐黑，跳痛剧烈则为伤处染毒，若治不及时可遗留耳郭畸形；鼓膜裂伤，司听失常，故有耳鸣耳聋；出血量多，气随血脱，故头昏晕厥。

治法：活血祛瘀，止血生肌。

方药：七厘散。本方以血竭祛瘀止痛，收敛止血；红花活血祛瘀；乳香、没药行气祛瘀，消肿止痛；麝香、冰片走窜通络，散瘀止痛；儿茶收敛止血，朱砂定惊安神。

若伤口不洁或有软骨外露，为防止染毒，可用五味消毒饮送服七厘散，以增清热解毒功效，防止染毒。

3. 骨折脉伤

主证：损伤后猝发耳聋、眩晕、头痛、恶心、呕吐或面瘫，耳内流血或流清水。检查见耳道内血液或清水样液体，鼓膜呈深蓝色，听力检查呈感音性聋或混合性聋，X线或CT显示有颞骨骨折。

证候分析：本型伤势较重，耳窍深部与颅脑相邻，伤及脑髓故出现头痛、眩晕、恶心、呕吐，甚则昏迷；面部脉络行经耳窍深部，脉络伤则面瘫；颞骨骨折，血脉破裂，脑液外渗，故可见耳道或鼓膜内有血液或清水外溢；当鼓膜未破时，鼓室内积血，映透鼓膜呈深蓝色；耳窍骨折脉伤络阻，故耳聋失聪。

治法：活血养血，祛瘀通窍。

方药：桃红四物汤加减。方中以四物汤养血活血；桃仁、红花活血祛瘀。可加黄芪、人参以益气摄血；耳聋重者加石菖蒲、路路通以通经活络。神昏加服苏合香丸、至宝丹以开窍醒神。

二、外治法

1. 耳郭瘀肿的处理

耳郭瘀肿小者，局部严格消毒，以粗针头将积血抽出，加压包扎48小时，必要时可反复抽吸。瘀肿大者可行手术切开清除血块，缝合切口加压包扎。瘀血斑块者可外涂万花油等。

2. 撕裂损伤的处理

按外伤处理原则，尽快在严格消毒下，清创对位缝合，破碎软骨应予取除，对撕脱离断组织应尽快彻底清创，对位缝合。

3. 鼓膜破裂的处理

禁用外耳道冲洗或滴药。以酒精消毒外耳道，消毒棉球轻塞外耳道口，较小的外伤性鼓膜穿孔一般于3～4周内自行愈合，较大或经久不愈的穿孔可行鼓膜修补术。

4. 耳窍深部损伤的处理

耳窍深部损伤往往危及生命，因此要注意观察和维持生命体征的稳定，保持呼吸道通畅，处理出血，降低颅内压，预防颅内及耳部感染。在严格无菌操作下清除外耳道积血或污物，外耳道口放置消毒棉球。待生命体征稳定后再对症处理。

【预防与调护】

1. 着重进行安全教育，避免意外事故发生。
2. 戒除挖耳习惯，取外耳道盯聍或异物时动作轻巧，避免损伤鼓膜。对能预知的爆震声，应尽量避开或戴防护耳塞。
3. 耳郭瘀肿，应避免用力揉按，以免再度出血，血肿增大。
4. 鼓膜破裂应禁止污水入耳，以防止感染。应避免不恰当擤鼻。

【预后与转归】

耳郭瘀肿如不及时处理，可导致耳郭增厚变形。耳郭撕裂破损，若伤口染毒蔓延，可引起耳郭红肿溃烂疼痛，即为断耳疮。鼓膜外伤破裂，若继发染毒，可致脓耳。耳窍深部损伤为外伤的危重证候之一，往往合并有颅脑外伤，如处理不及时或处理不当，可危及生命或遗留眩晕、面瘫、脑脊液耳漏等后遗症。

【参考资料】

1. 古代文献摘录

《伤科补要·卷二》："耳者，司听之窍也。耳门名曰蔽，耳轮名曰郭。或被砍跌打落，或上脱下粘，或下脱上连，须拈正，用封药敷贴。若全脱落，急用缀法，将两耳相对，用药贴定，再以竹夹子，直上横缚可全。又有玉梁骨，即耳门骨……内通脑髓，亦关灵明，若伤者肿痛流血，服接骨紫金丹，外用八仙逍遥汤熏洗，贴混元膏；若伤重，内动脑髓，及伤灵明，昏沉不省，若平素气血皆虚者，不治。"

2. 现代相关疾病简介

耳郭挫伤（contusion of auricle）　多因钝物撞击所致。可在皮下或软骨膜下积血，呈半圆形紫红色肿块。耳郭皮下组织少，血循环差，血肿不易自行吸收，如处理不及时，血肿机化可致耳郭增厚、变形，如遇感染可致软骨坏死、畸形。血肿应在无菌操作下粗针头抽出积血、加压包扎，或手术清除积血，应用抗生素严防感染。

鼓膜外伤（injury of tympanic membrane）　常因直接或间接外力作用所致。鼓膜破裂后突感耳痛，耳鸣，听力减退。检查多呈裂隙状穿孔，边缘有少量血迹。治疗上应用抗生素严防感染，禁忌外耳道滴药或冲洗，如较大而经久不愈的穿孔可行鼓膜修补术。

颞骨骨折（fracture of temple bone）　常由车祸撞击颞、枕部或高处坠落所致。由于颅底中岩部与鳞部连接处骨质较薄弱，骨折累及中耳、内耳机会较多。颞骨骨折有 3 种类型：纵形骨折最多见，占 70%～80%，常有耳内出血，传导性或混合性聋，20% 发生面瘫；横形骨折约占 20%，常有感音性聋、眩晕、血鼓室等，约 50% 发生面瘫；混合性骨折兼有上述两种症状。除上述症状外，因骨折多伴有脑膜损伤，可有脑脊液耳漏。治疗上首先要保持危重病人的生命体征稳定，及时发现和处理颅内出血、颅内高压、休克和呼吸、循环等问题，应用抗生素防止颅内及耳内感染，待全身情况稳定，全面了解伤情后再针对处理耳聋、面瘫情况。

第十八节 耳 菌

耳菌（er jun）是指发生于耳部的恶性肿瘤。以耳部肿块、疼痛、流污秽脓血为主要特征。

【病因病机】

1. 湿毒困结
饮食不节，脾胃损伤，湿浊不化，湿毒困结耳窍，致窍内骨肉腐烂，血脉瘀阻，久而形成肿块。

2. 气滞血瘀
情志不遂，肝气郁结，气郁日久，气血凝滞经络，结聚耳部而成肿块。

【诊断】

一、诊断要点

1. 病史
可有长期耳内流脓史或有长期挖耳的习惯。

2. 临床症状
耳部呈刺痛或跳痛，向颞枕部放射，耳流脓或脓血。可有耳胀闷、耳鸣、听力减退、眩晕和面瘫。晚期随着肿物浸润范围不同可出现复视、吞咽困难、声嘶、伸舌偏斜等症状。

3. 检查
（1）外耳道或耳郭见菜花样肿物，或鼓室内见肉芽样或息肉样新生物，质脆易出血，常合并有脓血性分泌物。

（2）耳下或颈部淋巴结肿大，质硬。

（3）乳突X线照片或CT扫描，常提示肿块及骨质破坏，严重者可致颞骨及颅底骨质破坏。

（4）经病理检查确诊。

二、鉴别诊断

本病应与耳部良性肿瘤相鉴别。

【辨证及治疗】

一、分型论治

1. 湿毒困结
主证：反复耳流脓，经久不愈，耳内有肉芽样新生物，伴脓血性分泌物，秽臭，耳内闷胀，耳鸣耳聋，或兼头重头晕。舌苔白或黄腻，脉濡缓。影像学检查可显示耳部骨质破坏。

证候分析：耳内流脓日久不愈，湿毒浸渍耳窍，窍内血肉腐烂，故脓血腥臭；湿毒瘀阻困结，脉络阻滞日久而成肿块；肿块阻塞，血脉不通，故耳痛不止、耳内闷胀、耳鸣耳聋；湿浊蒙蔽清窍，则头重头晕；舌苔白或黄腻、脉濡缓为内有痰湿之候。

治法：祛湿解毒，化痰散结。

方药：清气化痰丸加减。方中半夏、胆南星、瓜蒌皮、杏仁、陈皮行气化痰散结；枳实消散结聚；茯苓健脾利湿；黄芩清热解毒。若脾气虚弱，可加党参、白术等以补气健脾；若颈部肿块硬实者，选加鸡内金、山慈姑、穿山甲、牡蛎、三棱、莪术等，以化痰软坚散结；肿块污秽，脓血恶臭者，为热毒炽盛，可合黄连解毒汤以泻火解毒；面瘫，张口困难者，选加蜈蚣、僵蚕、全蝎等以解痉。

2. 气滞血瘀

主证：耳郭或外耳道肿块痒痛，出血或溃烂流血水，甚则耳痛剧烈，张口困难，耳周或颈部恶核。耳内胀闷，耳鸣耳聋，胸闷胁痛，舌质红或有瘀点、瘀斑，苔白或微黄，脉弦。

证候分析：肝气郁结，疏泄失常，肝郁气滞，致气血凝滞结成肿块；血脉不通，故耳痛剧烈；若肿块染毒，血肉腐败，则易出血或渗流血水；肿块堵塞外耳道，气机不利，则致耳内胀闷，耳鸣耳聋；肿块侵及耳窍脉络，则致张口困难；胸闷胁痛，舌红或有瘀点、瘀斑，脉弦等均为肝郁气滞血瘀之证。

治法：活血祛瘀，行气散结。

方药：丹栀逍遥散加减。方中柴胡疏肝解郁；当归、白芍补血养肝；茯苓、白术健脾祛湿；薄荷、生姜疏散调达；炙甘草健脾而调和诸药；丹皮、栀子清热凉血，祛瘀消肿。可加三棱、莪术、穿山甲、山慈姑攻坚散结。若肝胆火盛，耳鸣耳聋、口苦咽干者，去当归，加龙胆草、夏枯草；渗流血水者，加土茯苓、薏苡仁、鱼腥草之类；耳痛头痛剧烈者，选加五灵脂、蔓荆子、露蜂房，亦可配合云南白药内服。

二、外治法

1. 以手术治疗为主。
2. 臭脓多者，清洁外耳道后，滴清热解毒滴耳剂。

【预防与调护】

1. 积极治疗脓耳，戒除挖耳恶习，减少对外耳道的不良刺激。
2. 耳内流脓，可参考"脓耳"一节护理。

【预后及转归】

本病的预后与治疗的早晚密切相关，发生于外耳者，因易于早期发现和治疗，预后较好；发生于中耳者，因早期诊断较难，故多数预后不良。

【参考资料】

古代文献摘录

（1）《外科证治全书·卷二》耳痔、耳菌、耳挺："三证皆生耳窍内，耳痔形如樱桃，亦有形如羊奶者。耳菌形如蘑菇，头大蒂小。耳挺形如枣核，细条而长，努出耳内，皆系肝肾湿热，郁于血分所致，以脾胃主九窍故也。"

（2）《疡科心得集·卷上》："耳菌，耳口中发一小粒，形红无皮，宛如菌状，不作脓，亦不作寒热，但耳塞不通，缠绵不已，令人全聋。"

第七章

鼻科疾病

第一节　鼻　疔

鼻疔（bi ding）是指发生在鼻尖、鼻翼及鼻前庭部位的疔肿，以局部红肿疼痛、呈粟粒状突起、有脓点为特征。若因邪毒壅盛，正气虚弱，以致邪毒内陷，可转为疔疮走黄的重证。

历代文献关于鼻疔的记载很多，如《医宗金鉴·外科心法要诀·鼻部》说："鼻疔生在鼻孔中，鼻窍肿引脑门疼，甚则唇腮俱浮肿，肺经火毒蟾离宫。"本病又有白疔、白刃疔、鼻尖疔、鼻柱痈等别称。

【病因病机】

本病多因挖鼻、拔鼻毛等损伤肌肤，邪毒乘机外袭，火毒上攻鼻窍，熏蒸肌肤而致。

1. 邪毒外袭，火毒上攻

因挖鼻、拔鼻毛损伤鼻窍肌肤或毛根，风热邪毒乘虚而入，内犯于肺，郁而化火，内外邪毒壅聚鼻窍而致病。或因恣食膏粱厚味、辛辣炙煿，肺胃积热，以致火毒结聚，循经上犯鼻窍而为病。

2. 火毒炽盛，内陷营血

正气虚弱，火毒势猛，以致邪毒内陷，入犯营血及心包，而成疔疮走黄之危候。

【诊断】

一、诊断要点

1. 病史

多有挖鼻或拔鼻毛史，部分病人可有消渴病史。

2. 临床症状

鼻部疼痛，成脓时有跳痛。全身可伴有发热、头痛、便秘、周身不适等症状。

3. 检查

可见鼻前庭或鼻尖、鼻翼处丘状隆起，周围发红发硬，成熟后，顶有黄白色脓点。病情重者，可引起同侧上唇、面部、下睑等处肿胀。如疔疮走黄，则见疮头紫暗、顶陷无脓、根脚散漫、鼻肿如瓶、目胞合缝等。

二、鉴别诊断

本病应注意与鼻疖相鉴别。

【辨证及治疗】

一、分型论治

本病多为实证、热证，临床辨证以邪毒外袭、火毒上攻与火毒炽盛、内陷营血两型为多见。治疗中应注意解毒法的应用。

1. 邪毒外袭，火毒上攻

主证：病初起表现为外鼻部局限性潮红，继则渐次隆起，状如粟粒，渐长如椒目，周围发硬，焮热微痛。3～5天后，疮顶现黄白色脓点，顶高根软。一般全身症状不明显，或伴头痛、发热、全身不适等症，舌质红，苔白或黄，脉数。

证候分析：邪毒外袭，火毒上攻鼻窍，蒸灼肌肤，气血凝滞，聚集不散而成疔疮，故见局部红肿疼痛；热毒久聚，肌肤被灼，热胜则肉腐，肉腐则为脓；热毒壅盛，正邪相搏，故见发热；邪毒上扰，故头痛；舌质红、苔白或黄、脉数为热盛之证。

治法：清热解毒，消肿止痛。

方药：五味消毒饮加减。若疼痛较甚者，加归尾、赤芍、丹皮以助活血止痛；若脓成不溃者，加穿山甲、皂角刺以助消肿溃脓；若恶寒发热，加连翘、荆芥、防风以疏风解表；若病情严重，可配合用黄连解毒汤加减。

2. 火毒炽盛，内陷营血

主证：疮头紫暗，顶陷无脓，根脚散漫，鼻肿如瓶，目胞合缝，局部红肿灼痛，头痛如劈。可伴有高热、烦躁、呕恶、神昏谵语、痉厥、口渴、便秘等症，舌质红绛，苔厚黄燥，脉洪数。

证候分析：火毒壅盛，蒸灼鼻窍，则见红肿剧痛、鼻肿如瓶、目胞合缝；火毒势猛，正不胜邪，致邪毒内陷，故见疮头紫暗、顶陷无脓；毒入营血，犯及心包，内扰心神，则见高热头痛、恶心呕吐、烦躁不安、神昏谵语、痉厥等重症；舌质红绛、苔厚黄燥、脉洪数均为邪热火毒内壅之证。

治法：泻热解毒，清营凉血。

方药：黄连解毒汤合犀角地黄汤加减。黄连解毒汤泻火解毒，犀角地黄汤清营凉血，二方合用，以苦寒泻热，凉血解毒。如出现神昏谵语，加服安宫牛黄丸、至宝丹或紫雪丹，以清心开窍，镇痉熄风；若病程日久，气阴耗伤，脉象虚弱，宜用生脉散，以补益气阴。

二、外治法

1. 外敷

脓未成者，可用内服中药渣再煎，纱布蘸汤热敷患处；或用紫金锭、四黄散等水调涂敷患处；亦可用野菊花、仙人掌、鱼腥草、芙蓉花叶、苦地胆等捣烂外敷。

2. 排脓

脓成顶软者，局部消毒后，用尖刀片挑破脓头，小镊子钳出脓头或吸引器头吸出脓栓。切开时不可切及周围浸润部分，且忌挤压。

三、针灸疗法

刺血法：取同侧耳尖、耳背或耳垂，用三棱针点刺放血，或少商、商阳、中冲点刺放血，以泻热解毒。

【预防与调护】

1. 禁忌早期切开引流及挤压、挑刺、灸法，以免脓毒扩散，入侵营血，内犯心包，引起疔疮走黄之危证。
2. 注意休息，忌食辛辣炙煿肥甘厚腻之品，多吃蔬菜、水果，多饮水，保持大便通畅。
3. 戒除挖鼻及拔鼻毛之恶习，积极治疗各种鼻病，保持鼻部清洁，以防染毒。
4. 对屡次发作者，应加强身体锻炼，加强营养，提高机体抗病能力。
5. 患有消渴病者，应积极治疗。

【预后及转归】

本病如能及时恰当治疗，多可痊愈。若正虚邪盛，或处理不当，可致疔疮走黄之重证，甚至危及生命。

【参考资料】

1. 古代文献摘录

（1）《素问·生气通天论》："高粱之变，足生大疔。"

（2）《疮疡经验全书·卷四》："疔疮初生时红软温和，忽然顶陷黑，谓之癀走，此症危矣。"

（3）《医宗金鉴·外科心法要诀·鼻部》："此证初起之时，须当速治，迟则毒气内攻，以致神昏、呕哕、鼻肿如瓶者，逆。"

（4）《证治准绳·疡医·卷三》："或问两腮及鼻下焮肿生疮，恶血淋漓，何如？曰：此名疔疽，属阳明胃经，三日口噤如痉，角弓反张，按之如疔钉着骨，痛不可忍是也。"

2. 现代相关疾病简介

海绵窦血栓性静脉炎（thrombophlebitis of the cavernous sinus）为鼻疖最严重的颅内合并症。海绵窦是颅底主要静脉汇集处，位于眼眶后部和蝶窦两侧，前者分别接受眼上及眼下静脉来的血液，后者接受外鼻及上唇血液回流。面部静脉无瓣膜，所以当鼻疖或上唇蜂窝组织炎时，细菌或血栓可顺血流感染至海绵窦。当海绵窦炎症向周围扩散，可形成硬脑膜脓肿、脑膜炎及脑脓肿等。治疗应控制感染，支持疗法，化脓时手术切开引流。

3. 医案选录

严某，女，16岁。1975年11月20日初诊：左鼻翼处肿胀作痛侵及面颊部已有4天，曾用青霉素、链霉素肌注 2 天，症状未见改善。现见疔毒结于左鼻外侧迎香部，红肿胀痛及于面颧，按之略硬而觉痛。脉、舌正常。检查：左鼻翼处肿胀突出，触痛明显，左面颊部亦然。诊为鼻疔并发面颊部蜂窝组织炎。证属热毒内蕴，上攻鼻窍。治宜清热解毒，佐以消散：赤芍 9g，粉丹皮 9g，紫花地丁 12g，杭菊花 9g，金银花 12g，甘草 3g，黄芩 9g，绿豆壳 18g，芙蓉花 9g。3 剂。外用芙蓉软膏敷患处周围，每日更换 1～2 次。1975 年 12 月 9 日随访，患者经用内服与外敷药同治后，鼻疔消失，余症亦愈。

按：本例鼻窍红肿延及面颧，是属热毒炽盛，则始终采用清热和营、消肿解毒之剂治疗而奏效，说明中医辨证论治的重要性和可靠性。

（《张赞臣临床经验选编》）

第二节 鼻 疳

鼻疳（bi gan）是指以鼻前庭及其附近皮肤红肿、糜烂、渗液、结痂、灼痒，或皲裂为主要特征的鼻病。西医学的鼻前庭炎及鼻前庭湿疹等疾病可参考本病进行辨证施治。

本病在古代医籍中又有鼻疮、鼻蜃疮、鼻蜃、蜃鼻、赤鼻、疳鼻等别称，但其含义不尽相同。

【病因病机】

1. 肺经蕴热，邪毒外袭

肺经素有蕴热，又因起居不慎，复受风热邪毒所袭，或挖鼻损伤肌肤，或患鼻病脓涕经常浸渍，邪毒乘虚侵袭，外邪引动肺热，上灼鼻窍，熏蒸鼻前孔肌肤而为病。

2. 脾胃失调，湿热郁蒸

饮食不节，脾失健运，以致湿浊内停，湿郁化热；或因小儿脾胃虚弱，易积食化热，疳热上攻，湿热之邪循经上犯，熏蒸鼻窍肌肤而为病。

3. 阴虚血燥，鼻窍失养

患病日久，邪热留恋不去，内耗阴血，阴虚血燥，血虚生风，虚热上攻，久蒸鼻窍，而致鼻疳久治不愈。

【诊断】

一、诊断要点

1. 病史

可有过敏、挖鼻或长期流鼻涕等病史。

2. 临床症状

前鼻孔、上唇肌肤灼热疼痛，或瘙痒，可反复发作，时轻时重，缠绵难愈。小儿可有纳呆、腹胀、便溏、啼哭不安等表现。

3. 检查

鼻前庭皮肤红肿、糜烂、结痂，或见水疱、渗流脂水，或局部暗红，皮肤粗糙、皲裂、脱屑。

二、鉴别诊断

本病应与鼻疔相鉴别。

【辨证及治疗】

一、分型论治

1. 肺经蕴热，邪毒外袭

主证：鼻前庭及周围皮肤灼热干燥，微痒微痛，皮肤出现粟粒样小丘，继而浅表糜烂，流黄色脂水，周围皮肤潮红或皲裂，鼻毛脱落。一般无明显全身症状，症重者可见头痛发热，咳嗽气促，便秘，舌质红，苔黄，脉数。小儿可见啼哭躁扰，搔抓鼻部，甚至血水淋漓。

证候分析：肺经蕴热，风热外袭，内外邪热结聚于鼻，熏灼鼻孔处肌肤，则出现粟粒状小丘，微红、痒痛；热盛则红肿而痛、灼热干燥、结痂；热毒灼腐皮肤，则局部糜烂、流溢脂水；头痛发热、咳嗽气促、便秘、舌质红、苔黄、脉数等为肺经有热之证。

治法：疏风散邪，清热泻肺。

方药：黄芩汤加减。方中黄芩、栀子、桑白皮、甘草清泻肺热而解毒；连翘、薄荷、荆芥穗疏散风热外邪；赤芍清热凉血；麦冬清热养阴；桔梗清肺热，载诸药直达病所。若大便结者，加入瓜蒌仁、生大黄；热毒壅盛、燥热痛甚者，可加黄连、丹皮，以清热解毒、凉血止痛；红肿甚者，加大青叶、板蓝根。

2. 脾胃失调，湿热郁蒸

主证：鼻前孔及周围皮肤糜烂，潮红燥肿，常溢脂水或结黄浊厚痂，瘙痒，甚者可侵及鼻翼及口唇。病情经久不愈或反复发作。小儿可兼有腹胀，大便溏薄，啼哭易怒。舌苔黄腻，脉滑数。

证候分析：脾胃失调，湿浊内生，蕴而生热，湿热循经上蒸，壅结鼻窍，腐蚀肌肤，则鼻窍肌肤糜烂潮红；湿浊不清，则脂液溢出，积成黄浊厚痂；湿性黏滞不易速去，湿热蕴伏不散，故病情缠绵，或反复发作。小儿脏腑娇嫩，易因脾虚湿滞久郁而出现食少、腹胀、大便溏薄等症。苔黄腻、脉滑数皆为湿热之象。

治法：清热燥湿，解毒和中。

方药：萆薢渗湿汤加减。方中以黄柏、萆薢、滑石、泽泻、通草清热祛湿而解毒；茯苓、薏苡仁除湿和中；丹皮清热凉血。若湿热盛者，加黄连、苦参、土茯苓以助清热燥湿之力；痒甚者，加荆芥、防风、白鲜皮、地肤子以祛风除湿止痒；病情缠绵，反复发作者，加黄芪、白术、金银花以扶正解毒。小儿脾弱，腹胀便溏者，合用参苓白术散以健脾消积除湿。

3. 阴虚血燥，鼻窍失养

主证：鼻前孔及周围瘙痒，灼热干痛，异物感。或伴口干咽燥，面色萎黄，大便干结，舌质红，少苔，脉细数。检查见鼻前孔肌肤粗糙、增厚或皲裂，或有少许脓痂或鳞屑样干痂，鼻毛脱落。

证候分析：肺热久蕴，或脾胃湿热久留，内耗阴血，致阴血亏虚，生风化燥，鼻部失养，故鼻前孔皮肤粗糙、增厚、皲裂、结痂，鼻毛脱落；血燥风盛，则痒剧；虚热上攻，则灼热干痛、异物感；血燥鼻窍，损伤肌肤，则见少许脓痂，或鳞屑样干痂；舌质红、少苔、脉细数为阴虚血燥之象。

治法：滋阴润燥，养血熄风。

方药：四物消风饮加减。方中四物汤养血活血、养阴润燥，以扶正祛邪；黄芩、甘草清热解毒；荆芥穗、薄荷、柴胡疏风散邪止痒。若鼻部肌肤干燥、皲裂甚，加玄参、麦冬、首乌之类以助滋阴养血；痒甚加蝉衣、防风、全蝎以祛风止痒；肌肤色红、干燥、疼痛，加金银花、野菊花以解毒祛邪。

二、外治法

主要用清热解毒、收敛止痒的中药外洗或外敷。

1. 外洗

可选用以下方药煎水局部外洗：①内服中药渣再煎。②苦楝树叶、桉树叶各30g。③苦参、苍术、白鲜皮各15g。④菊花、蒲公英各60g。

2. 外敷

(1) 红肿、糜烂、渗液，可用青蛤散涂敷。

(2) 糜烂不愈，脂水多者，可取瓦松或五倍子适量，烧灰研细末，敷于患处。

(3) 干燥、皲裂、脱屑者，用黄连膏外涂。

(4) 灼热疼痛者，取辰砂定痛散用麻油调敷。

三、针灸疗法

1. 体针

可取合谷、曲池、外关、少商等穴，提插捻转，用泻法。每日1次。

2. 耳针

取鼻、肺、胃、下屏间等穴，或埋针，或用王不留行籽贴压，经常用手轻按贴穴，维持刺激。

四、其他疗法

局部可配合红外线、氦-氖激光照射，有消肿止痛的作用。

【预防与调护】

1. 积极治疗鼻腔、鼻窦疾病，避免涕液浸渍鼻窍肌肤。
2. 保持鼻部清洁，忌用热水烫洗或肥皂水洗涤。
3. 戒除挖鼻、拔鼻毛等不良习惯。
4. 忌食辛辣炙煿之品，忌食鱼、虾、蟹等发物。

5. 小儿患者，应注意饮食调养，并应防治各种寄生虫病，以防疳热上攻。

【预后及转归】

鼻疳若及时恰当治疗，预后良好。若迁延不愈，可因外来刺激而急性发作，症状时轻时重，偶有数年不愈者。

【参考资料】

1. 古代文献摘录

(1)《疡医大全·卷十二》："鼻乃肺之窍，肺有蕴热，或醇酒炙煿，胃热熏金，或肺火亢盛，是以鼻窍生疮，燥裂作痛，多起赤靥。"

(2)《仁斋直指方·小儿附遗方论》："鼻下两旁赤痒疮湿，是为鼻疳，其疮不痛，汁所流处，随即成疮，亦名疳䘌。"

2. 医案选录

傅某，男，48 岁。1976 年 3 月 20 日初诊。3 天来发热，鼻流涕，右鼻翼红肿热痛作胀，并伴有头胀。检查见右鼻翼、鼻前庭红肿，多发性片状糜烂结痂。脉滑数，舌质红，苔淡。诊为鼻疮，证属外感风热上攻鼻窍。治宜疏邪清热解毒：薄荷叶 3g（后下），牛蒡子9g，赤芍 9g，丹皮 9g，金银花 9g，连翘 9g，甘草 3g，杭菊花 9g，黄芩 9g。外用青灵软膏涂患处。

上药连服 3 剂后，症状逐渐好转，其后来诊两次，按上方随症加减又服 6 剂，鼻部疼痛消失。检查见右鼻翼、前庭糜烂肿胀全部消退而愈。

按：《医宗金鉴》："此证生于鼻窍内，初觉干燥疼痛，状如粟粒，甚者鼻外色红微肿，痛似火炙。由肺经壅热，上攻鼻窍，聚而不散，致成此疮。"本例除见鼻翼红肿热痛作胀外，尚有发热、流涕等表证，故辨证为风热郁于肺卫，上攻鼻窍，治用薄荷、牛蒡子辛散祛邪；银花、连翘、黄芩、甘草之甘苦泻热解毒。

（《张赞臣临床经验选编》）

第三节　伤风鼻塞

伤风鼻塞（shang feng bi sai）是指因感受风邪所致的以鼻塞、流涕、喷嚏为主要症状的急性鼻病。俗称"伤风"。四季均可发病，但以冬季为多见。西医学的急性鼻炎可参考本病进行辨证施治。

古代医家对本病论述多散载于"伤风"、"嚏"、"流涕"、"鼻塞"等病证范畴内。《世医得效方·卷十》首次提出"伤风鼻塞"一名："茶调散治伤风鼻塞声重，兼治肺热涕浊。"

【病因病机】

本病多因气候变化，寒热不调，或生活起居不慎，过度疲劳，风邪侵袭鼻窍而为病。因风为百病之长，常夹寒、夹热侵袭人体，故本病之发，又有风寒、风热之分。

1. 风寒犯鼻

肺开窍于鼻，外合皮毛。若风寒之邪外袭，皮毛受邪，肺失宣肃，风寒上犯，壅塞鼻窍而为病。

2. 风热犯鼻

风热之邪，从口鼻而入，内犯于肺；或因风寒之邪束表，郁而化热犯肺，致肺气不宣，风热上犯鼻窍，鼻失宣畅而为病。

【诊断】

一、诊断要点

1. 病史

发病前多有受凉或疲劳史。

2. 临床症状

初起鼻痒、灼热感，或喷嚏，鼻塞，流清水样鼻涕；随病情发展，鼻塞渐重，清涕渐呈黏黄涕，嗅觉减退，语声重浊。全身或有周身不适、发热、恶风、头痛等。小儿全身症状较重，可有高热、惊厥，常出现消化道症状，如呕吐、腹泻等。

3. 检查

鼻黏膜充血肿胀，鼻腔内有较多鼻涕，初期为清水样涕，后渐转为黏性（彩图 10）。

二、鉴别诊断

本病应与时行感冒、鼻衄、呼吸道急性传染病前驱期相鉴别。

【辨证及治疗】

一、分型论治

1. 风寒犯鼻

主证：鼻塞声重，喷嚏频作，流涕清稀，头痛，恶寒发热，舌淡红，苔薄白，脉浮紧。检查见鼻黏膜淡红肿胀，鼻内积有清稀涕液。

证候分析：风寒束表，肺卫失宣，邪壅鼻窍，故鼻塞声重、鼻黏膜淡红肿胀；风寒袭表，正气抗争，驱邪外出，故喷嚏频作；肺失肃降，水道不利，故流涕清稀；风寒束表，卫阳被郁，营卫失调，故见恶寒发热、头痛；舌质淡红、苔薄白、脉浮紧均为外感风寒之证。

治法：辛温解表，散寒通窍。

方药：通窍汤加减。方中以麻黄、防风、羌活、藁本疏风散寒解表；川芎、白芷、细辛疏散风寒通窍；升麻、葛根辛甘发散，解表升阳；苍术发汗行湿；甘草调和药性。川椒大热，不利表散，可去而不用。亦可用荆防败毒散、葱豉汤加减。

2. 风热犯鼻

主证：鼻塞较重，鼻流黏稠黄涕，鼻痒气热，喷嚏时作，发热，头痛，微恶风，口渴，咽痛，咳嗽痰黄，舌质红，苔薄黄，脉浮数。检查见鼻黏膜色红肿胀（彩图 10），鼻内有黄涕。

证候分析：风热外袭，肺失宣降，风热上扰鼻窍，故见鼻塞较重、鼻黏膜色红肿胀、鼻流黏黄涕、鼻痒气热、喷嚏时作；风热犯肺，肺气上逆，故咳嗽痰黄；发热、微恶风、头痛、口渴、咽痛、舌质红、苔薄黄、脉浮数均为风热犯肺之证。

治法：疏风清热，宣肺通窍。

方药：银翘散加减。方中以金银花、连翘疏风清热、消肿通窍；薄荷、荆芥、牛蒡子、淡竹叶、桔梗、淡豆豉助主药疏风清热、宣肺通窍；芦根生津护阴，而解口渴；甘草调和诸药而解毒。若鼻塞甚者，加辛夷花、苍耳子以加强散邪通窍之功；若头痛较甚者，加蔓荆子、菊花以清利头目；咽部红肿疼痛者，加板蓝根、射干以清热解毒利咽；咳嗽痰黄，加前胡、瓜蒌以宣肺止咳化痰。亦可选用桑菊饮加减。

二、外治法

1. 滴鼻
用芳香通窍类的中药滴鼻剂滴鼻，改善通气引流。

2. 蒸汽或雾化吸入
可用内服中药或薄荷、辛夷煎煮蒸汽熏鼻，亦可用疏风解表、芳香通窍的中药煎煮过滤后行超声雾化吸入。

三、针灸疗法

鼻塞者，取迎香、印堂穴；头痛、发热者，取太阳、风池、合谷、曲池穴。针刺，强刺激，留针 10～15 分钟。或做穴位按摩，每日 1 次。

【预防与调护】

1. 适当休息，多饮开水，清淡饮食，疏通大便。
2. 鼻塞时，勿强力擤鼻，以防邪毒窜入耳窍，引发耳疾。
3. 锻炼身体，适当户外运动，增强机体抵抗力。
4. 感冒流行期间尽量不出入公共场所，注意居室通风。

【预后与转归】

伤风鼻塞经适当休息，及时治疗，多能痊愈，病程一般 5～7 天。若感邪过重，治疗不及时，可并发鼻渊、喉痹、耳胀等。少数患者，因失于治疗，病情迁延不愈，可致鼻窒。

【参考资料】

古代文献摘录

（1）《医林绳墨·卷七》："又有触冒风邪，寒则伤于皮毛，而成伤风鼻塞之候，或为浊涕，或流清水。治宜先解寒邪，后理肺气，使心肺之阳交通，而鼻息之气顺利，则香臭可闻者也，如桂枝汤、参苏饮之类，量其时令而与之。"

（2）《杂病源流犀烛·卷二十三》："鼻为肺窍，外象又属土，故寒伤皮毛，则鼻塞不利。新者偶感风寒，必兼喷嚏、清涕、声重，宜参苏饮、羌活冲和汤……若风热壅盛，郁于肺中，亦致鼻塞声重；宜疏散之，宜抑金散、川芎茶调散。"

第四节　鼻　窒

鼻窒（bi zhi）是指以经常性鼻塞为主要特征的慢性鼻病。西医学的慢性鼻炎等疾病可参考本病进行辨证施治。

鼻窒一名，首见于《素问·五常政大论》："大暑以行，咳嚏鼽衄鼻窒。"《素问玄机原病式·六气为病》曰："鼻窒，窒，塞也"，又曰"但见侧卧上窍通利，下窍窒塞"，指出了鼻窒的主要症状特点。

【病因病机】

本病多因正气虚弱，伤风鼻塞反复发作，余邪未清而致；鼻窍及其邻近病灶的影响，不洁空气，过用血管收缩剂滴鼻等亦可导致本病的发生。其病机多与肺、脾二脏功能失调及气滞血瘀有关。

1. 肺经蕴热，壅塞鼻窍

伤风鼻塞失于调治或反复发作，迁延不愈，邪热伏肺，久蕴不去，致邪热壅结鼻窍，鼻失宣通，气息出入受阻而为病。

2. 肺脾气虚，邪滞鼻窍

久病体弱，耗伤肺卫之气，致使肺气虚弱，邪毒留滞鼻窍而为病。或饮食不节，劳倦过度，病后失养，损伤脾胃，致脾胃虚弱，运化失健，湿浊滞留鼻窍而为病。

3. 邪毒久留，血瘀鼻窍

伤风鼻塞失治，或外邪屡犯鼻窍，邪毒久留不去，壅阻鼻窍脉络，气血运行不畅而为病。

【诊断】

一、诊断要点

1. 病史

可有伤风鼻塞反复发作史。

2. 临床症状

以鼻塞为主要症状。鼻塞呈间歇性或交替性。病变较重者，可呈持续性鼻塞，鼻涕不易擤出，久病者可有嗅觉减退，或可有头晕、头重、咽部不适等表现。

3. 检查

早期鼻黏膜色红或暗红，下鼻甲肿胀，表面光滑，触之柔软，弹性好，对血管收缩剂敏感。久病者见下鼻甲肥大，呈桑椹状或结节状（彩图11），触之有硬实感，弹性差，对血管收缩剂不敏感。部分患者可见严重的鼻中隔偏曲。

二、鉴别诊断

本病应与鼻渊、鼻息肉等所致鼻塞相鉴别。

【辨证及治疗】

一、分型论治

1. 肺经蕴热，壅塞鼻窍

主证：鼻塞时轻时重，或交替性鼻塞，鼻涕色黄量少，鼻气灼热，常有口干，咳嗽痰黄，舌尖红，苔薄黄，脉数。检查见鼻黏膜充血，下鼻甲肿胀，表面光滑、柔软有弹性。

证候分析：肺经蕴热，熏灼鼻窍，故见鼻甲肿胀、鼻塞、涕黄量少、鼻气灼热；口干、咳嗽痰黄、舌质红、苔薄黄、脉数均为肺经蕴热之证。

治法：清热散邪，宣肺通窍。

方药：黄芩汤加减。方中黄芩、栀子、桑白皮、甘草清泻肺热而解毒；连翘、薄荷、荆芥穗疏风清热通鼻窍；赤芍清热凉血；麦冬清热养阴；桔梗清肺热载诸药直达病所。全方有清热泻肺、宣通鼻窍之功。

2. 肺脾气虚，邪滞鼻窍

主证：鼻塞时轻时重，或呈交替性，涕白而黏，遇寒冷时症状加重。可伴有倦怠乏力，少气懒言，恶风自汗，咳嗽痰稀，易患感冒，纳差便溏，头重头昏，舌淡苔白，脉浮无力或缓弱。检查见鼻黏膜及鼻甲淡红肿胀。

证候分析：肺脾气虚，卫外不固，邪滞鼻窍，故鼻塞不通；肺卫不固，不能抵御外寒，故恶风自汗，遇寒时症状加重；证属虚寒，故鼻黏膜肿胀色淡红、流涕白黏；肺不布津，聚而生痰，肺气上逆，故咳嗽痰稀；脾虚运化失常，则饮食欠佳、大便时溏；少气懒言、倦怠乏力、舌淡苔白、脉浮无力或缓弱均为气虚之证。

治法：补益肺脾，散邪通窍。

方药：肺气虚为主者，可选用温肺止流丹加减。方中以细辛、荆芥疏散风寒；人参、甘草、诃子补肺敛气；桔梗、鱼脑石散结除涕；可加五味子、白术、黄芪以补气益肺脾。若脾气虚为主者，可用补中益气汤加减，以健脾益气，升阳通窍。易患感冒或遇风冷则鼻塞加重者，可合用玉屏风散以益气固表。

3. 邪毒久留，血瘀鼻窍

主证：鼻塞较甚或持续不减，鼻涕黏黄或黏白，语声重浊或有头胀头痛，耳闭重听，嗅觉减退。检查见鼻黏膜暗红肥厚，鼻甲肥大质硬，表面凹凸不平，呈桑椹状（彩图 11），舌质暗红或有瘀点，脉弦或弦涩。

证候分析：鼻窒日久，邪毒久留鼻窍，气血瘀阻，故鼻甲暗红肥厚、鼻塞声重；邪浊蒙蔽清窍，故头胀头痛、耳闭重听；舌质暗红或有瘀点、脉弦涩为气滞血瘀之证。

治法：行气活血，化瘀通窍。

方药：通窍活血汤加减。方中以桃仁、红花、赤芍、川芎活血化瘀，疏通血脉；麝香（可用人工麝香代）、老葱通阳开窍；黄酒温通血脉。全方合用，有行气活血、化瘀通窍之功。鼻塞甚、嗅觉迟钝者可选加辛夷花、白芷、石菖蒲、丝瓜络；头胀痛、耳闭重听者，加柴胡、蔓荆子、菊花以清利头目。

二、外治法

1. 滴鼻

可用芳香通窍的中药滴鼻剂滴鼻。

2. 超声雾化吸入

可用中药煎煮液如苍耳子散，或用柴胡、当归、丹参等注射液做超声雾化经鼻吸入。

3. 下鼻甲注射

鼻甲肥大者，可选用当归、川芎、黄芪、复方丹参等注射液做下鼻甲注射。每次每侧注射 1～2ml，5～7 日 1 次，5 次为 1 疗程。

4. 下鼻甲部分切除术

对下鼻甲肥大硬实，诸法不效者，可行下鼻甲部分切除术。

此外，古医籍记载尚有吹鼻法，如用碧云散、苍耳子散等吹鼻内，或用药棉裹药塞鼻内。

三、针灸疗法

1. 体针

主穴：迎香、鼻通、印堂。配穴：百会、风池、太阳、合谷、足三里。每次取主穴加配穴 2～3 个，针刺，辨证施用补泻手法。

2. 耳针

取鼻、内鼻、肺、脾、内分泌、皮质下等穴，用耳针针刺或用王不留行籽贴压耳穴。

3. 艾灸

对于肺脾气虚者，取迎香、人中、印堂、百会、肺俞、脾俞、足三里等穴，温灸。

四、其他治疗

可配合超短波理疗、激光、冷冻、微波或射频等治疗。

【预防与调护】

1. 锻炼身体，增强体质，避免受风受凉，积极防治伤风鼻塞。

2. 戒除烟酒，注意饮食卫生和环境保护，避免粉尘长期刺激。

3. 避免局部长期使用血管收缩剂滴鼻，鼻塞重时，不可强行擤鼻，以免邪毒入耳。

【预后与转归】

本病若在早期治疗得当，可获痊愈。长期失治，则缠绵难愈，并可引发鼻渊、耳胀耳闭、喉痹等疾病。

【参考资料】

1. 古代文献摘录

(1)《诸病源候论·卷二十九》："肺主气，其经手太阴之脉也，其气通鼻。若肺脏调和，则鼻气通利而知香臭；若风冷伤于脏腑，而邪气乘于太阴之经，其气蕴积于鼻者，则津液壅塞，鼻气不宣调，故不知香臭，而为齆也。"

(2)《东垣试效方·卷五》："若因饥饱劳役损伤脾胃，生发之气既弱，其营运之气不能上升，邪害空窍，故不利而不闻香臭也。宜养胃气，使营运阳气宗气上升，鼻则通矣。"

2. 现代相关疾病简介

慢性鼻炎（chronic rhinitis） 临床上分为慢性单纯性鼻炎和慢性肥厚性鼻炎两种类型。二者病因学基本相似，在病理学上无明确界限，且常有过渡型存在，后者多因前者发展、转化而来，但临床表现不同，治疗亦有区别。慢性单纯性鼻炎以间歇性或交替性鼻塞为特点，鼻涕量略多，呈黏液性，检查见下鼻甲黏膜肿胀，呈红色，表面光滑，触之柔软，有弹性，对血管收缩剂反应敏感，一般适合于非手术治疗。慢性肥厚性鼻炎以持续性鼻塞为特点，鼻涕量多，呈黏液性或黏脓性，不易擤出，检查见下鼻甲黏膜肥厚，呈暗红色，表面不平，呈结节状或桑椹样，触之硬实，无弹性，对血管收缩剂反应小或无反应，适合于手术治疗为主。

3. 医案选录

王某，女，38岁，1991年10月初诊。鼻塞常作，往往寒则作，温则缓，嗅觉接近消失，受寒则清涕滂沱，长期呈阻塞性鼻音，鼻塞严重时头痛，用力擤涕时耳中哄鸣及暂时性失听。检查：下鼻甲稍感肥大，用收缩剂后未见异常。鼻咽部检查未见异常。舌苔薄，脉细。医按：肺怯金寒，清阳失举。检查则器质无恙。治疗应温肺升阳：柴胡3g，升麻3g，黄芪10g，防风6g，白术6g，细辛3g，茯苓10g，百合10g，淫羊藿10g，甘草3g。7剂煎服。

1991年10月30日二诊：鼻塞缓解，失嗅依然无佳兆，稍稍受凉幸无反应，阻塞性鼻音仍有，鼻涕清而难擤。检查：鼻腔（一）。舌苔薄，脉细。医按：温肺升阳已有微效，但阻塞性鼻音一无改善。法宗原旨，小试疏导肺气之壅：柴胡3g，升麻3g，细辛3g，马兜铃10g，黄芪10g，白术6g，防风6g，淫羊藿10g，陈皮6g。7剂煎服。

1991年11月8日三诊：药进7剂，毫无效益，鼻塞情况白天尚可，入夜紧塞，涕多而色白，紧塞之际擤尽潴涕，也可通些。检查：鼻腔未见异常。舌苔薄，脉细。医按：鼻窍阻塞，得暖或活动而缓解，其病在瘀；擤尽潴涕而通，其病在涕。今也病在后者。两用温肺泻肺，俱不理想，其在此乎！兹从制涕之酿成，清涕之潴积裁方：桑白皮 10g，黄芩 3g，桔梗 6g，象贝母 10g，鱼腥草 10g，陈皮 6g，半夏 6g，鸭跖草 10g，路路通 10g，辛夷 6g。7 剂煎服。

1991 年 11 月 15 日四诊：阻塞似乎改善（但仍有些阻塞性鼻音），但失嗅感无丝毫改善，涕量已减少，其质很清。检查：鼻（一）。舌苔薄，脉细。医按：肺怯生寒，阳和之气难转，则鼻塞；清阳不举，浊阴之气蒙窍，乃鼻聋。治以温肺升阳。至于制涕之减少，但肺温而清升，制涕法亦寄寓其中矣：①升麻 3g，柴胡 3g，桑白皮 10g，路路通 10g，菖蒲 3g，辛夷 6g，益母草 10g，淫羊藿 10g，荜茇 6g，红花 6g。7 剂煎服。②细辛 6g，角针 6g。3 剂，水煎熏鼻窍。

1991 年 12 月 3 日五诊：药进 14 剂，客观上阻塞性鼻音明显改善，入暮还有些堵塞，对浓郁的气味偶然闻到。涕不太多，但难外擤。检查：鼻腔未见异常。舌苔薄，脉细。医按：温肺升阳，矢已中鹄，更以鼻音之改善，殊为可慰，诊得脉来细小而弱，则正气显然不充，欲知血以气行，益气亦间接行血。乘胜追击之方，再助以益气。至于仿通关散之外用药，再予续用：①黄芪 10g，党参 10g，升麻 3g，路路通 10g，柴胡 3g，菖蒲 3g，荜茇 6g，淫羊藿 10g，红花 6g，泽兰 6g。7 剂煎服。②细辛 6g，角针 6g，阿魏 3g。3 剂，水煎熏鼻窍。

1991 年 12 月 20 日六诊：近来自觉鼻堵塞减轻一些，可以闻到一些香气，客观上阻塞性鼻音有所减轻，呼吸感到吸气性困难。检查：鼻腔（一）。舌苔薄，脉右沉细左细。医按：温肺升阳，仍然为主导。原方损益一二：①黄芪 10g，党参 10g，升麻 3g，紫河车 10g，柴胡 3g，菖蒲 3g，白术 6g，怀山药 10g，茯苓 10g，红花 6g，仙茅 6g。7 剂煎服。②角针 5g，蔓荆子 10g，细辛 6g。4 剂，水煎熏鼻窍。

（《干祖望耳鼻喉科医案选粹》）

第五节　鼻　槁

鼻槁（bi gao）是指以鼻内干燥、黏膜萎缩，甚或鼻腔宽大为特征的慢性鼻病。西医学的干燥性鼻炎、萎缩性鼻炎等病可参考本病进行辨证施治。

鼻槁一词，首见于《灵枢·寒热病》，其曰："皮寒热者，不可附席，毛发焦，鼻槁腊，不得汗。"《难经》、《金匮要略》及后世医家亦有"鼻槁"、"鼻燥"等记载，但多指病变中的症状而言。

【病因病机】

本病的病因与燥邪、阴虚、气虚等有关。病机主要是津伤而致鼻窍失养。

1. 燥邪犯肺

多因气候干燥，或多尘、高温的工作环境，燥热之邪伤肺，循经上灼鼻窍，耗伤津液，鼻窍失养，发为鼻槁。

2. 肺肾阴虚

久病伤阴，肺阴不足，津液不能上输于鼻，鼻失滋养，甚则肺虚及肾，肺肾阴虚，虚火上炎，灼伤鼻窍黏膜，致使鼻干、黏膜枯萎而为病。

3. 脾气虚弱

久病体弱，或饮食不节，劳倦过度，损伤脾胃，致脾胃虚弱，气血精微生化不足，无以上输充养鼻窍，鼻失气血滋养而为病。若脾不化湿，湿蕴化热，湿热上蒸，熏灼鼻窍黏膜，亦可导致本病。

【诊断】

诊断要点

1. 病史

可有慢性鼻病、鼻特殊传染病史，或有害粉尘、气体长期刺激史。

2. 临床症状

鼻内干燥感，易鼻出血，鼻塞，甚则嗅觉减退或丧失，鼻气腥臭。

3. 检查

鼻黏膜干燥、萎缩，鼻甲缩小（尤以下鼻甲为甚），鼻腔宽大，可见大量灰绿色脓痂覆盖（彩图 12）。

【辨证及治疗】

一、分型论治

1. 燥邪犯肺

主证：鼻内干燥，灼热疼痛，涕痂带血。咽痒干咳，舌尖红，苔薄黄少津，脉细数。检查见鼻黏膜充血干燥，或有痂块。

证候分析：燥热袭肺，耗伤津液，鼻窍黏膜失养，故鼻内干燥、灼热疼痛，鼻黏膜干燥；燥热伤络，则涕痂带血；燥热伤肺，肺失清肃，故咽痒干咳；舌尖红、苔薄黄少津、脉细数亦为燥热伤肺之象。

治法：清燥润肺，宣肺散邪。

方药：清燥救肺汤加减。方中以桑叶、石膏清宣肺经邪热；麦冬、人参、阿胶、火麻仁养阴生津润燥；杏仁、枇杷叶宣降肺气；甘草调和诸药。鼻衄者加白茅根、茜草根等凉血止血。

2. 肺肾阴虚

主证：鼻干较甚，鼻衄，嗅觉减退，咽干燥，干咳少痰，或痰带血丝，腰膝酸软，手足心热，舌红少苔，脉细数。检查见鼻黏膜色红干燥，鼻甲萎缩，或有脓涕痂皮积留（彩图12），鼻气恶臭。

证候分析：肺肾阴虚，津不上承，鼻失滋养，兼以虚火上炎，灼伤鼻窍黏膜，故见鼻干较甚、鼻衄、嗅觉减退、涕痂积留鼻窍、鼻黏膜红干、鼻甲萎缩、鼻气恶臭；阴虚肺燥，故见干咳少痰；阳络受损则痰带血丝；肾阴不足，腰膝失养，虚火内盛，故见腰膝酸软、手足心热；舌红少苔、脉细数亦为阴虚之象。

治法：滋养肺肾，生津润燥。

方药：百合固金汤加减。方中以熟地、生地、百合、麦冬、玄参滋养肺肾之阴，生津润燥；白芍、当归养血益阴；贝母、桔梗清肺而利咽喉；甘草调和诸药。若鼻衄加白茅根、旱莲草、藕节凉血止血；腰膝酸软者，加牛膝、杜仲补肾强腰。

3. 脾气虚弱

主证：鼻内干燥，鼻涕黄绿腥臭，头痛头昏，嗅觉减退，常伴纳差腹胀，倦怠乏力，面色萎黄，唇舌色淡，脉缓弱。检查见鼻黏膜色淡，干萎较甚，鼻腔宽大，涕痂积留。

证候分析：脾胃虚弱，气血生化不足，水谷精微不能上输，鼻失滋养，故见鼻内干燥、黏膜色淡、干萎较甚、鼻腔宽大；脾虚湿盛，湿蕴化热，熏蒸鼻窍，故见鼻涕黄绿腥臭、涕痂积留；脾气虚弱，清阳不升，清窍失养，故头痛头昏、嗅觉减退；纳差腹胀、倦怠乏力、面色萎黄、唇舌色淡、脉缓弱均为脾气虚弱之证。

治法：健脾益气，祛湿化浊。

方药：补中益气汤加减。以补中益气汤健脾益气，升清降浊。鼻涕黄绿腥臭、痂皮多者，加薏苡仁、土茯苓、鱼腥草以清热祛湿化浊；纳差腹胀，加砂仁、麦芽助脾运化。

本病属慢性疾患，若久病不愈，则易夹瘀，故根据"瘀血不去，新血不生"的理论，可在辨证用药时，酌加活血化瘀之品，如丹参、归尾、鸡血藤、桃仁、红花、赤芍、水蛭、穿山甲、土鳖虫之类，以助活血通络、化瘀生肌；涕痂腥秽者可加藿香、佩兰芳香化浊。

二、外治法

1. 鼻腔冲洗

用生理盐水或中药煎水冲洗鼻腔，以清除鼻内痂块，减少鼻腔臭气，每日1～2次。

2. 滴鼻

宜用滋养润燥药物滴鼻，如用蜂蜜、芝麻油加冰片少许滴鼻，每日2～3次。

3. 蒸汽及超声雾化吸入

可用内服中药，再煎水，或用清热解毒排脓中药煎水，或用鱼腥草注射液，做蒸汽或超声雾化吸入，每日1～2次。

4. 下鼻甲注射

可选用当归注射液，或丹参注射液做双下鼻甲注射，每侧0.5～1ml，3～5日注射1次。

三、针灸疗法

1. 体针

取迎香、禾髎、足三里、三阴交、肺俞、脾俞等穴，中弱刺激，留针，10次为1疗程。

2. 耳针

取内鼻、肺、脾、肾、内分泌等穴针刺，用王不留行籽贴压上述耳穴。

3. 艾灸

百会、足三里、迎香、肺俞等穴。悬灸至局部发热，呈现红晕为止，每日或隔日1次。

4. 迎香穴位埋线

方法见第五章第三节。

【预防与调护】

1. 保持鼻腔清洁湿润，及时清除积留涕痂。
2. 禁用血管收缩剂滴鼻。
3. 加强营养，多食蔬菜、水果、动物肝脏及豆类食品，忌辛辣炙煿燥热之物，戒烟酒。
4. 积极防治各种鼻病及全身性慢性疾病。
5. 加强卫生管理，注意劳动保护，改善生活与工作环境，减少粉尘吸入，在高温、粉尘多的环境，要采取降温、除尘通风、湿润空气等措施。

【预后及转归】

本病一般病程长，缠绵难愈。部分病人可并发喉痹、耳鸣及听力减退。年幼患病，长期不愈者，可致外鼻畸形。

【参考资料】

1. 古代文献选录

（1）《太平圣惠方·卷三十七》："夫鼻干无涕者，由脏腑壅滞，内有积热，攻于上焦之所致也。凡肺气通于鼻，主于涕。若其脏夹于风热，则津液不通，皮毛枯燥，两颊时赤，头痛鼻干，故令无涕也。"

（2）《万氏秘斋片玉心书·卷五》："鼻干者，心脾有热，上蒸于肺，故津液枯竭而结，当清热生津，导赤散吞服抱龙丸治之。"

2. 现代相关疾病简介

萎缩性鼻炎（atrophic rhinitis）　是一种以鼻黏膜萎缩或退行性变为其病理特征的慢性炎症，其特征是鼻黏膜萎缩、嗅觉减退或消失和鼻腔多量结痂形成，严重者鼻甲骨膜和骨质亦发生萎缩，黏膜萎缩性改变可向下发展到鼻咽、口咽、喉咽等处。临床上有原发性和继发性两种。前者病因仍不明确，后者可继发于慢性鼻炎、鼻窦炎脓性分泌物的长期刺激，高浓度有害粉尘及气体的长期刺激，不适当的鼻腔手术所致的鼻黏膜的广泛损伤，特殊传染病（如结核、梅毒、麻风等）对鼻黏膜的损害等。本病目前尚无特效疗法，局部治疗可采用鼻腔冲洗、鼻内用药及手术治疗；全身治疗可补充维生素 A、B、C、D、E 及微量元素如铁、锌等。

3. 医案选录

陈某，女，21 岁。1991 年 6 月 21 日初诊。鼻子既干且痛，涕液基本没有，发现已半年多，进行性发展，嗅觉未见丧失，但有异味感，大块涕痂脱出，时带有血丝。检查：鼻腔未见异常，后端有空旷感（不严重）。舌少苔，脉细。医按：正虚质弱，肺怯金枯。求愈之术，唯有一径，养阴益肺耳：熟地 10g，生地 10g，百合 10g，桑白皮 10g，玄参 10g，沙参 10g，白芍 6g，知母 10g，桔梗 6g，甘草 3g。5 剂煎服。外用蜂蜜涂鼻腔。

1991年7月26日二诊：进上方5剂之后，痛去而干依然存在，嗅觉迟钝，鼻中异味也未减轻。此后1月未出血。检查：鼻后腔已萎缩，右重左轻。舌苔薄，脉细。医按：情符鼻槁（即萎缩性鼻炎），初诊检查未敢确诊。幸处方用药，早已及之，刻下诊断，可以定论矣。至于病因，上诊按语早已言之详矣。再步原旨深入：熟地10g，生地10g，百合10g，桑白皮10g，玄参10g，黄精10g，知母10g，肥玉竹10g，天花粉10g，蛤粉炒阿胶珠15g。7剂煎服。

1991年8月1日三诊：上方平稳，但无明显感觉。月事量多，1周始净，色红，经前少腹坠重，关节有些疼痛。检查：鼻同上诊。舌苔薄，脉细。医按：药不枘凿而效微，症之顽也。补诉诸症，显示异病而同证，再加益气以摄之：党参10g，黄芪10g，熟地10g，五味子10g，当归10g，白芍6g，玉竹10g，桑白皮10g，黄精10g，蛤粉炒阿胶珠10g。7剂煎服。

1991年8月9日四诊：近来感冒第5天，涕一度增多，有些硬感（在鼻腔内），曾出血，量不多，今天仍在发烧，头痛头昏，食欲锐减。检查：鼻腔较干，后端同前诊。舌苔薄白，脉数。医按：坎坷难愈之途，横遭感冒。良以虽临盛暑而凉热善变，本已荏弱之卫气，难以应变自卫而然。急则治标，先清外感为是：桑叶6g，菊花10g，豆豉6g，板蓝根10g，金银花10g，薄荷5g，桔梗6g，象贝母10g，杏仁10g，鸡苏散12g。3剂煎服。

1991年8月30日五诊：感冒早已告失，鼻干仍然严重，口唇也干，狂饮难解，无涕痰，对异气异味很难接受。嗅觉似乎有些提高。检查：鼻后腔空旷，但尚红润。舌苔薄，脉细。医按：痼疾难痊，力求不予发展，而且铜炉丹灶不可日日举火。建议燥季或严重（单指干燥）时进服汤药，平稳时取用药丸、药膏：熟地10g，生地10g，百合10g，桑白皮10g，党参10g，山药10g，麦冬10g，白扁豆10g，黄精10g，紫河车10g。7剂煎服。梨膏、二至丸（最好二至膏）长期服用。

1991年12月3日六诊：8月之方仅进7剂，另用蜂蜜涂鼻腔外治，干燥逐渐改善。现在鼻涕奇多，更在晨兴之际，伴以狂嚏及咽痛，鼻干仅仅在左侧，唇干还有一些。检查：咽后壁淋巴滤泡散在性增生，黏膜有萎缩感，两腭弓有小血管暴露。鼻如上所见。舌苔薄，脉细。医按：涕称肺液，原出于津液，古人所谓"多耗一分痰涕，即多损一分津液"，故而同时唇干。治当养阴而敛涕，因治新病更能泽及凤恙：生地10g，玄参10g，麦冬10g，益智仁10g，天花粉10g，山药10g，辛夷6g，天竺黄6g，桑白皮10g。7剂煎服。

1991年12月10日七诊：上诊进药7剂，鼻中干燥依然，涕仍多而稀者转稠，鼻子通气右侧好些，有血淋渗。检查：咽后壁小血管网布。鼻同上诊。舌苔薄，脉细。医按：顽症求痊，抽丝剥茧。欲求桴声竿影，事所不能。取方无讹，毋容易辙：生地10g，玄参10g，桑白皮10g，丹皮6g，赤芍6g，麦冬10g，天竺黄6g，沙参10g，玉竹10g，天花粉10g。7剂煎服。

《中医临床家干祖望》

第六节　鼻　鼽

鼻鼽（bí qiú）是指以突然和反复发作的鼻痒、打喷嚏、流清涕、鼻塞等为主要特征的鼻病。本病为临床上较常见和多发的疾病，可常年性发病，亦可呈季节性发作。西医学的变应性鼻炎、血管运动性鼻炎、嗜酸性粒细胞增多性非变应性鼻炎等疾病可参考本病进行辨证施治。

鼻鼽病名，首见于《内经》，如《素问·脉解》云："所谓客孙脉则头痛、鼻鼽、腹肿者，阳明并于上，上者则其孙络太阴也，故头痛、鼻鼽、腹肿也。"此外在古代文献中尚有鼽嚏、鼽鼻、鼽水、鼻流清水等别称。《素问玄机原病式·卷一》谓："鼽者，鼻出清涕也。""嚏，鼻中因痒而气喷作于声也。"

【病因病机】

本病多由脏腑虚损，正气不足，腠理疏松，卫表不固，风邪、寒邪或异气侵袭，寒邪束于皮毛，阳气无从泄越，故喷而上出为嚏。

1. 肺气虚寒，卫表不固

肺气虚寒，卫表不固，则腠理疏松，风寒乘虚而入，邪聚鼻窍，邪正相搏，肺气不宣，津液停聚，遂致喷嚏、流清涕、鼻塞等，发为鼻鼽。

2. 脾气虚弱，清阳不升

脾气虚弱，化生不足，鼻窍失养，外邪或异气从口鼻侵袭，停聚鼻窍而发为鼻鼽。

3. 肾阳不足，温煦失职

肾阳不足，则摄纳无权，气不归元，温煦失职，腠理、鼻窍失于温煦，则外邪、异气易侵，而发为鼻鼽。

4. 肺经伏热，上犯鼻窍

肺经素有郁热，肃降失职，邪热上犯鼻窍，亦可发为鼻鼽。

【诊断】

一、诊断要点

1. 病史
部分病人有过敏史及家族史。

2. 临床症状
本病发作时主要表现为鼻痒、喷嚏频频、清涕如水、鼻塞，呈阵发性，具有突然发作和反复发作的特点。

3. 检查
在发作期鼻黏膜多为灰白（彩图13）或淡蓝色，亦可充血色红，鼻甲肿大，鼻腔有较多水样分泌物。在间歇期以上特征不明显。

二、鉴别诊断

本病应与伤风鼻塞相鉴别。

【辨证及治疗】

一、分型论治

1. 肺气虚寒，卫表不固

主证：鼻塞，鼻痒，喷嚏频频，清涕如水，嗅觉减退，畏风怕冷，自汗，气短懒言，语声低怯，面色苍白，或咳嗽痰稀。舌质淡，舌苔薄白，脉虚弱。检查见下鼻甲肿大光滑，鼻黏膜淡白或灰白，鼻道可见水样分泌物。

证候分析：肺气虚寒，卫表不固，风寒乘虚而入，邪正相争，则喷嚏频频；肺失清肃，气不摄津，津液外溢，则清涕自流不收；水湿停聚鼻窍，则鼻黏膜苍白、肿胀，鼻塞不通；肺气虚弱，精微无以输布，则气短懒言、语声低怯；肺卫不固，腠理疏松，故恶风自汗；因风寒束肺，肺气不宣，则咳嗽痰稀；面色苍白、舌质淡、苔薄白、脉虚弱为气虚之证。

治法：温肺散寒，益气固表。

方药：温肺止流丹加减。方中以细辛、荆芥疏风散寒；人参、甘草、诃子补肺敛气；桔梗、鱼脑石散结除涕。此方气味温和，功能暖肺，而性带散，又能祛邪。鼻痒甚，可酌加僵蚕、蝉蜕；若畏风怕冷，清涕如水者，可酌加桂枝、干姜、大枣等。临床上亦可用玉屏风散合苍耳子散加减。

2. 脾气虚弱，清阳不升

主证：鼻塞，鼻痒，清涕连连，喷嚏突发，面色萎黄无华，消瘦，食少纳呆，腹胀便溏，四肢倦怠乏力，少气懒言，舌淡胖，边有齿痕，苔薄白，脉弱无力。检查见下鼻甲肿大光滑，黏膜淡白，或灰白，有水样分泌物。

证候分析：脾气虚弱，化生不足，鼻窍失养，风寒、异气乘虚而袭，正气格邪外出，则鼻痒、喷嚏频频；脾气虚弱，水湿不运，停聚鼻窍，故鼻塞、清涕连连、下鼻甲肿大、黏膜淡白；脾胃虚弱，受纳、腐熟、输布之功能失职，则腹胀便溏、食少纳呆；少气懒言、四肢倦怠乏力、舌质淡、舌体胖、舌边有齿痕、脉弱无力均为气虚之证。

治法：益气健脾，升阳通窍。

方药：补中益气汤加减。方中人参、黄芪、白术、炙甘草健脾益气；陈皮理气健脾，使补而不滞；当归养血；升麻、柴胡升举中阳。若腹胀便溏、清涕如水、点滴而下者，可酌加山药、干姜、砂仁等；若畏风怕冷，遇寒则喷嚏频频者，可酌加防风、桂枝等。

3. 肾阳不足，温煦失职

主证：鼻塞，鼻痒，喷嚏频频，清涕长流。面色苍白，形寒肢冷，腰膝酸软，神疲倦怠，小便清长，或见遗精早泄。舌质淡，苔白，脉沉细无力。检查可见下鼻甲肿大光滑，黏膜淡白，鼻道有水样分泌物。

证候分析：肾阳不足，温煦失职，外邪及异气易从鼻窍、皮肤肌表入侵，正邪相争，则鼻痒、喷嚏频频；肾阳虚弱，气化失职，寒水上泛鼻窍，故清涕长流不止、鼻塞、下鼻甲肿大、黏膜淡白；形寒肢冷、小便清长、面色苍白、腰膝酸软、神疲倦怠、遗精早泄、舌质淡、舌苔白、脉沉细无力等均为肾阳虚之证。

治法：温补肾阳，固肾纳气。

方药：肾气丸加减。方中熟地、山茱萸、山药滋补肝肾；丹皮、泽泻、茯苓利水渗湿，辅助上三补药而为三泻，以补而不腻；配以桂枝、附子以温补肾中元阳，意在微微生火，即生肾气也。若喷嚏多、清涕长流不止者，可加乌梅、五味子等；若遇风冷即打喷嚏、流清涕者，可加黄芪、防风、白术；腰膝酸软者，可酌加枸杞子、菟丝子、杜仲等；兼腹胀、便溏者，可酌加白术、黄芪、人参、砂仁。

4. 肺经伏热，上犯鼻窍

主证：鼻痒，喷嚏频作，流清涕，鼻塞，常在闷热天气发作。全身或见咳嗽，咽痒，口干烦热，舌质红，苔白或黄，脉数。检查见鼻黏膜色红或暗红，鼻甲肿胀。

证候分析：肺经郁热，肃降失职，邪热上犯鼻窍，故鼻痒、喷嚏频作、流清涕、鼻塞；肺热上炎，故咳嗽、咽痒；邪热煎熬津液，故口干烦热；舌质红、苔白或黄、脉数为内热之证。

治法：清宣肺气，通利鼻窍。

方药：辛夷清肺饮加减。方中黄芩、栀子、石膏、知母、桑白皮清肺热；辛夷花、枇杷叶、升麻清宣肺气，通利鼻窍；百合、麦冬养阴润肺。合而用之，有清肺热、通鼻窍之功。

二、外治法

1. 滴鼻法

可选用芳香通窍的中药滴鼻剂滴鼻。

2. 嗅法

可用白芷、川芎、细辛、辛夷共研细末，置瓶内，时时嗅之。

3. 吹鼻法

可用碧云散吹鼻，亦可用皂角研极细末吹鼻。

4. 塞鼻法

细辛膏，棉裹塞鼻。

三、针灸疗法

1. 体针

选迎香、印堂、风池、风府、足三里等为主穴，以上星、合谷、禾髎、肺俞、脾俞、肾俞、三阴交等为配穴。每次主穴、配穴各选1~2穴，留针20分钟，每日1次，针用补法，10次为1疗程。

2. 灸法

选足三里、命门、百会、气海、三阴交、涌泉、神阙、上星等穴，悬灸或隔姜灸，每次2~3穴，每穴20分钟，10次为1疗程。

3. 耳针

选神门、内分泌、内鼻、肺、脾、肾等穴埋针，或以王不留行籽贴压以上穴位，两耳交替，隔日 1 次，10 次为 1 疗程。

4. 穴位注射

可选迎香、合谷、风池等穴，药物可选当归注射液、丹参注射液，或维生素 B_1、维丁胶性钙、胎盘组织液等，每次 1 穴（双侧），每穴 0.5～1ml。每 3 日 1 次，10 次为 1 疗程。

5. 穴位敷贴

可用斑蝥虫研粉，取少许撒于胶布，敷贴于内关或印堂穴，约 12～24 小时后取去（亦可视皮肤反应程度而定）。若有水疱可待其自然吸收，或可用注射器抽吸水疱，每周 1 次，3 次为 1 疗程。

四、按摩疗法

通过按摩以疏通经络，使气血流通，驱邪外出，宣通鼻窍。方法：患者自行先将双手大鱼际摩擦至发热，再贴于鼻梁两侧，自鼻根至迎香穴反复摩擦至局部觉热为度；或以两手中指于鼻梁两边按摩 20～30 次，令表里俱热，早晚各 1 次；再由攒竹向太阳穴推按至热，每日 2～3 次；患者亦可用手掌心按摩面部及颈后、枕部皮肤，每次 10～15 分钟；或可于每晚睡觉前，自行按摩足底涌泉穴至发热，并辅以按摩两侧足三里、三阴交等。

【预防与调护】

1. 保持环境清洁卫生，避免或减少粉尘、花粉等之刺激。

2. 有过敏史之患者，应避免接触或服用易引起机体过敏反应之食物、药物，如鱼虾、海鲜、羽毛、兽毛、蚕丝等。

3. 锻炼身体，增强体质。

【预后及转归】

本病经积极防治，可控制症状，但容易反复。部分病人可并发鼻窦炎、鼻息肉、哮喘等疾病。

【参考资料】

1. 古代文献摘录

（1）《素问·至真要大论》："少阴之复，懊热内作，烦躁鼽嚏。"

（2）《灵枢·口问》："人之嚏者，何气使然？岐伯曰：阳气和利，满于心，出于鼻，故为嚏。"

（3）《诸病源候论·卷二十九》："肺气通于鼻，其脏有冷，冷随气入乘于鼻，故使津涕不能自收。"

（4）《辨证录·卷之三》："兹但流清涕而不腥臭，正虚寒之病也。热证宜用清凉之药，寒证宜用温和之剂，倘概用散而不用补，则损伤肺气，而肺金益寒，愈流清涕矣。方用温肺止流丹。"

2. 现代相关疾病简介

变应性鼻炎（allergic rhinitis）　属Ⅰ型变态反应，系机体接触变应原后，产生的特异性 IgE 结合在鼻黏膜浅层和表面的肥大细胞、嗜碱性粒细胞的细胞膜上，此时鼻黏膜便处于致敏状态。当变应原再次吸入鼻腔时，变应原即与肥大细胞、嗜碱性粒细胞表面的 IgE 发生"桥连"，继而激发细胞膜一系列生化反应，导致以组织胺为主的多种介质释放，从而产生鼻痒、喷嚏、流清涕、鼻塞等临床症状。可常年发作，亦可于花粉季节发病，更可因气候突变，接触粉尘、不洁气体等刺激而发病。常见的变应原有螨虫、室尘、真菌、羽毛、棉絮、宠物皮屑、花粉、牛奶、鸡蛋、海鲜或某些化妆品、染料、化纤织物、化学制剂等。治疗方法有特异性治疗和非特异性治疗两大类：特异性治疗包括避免疗法及免疫疗法；非特异性治疗包括药物治疗（糖皮质激素、抗组胺药、肥大细胞稳定剂、减充血药、抗胆碱药等）和手术治疗（如筛前神经切断术、翼管神经切断术等）。

嗜酸性粒细胞增多性非变应性鼻炎（eosinophilic nonallergic rhinitis，ENR）　其临床症状及鼻腔检查所见与变应性鼻炎相同，鼻分泌物中可找到较多的嗜酸性粒细胞，但变应原皮肤试验及特异性 IgE 抗体阴性。其发病多与环境气候、湿度等非特异性因素有关。本病病因不明，类固醇激素治疗有效。

血管运动性鼻炎（vasomotor rhinitis）　又称血管舒缩性鼻炎、神经反射性鼻炎，是鼻部自主神经平衡失调、血管反应性增强所致的一种应激性疾病。其临床症状与变应性鼻炎极为相似，表现为阵发性鼻痒、打喷嚏、流清涕、鼻塞，常在清晨起床时突然发作，并与情绪变化有关，鼻黏膜色泽变化较大，有时苍白，有时红润，鼻分泌物嗜酸性粒细胞阴性，变应原皮肤试验及特异性 IgE 抗体阴性。治疗可应用减充血药及抗组胺药。

3. 医案选录

(1) 谢某，女，22 岁。1976 年 9 月 24 日初诊。主诉：半年来晚间临睡前和晨间起床时鼻痒流清涕，喷嚏连作数十次，十分难受，要用热毛巾敷鼻部方稍觉舒适。3 个月来头顶痛，腰痛，深呼吸时胸痛和右胁痛，肝功能检查未见异常。月经期准，经期头昏、下腹痛甚。平素怕冷，穿衣要比常人多。胃纳正常，大便干结，每日一次，小便正常，睡眠多梦。诊查：今天中午自觉微微发热，体温 37.1℃。舌色红，苔少，脉细数。辨证：既有肾虚，复感风热。治法：先清风热，再补肾气。处方：桑叶 12g，杭菊花 12g，龙胆叶 12g，桔梗 9g，甘草 6g，板蓝根 12g，生苡仁 2g，冬瓜仁 2g，白芍药 9g。2 剂。

9 月 29 日二诊：发热已退，口淡，口水多，舌淡红、质嫩，苔白，脉细弱。处方：党参 12g，白术 9g，茯苓 12g，炙甘草 5g，熟地黄 12g，制首乌 12g，菟丝子 12g，枸杞子 12g，覆盆子 12g，香附 9g，陈皮 5g，佛手 9g。建议散步活动，由每日坚持 10 分钟，逐步增加至每日 1 小时，以不感觉疲劳为度。

10 月 26 日三诊：偶有喷嚏二三次，头痛、痛经均减轻，月经期可以上班。以上方加续断 12g 继服。

11 月 2 日四诊：精神好，诸痛已除，上方去香附、佛手，加淮山药 12g，桑寄生 15g。

1 月 24 日五诊：药后鼽嚏已痊愈，随访 3 年无复发。

（《中国现代名中医医案精华·杨志仁医案》）

（2）仇某，女，20 岁，农民。1990 年 8 月 18 日初诊。鼻塞、鼻痒、喷嚏、流清水样鼻涕 3 年，面色苍白，伴倦怠懒言，初用麻黄素滴鼻及苯海拉明等疗效尚可，继用则无效。检查：双下鼻甲轻度水肿，鼻黏膜苍白。舌质红，舌苔黄，脉细。病属久病卫阳不固，肺气不宣，诊为鼻鼽。依叶氏之法：苦丁茶 9g，荷叶 9g，蔓荆子 6g，菊花 6g，连翘 9g，苍耳子 6g，银花 12g，桔梗 9g，蝉衣 6g，生甘草 6g。

1990 年 9 月 23 日二诊：服上方 6 剂后喷嚏、清涕、鼻塞均减轻。效不更方，仍宗原意治之。上方再服 5 剂。

（《叶天士临证指南医案发挥》）

第七节 鼻 渊

鼻渊（bi yuan）是指以鼻流浊涕、量多不止为主要特征的鼻病。临床上常伴有头痛、鼻塞、嗅觉减退等症状，是鼻科的常见病、多发病之一。本病有虚证与实证之分，实证起病急，病程短；虚证病程长，缠绵难愈。西医学的鼻窦炎症性疾病可参考本病进行辨证施治。

鼻渊病名，最早见于《内经》，如《素问·气厥论》："胆移热于脑，则辛頞鼻渊。鼻渊者，浊涕下不止也。"继《内经》后，历代医家对本病的论述也较多，并根据《内经》对其病机、病位、症状特点的论述，又有"脑漏"、"脑渗"、"脑崩"、"脑泻"等病名。

【病因病机】

鼻渊的发生，实证多因外邪侵袭，引起肺、脾胃、胆之病变而发病；虚证多因肺、脾脏气虚损，邪气久羁，滞留鼻窍，以致病情缠绵难愈。

1. 肺经风热

起居不慎，冷暖失调，或过度疲劳，风热袭表伤肺，或风寒外袭，郁而化热，内犯于肺，肺失宣降，邪热循经上壅鼻窍而为病。

2. 胆腑郁热

情志不遂，恚怒失节，胆失疏泄，气郁化火，胆火循经上犯，移热于脑，伤及鼻窍；或邪热犯胆，胆热上蒸鼻窍而为病。

3. 脾胃湿热

饮食失节，过食肥甘煎炒、醇酒厚味，湿热内生，郁困脾胃，运化失常，湿热邪毒循经熏蒸鼻窍而发为本病。

4. 肺气虚寒

久病体弱，或病后失养，致肺脏虚损，肺卫不固，易为邪犯，正虚托邪无力，邪滞鼻窍而为病。

5. 脾气虚弱

久病失养，或疲劳思虑过度，损及脾胃，致脾胃虚弱，运化失健，气血精微生化不足，鼻窍失养，加之脾虚不能升清降浊，湿浊内生，困聚鼻窍而为病。

【诊断】

一、诊断要点

1. 病史

可有伤风鼻塞病史。

2. 临床症状

本病以脓涕量多为主要症状，常同时伴有鼻塞及嗅觉减退，症状可局限于一侧，也可双侧同时发生，部分病人可伴有明显的头痛，头痛的部位常局限于前额、鼻根部或颌面部、头顶部等，并有一定的规律性。

3. 检查

鼻黏膜充血肿胀，尤以中鼻甲及中鼻道为甚，或淡红，中鼻甲肥大或呈息肉样变，中鼻道、嗅沟、下鼻道或后鼻孔可见脓涕（彩图 14）。前额部、颌面部或鼻根部可有红肿及压痛。鼻窦 X 线或 CT 检查常显示窦腔模糊、密度增高及混浊，或可见液平面。上颌窦穿刺冲洗可了解窦内有无脓液及其性质、量、气味等，但此项检查需在病人无发热，全身症状基本消失的情况下施行。

二、鉴别诊断

本病应注意与鼻窒及鼻菌等病相鉴别。

【辨证及治疗】

一、分型论治

1. 肺经风热

主证：鼻塞，鼻涕量多而白黏或黄稠，嗅觉减退，头痛，可兼有发热恶风，汗出，或咳嗽，痰多，舌质红，舌苔薄白，脉浮数。检查见鼻黏膜充血肿胀，尤以中鼻甲为甚，中鼻道或嗅沟可见黏性或脓性分泌物。头额、眉棱骨或颌面部叩痛，或压痛。

证候分析：风热犯肺，肺失宣降，邪热循经上壅鼻窍，燔灼黏膜，则鼻甲充血肿大、鼻塞不通、鼻涕增多；邪壅肺系，肺气不利，则嗅觉减退、头晕头痛；风热内郁，气血壅阻，上困鼻窍，故前额、颌面部疼痛；风热外袭，则发热恶风、汗出；舌红苔白、脉浮数为风热在表之象。

治法：疏风清热，宣肺通窍。

方药：银翘散加减。方中银花、连翘辛凉透邪，解毒清热；荆芥、薄荷、牛蒡子、淡豆豉辛凉宣散，解表祛邪；桔梗、甘草宣肺气，祛痰排脓。若鼻涕量多者，可酌加蒲公英、鱼腥草、瓜蒌等；若鼻塞甚者，可酌加苍耳子、辛夷等。

2. 胆腑郁热

主证：鼻涕浓浊，量多，色黄或黄绿，或有腥臭味，鼻塞，嗅觉减退，头痛剧烈。可兼有烦躁易怒、口苦、咽干、耳鸣耳聋、寐少梦多、小便黄赤等全身症状，舌质红，舌苔黄或腻，脉弦数。检查见鼻黏膜充血肿胀，中鼻道、嗅沟或鼻底可见有黏性或脓性分泌物潴留，头额、眉棱骨或颌面部可有叩痛或压痛。

证候分析：胆腑郁热，循经上犯鼻窍，燔灼气血，熏腐黏膜，故鼻涕浓浊或黄绿、量多，鼻黏膜充血肿胀，鼻道见脓性分泌物；胆经火热上攻头目，清窍不利，故头痛剧烈、目赤、耳鸣耳聋、口苦咽干；胆热内郁，扰乱神明，故失眠多梦、急躁易怒；舌质红、苔黄或腻、脉弦数为胆经火热之象。

治法：清泻胆热，利湿通窍。

方药：龙胆泻肝汤加减。方中柴胡、龙胆草、黄芩、栀子清肝泻火；泽泻、车前子、木通清热利湿；生地、当归滋阴养血，以防过用苦寒伤正；甘草调和诸药。若鼻塞甚者，可酌加苍耳子、辛夷、薄荷等；若头痛甚者，可酌加菊花、蔓荆子。

3. 脾胃湿热

主证：鼻塞重而持续，鼻涕黄浊而量多，嗅觉减退，头昏闷，或头重胀，倦怠乏力，胸脘痞闷，纳呆食少，小便黄赤，舌质红，苔黄腻，脉滑数。检查见鼻黏膜红肿，尤以肿胀更甚，中鼻道、嗅沟或鼻底见有黏性或脓性分泌物，颌面、额头或眉棱骨压痛。

证候分析：脾胃湿热，循经上蒸鼻窍，故鼻涕黄浊量多；湿热滞鼻，壅阻脉络，湿胜则肿，热盛则红，故鼻黏膜红肿甚、鼻塞重而持续；湿热上蒸，蒙闭清窍，则头昏闷重，或局部压痛、叩痛等；湿热蕴结脾胃，受纳运化失职，则胸脘痞闷、倦怠乏力、食少纳呆；小便黄赤、舌红、苔黄腻、脉滑数为湿热之证。

治法：清热利湿，化浊通窍。

方药：甘露消毒丹加减。方中藿香、石菖蒲、白豆蔻、薄荷芳香化浊，行气醒脾；滑石、茵陈、黄芩、连翘、木通清热利湿；辅以贝母、射干止咳利咽。若鼻塞甚者，可酌加苍耳子、辛夷等；若头痛者，可酌加白芷、川芎、菊花等；若鼻涕带血者，可酌加仙鹤草、白茅根、鱼腥草、蒲公英等。

4. 肺气虚寒

主证：鼻塞或重或轻，鼻涕黏白，稍遇风冷则鼻塞加重，鼻涕增多，喷嚏时作，嗅觉减退，头昏，头胀，气短乏力，语声低微，面色苍白，自汗畏风寒，咳嗽痰多，舌质淡，苔薄白，脉缓弱。检查见鼻黏膜淡红肿胀，中鼻甲肥大或息肉样变，中鼻道可见有黏性分泌物。

证候分析：肺气虚弱，无力托邪，邪滞鼻窍，则鼻塞、涕多、鼻甲肿大、嗅觉减退；肺卫不固，腠理疏松，故自汗、畏寒，稍遇风冷则鼻塞加重、鼻涕增多、喷嚏时作；肺气虚肃降失常，则咳嗽痰多；肺气不足，则气短乏力、语声低微、头昏、面色苍白；舌质淡、苔薄白、脉弱无力亦为气虚之象。

治法：温补肺脏，散寒通窍。

方药：温肺止流丹加减。临床应用时可加辛夷花、苍耳子、白芷以芳香通窍。若头额冷痛，可酌加羌活、白芷、川芎等；若畏寒肢冷、遇寒加重者，可酌加防风、桂枝等；若鼻涕多者，可酌加半夏、陈皮、薏苡仁等；若喷嚏、流清涕者，可酌加黄芪、白术、防风等。

5. 脾气虚弱

主证：鼻涕白黏或黄稠，量多，嗅觉减退，鼻塞较重，食少纳呆，腹胀便溏，脘腹胀满，肢困乏力，面色萎黄，头昏重，或头闷胀。舌淡胖，苔薄白，脉细弱。检查见鼻黏膜淡红，中鼻甲肥大或息肉样变，中鼻道、嗅沟或鼻底见有黏性或脓性分泌物潴留。

证候分析：脾气虚弱，健运失职，湿浊上犯，停聚鼻窍，则鼻塞、涕多、嗅觉减退、鼻甲肿大；脾虚湿困，升降失常，则食少纳呆、脘腹胀满、便溏、头昏重或头胀；面色萎黄、舌淡胖、苔薄白、脉弱无力均为脾气虚弱之象。

治法：健脾利湿，益气通窍。

方药：参苓白术散加减。方中人参、白术、茯苓、甘草共为四君子汤，以补脾益气；山药、扁豆、薏苡仁、砂仁健脾渗湿，芳香醒脾；桔梗开宣肺气，祛痰排脓。若鼻涕浓稠量多者，可酌加陈皮、半夏、枳壳、瓜蒌等；若鼻塞甚者，可酌加苍耳子、辛夷花。

二、外治法

1. 滴鼻法

用芳香通窍的中药滴鼻剂滴鼻，以疏通鼻窍，利于引流。

2. 熏鼻法

用芳香通窍、行气活血的药物，如苍耳子散、川芎茶调散等，放砂锅中，加水 2000ml，煎至 1000ml，倒入合适的容器中，先令患者用鼻吸入热气，从口中吐出，反复多次，待药液温度降至不烫手时，用纱布浸药液热敷印堂、阳白等穴位。每日早晚各 1 次，每日 1 次，7 日为 1 疗程。

3. 鼻窦穿刺冲洗法

多用于上颌窦（方法见第十一章），穿刺冲洗后，可选用适宜药液注入，每周 1 次。

4. 置换法

用负压吸引法将鼻窦内的脓液吸引出来，再将适宜的药物置换进入鼻窦，以达到治疗目的。

5. 理疗

可配合局部超短波或红外线等物理治疗。

6. 手术治疗

病久经保守治疗无效者，可考虑采用手术治疗。

三、针灸治疗

1. 针刺疗法

主穴：迎香、攒竹、上星、禾髎、印堂、阳白等；配穴：合谷、列缺、足三里、三阴交等。每次选主穴和配穴各 1～2 穴，每日针刺 1 次，7～10 日为 1 疗程，手法以捻转补法为主，留针 20 分钟。

2. 艾灸法

主穴：囟会、前顶、迎香、四白、上星等。配穴：足三里、三阴交、肺俞、脾俞、肾俞、命门等。每次选取主穴及配穴各 1~2 穴，悬灸至局部有炽热感、皮肤潮红为度，7~10 日为 1 疗程。此法一般用于虚寒证。

3. 穴位按摩

选取迎香、合谷，自我按摩。每次 5~10 分钟，每日 1~2 次。或用两手大鱼际，沿两侧迎香穴上下按摩至发热，每日数次。

【预防与调护】

1. 及时彻底治疗伤风鼻塞及邻近器官（如牙病）的疾病。
2. 注意保持鼻腔通畅，以利鼻窦内分泌物排出。
3. 注意正确的擤鼻方法，以免邪毒窜入耳窍致病。
4. 禁食辛辣刺激食物，戒除烟酒。
5. 锻炼身体，增强体质，提高机体抵抗力。

【预后及转归】

急性起病者，经及时、恰当的治疗，可获痊愈。病程较长者，易致迁延难愈。脓涕长期倒流至咽部，可诱发喉痹或乳蛾。若擤鼻方法不当，可诱发耳胀耳闭或脓耳。

【参考文献】

1. 古代文献摘录

（1）《医学摘粹·杂证要诀·七窍病类》："如中气不运，肺金壅满，即不感风寒，而浊涕时下者，此即鼻渊之谓也，而究其本源，总由土湿胃逆，浊气填塞于上，肺是以无降路矣。"

（2）《张氏医通·卷八》："鼻出浊涕，即今之脑漏是也……要皆阳明伏火所致。"

（3）《医醇賸义·卷二》："脑漏者，鼻如渊泉，涓涓流涕，致病有三，曰风也，火也，寒也。"

（4）《秘传证治要诀及类方·卷十》："有不因伤冷而涕多者，涕或黄或白，或时带血，如脑髓状，此由肾虚所生。"

（5）《辨证录·卷之三》："人有鼻塞不通，浊涕稠黏，已经数年，皆以为鼻渊而火结于脑也，谁知是肺经郁火不宣。"

2. 现代相关疾病简介

鼻窦炎（sinusitis） 是指鼻窦黏膜的化脓性炎症。前组鼻窦发病率最高，其中上颌窦最为常见。鼻窦炎可发生于一侧或双侧，可限于一窦或多窦，如一侧各窦均发病，则为"全组鼻窦炎"。本病的发生与鼻窦的解剖特点有关：①窦口小，易导致鼻窦通气引流障碍；②鼻窦黏膜与鼻腔黏膜相连，鼻腔黏膜炎症常累及鼻窦黏膜；③各窦口彼此毗邻，一窦发病可累及他窦。

急性鼻窦炎多继发于急性鼻炎。其病理改变主要是鼻窦黏膜的急性卡他性炎症和化脓性炎症，严重者可累及骨质，并可引起周围组织和邻近器官的并发症。致病菌多为化脓性球菌，如肺炎双球菌、溶血性链球菌、葡萄球菌等；其次为杆菌，如流感杆菌、变形杆菌和大肠杆菌等；此外，厌氧菌感染亦不少见。

慢性鼻窦炎多因急性鼻窦炎反复发作未彻底治愈迁延而致，双侧发病或多窦发病极常见。根据其不同的病理变化，可分为水肿浸润型、浸润型和浸润纤维型。病因和致病菌与急性化脓性鼻窦炎相似。特应性体质与本病关系甚为密切。本病亦可慢性引起（如牙源性上颌窦炎）。

近年的观点认为，窦口的引流和通气障碍是引起鼻窦炎发生的最重要机制，因此通过药物或手术解除窦口的引流和通气障碍以恢复鼻窦黏膜的功能是治疗鼻窦炎的基本原则。功能性内窥镜鼻窦外科即建立在上述理论的基础上，通过手术并配合必要的治疗措施使窦口保持永久通畅的引流和通气，即可达到治愈鼻窦炎的目的。

3. 医案选录

（1）吴孚先治一人，患鼻渊十载，乃脾肺气虚下陷，须用补中益气汤百剂方愈，不信，用白芷、防风、辛夷、川芎等味，病转甚，复求治，与前方百贴而愈。

（《续名医类案·卷十七》）

（2）沈晋培，年三十许，患鼻渊，黄浊如脓，时医以为风热上淫于脑，与薄荷、辛夷、川芎、苍耳、白芷、蔓荆古方治之，不效，反增左边头痛，所下涕亦唯左鼻孔多。就诊曰：此肝火上炎为疾耳，与生熟地、杞子、沙参、麦冬，十余剂而愈。是症由伤风用力去涕而得者易愈，若因火盛而成，必由水亏而致。盖肝脉上络颠顶，督脉会脑为髓海，为龙火郁蒸，故脓浊腥秽，源源而下，有若渊然。久之督脉之髓亦随输泄，致成劳损者有之。

（《续名医类案·卷十七》）

（3）程某，女，22岁。主诉：鼻塞流脓涕多年，1981年10月19日在本院放射科拍片报告为"双侧上颌窦炎合并积液"，行上颌窦穿刺冲洗治疗，因穿刺时出血较多，患者恐惧而中断治疗。于1982年4月5日来诊。诊查：感冒已4天，脓样鼻涕较前增多，伴有咽痛、右侧头痛、咳嗽，舌尖红，苔白，脉数。辨证：肺经风热。治法：清热祛风通窍。处方：忍冬叶15g，连翘12g，蒲公英12g，板蓝根15g，车前子12g，花粉12g，桔梗9g，甘草5g，法夏9g，陈皮5g，苍耳子9g，白芷9g，藿香6g，苏梗9g，枳壳9g。3剂。

4月9日二诊：症状减轻，续服下方药：苍耳子9g，白芷9g，藿香6g，苏梗9g，桔梗9g，甘草5g，桑叶9g，杭菊花9g，陈皮5g，枳壳9g，法夏9g，瓜蒌皮9g。

4月16日三诊：除右鼻仍塞、少许黏涕、头痛间发外，诸症皆除。检查见：鼻黏膜淡红，右下鼻甲稍肿大，未见引流物，舌淡红，苔白薄，脉稍数。处方：党参9g，白术6g，茯苓12g，炙甘草3g，陈皮3g，香附9g，干地黄12g，女贞子9g，淮山药12g，白芷9g，苍耳子9g，桑寄生15g。

服上方药后头痛流涕消失，鼻塞仍未能完全消失。考虑到患者终日坐着低头工作，气血流通不畅，鼻塞日久，要彻底治愈除继续以上方加减治疗外，尚需锻炼身体，乃指导患者注意起居饮食，学习太极拳。患者听从指导坚持锻炼，胃纳、精神均增强，至1982年7月鼻塞完全消失。

（《中国现代名中医医案精华·杨志仁医案》）

第八节 鼻 息 肉

鼻息肉（nasal polyp）是指鼻内光滑柔软、状如葡萄或荔枝肉样的赘生物。本病常并发于鼻渊、鼻鼽等鼻病。

鼻息肉一名，首见于《灵枢·邪气脏腑病形》："若鼻息肉不通"，原是指鼻塞症状而言，至隋代《诸病源候论·卷二十九》始列为病名，并对其病机、症状作了扼要论述。后世医家对本病的论述也较多，并且尚有鼻痔等别名。

【病因病机】

1. 寒湿凝聚鼻窍

肺气素虚，卫表不固，腠理疏松，易受风寒异气的侵袭，肺气虚寒则鼻塞不利，寒湿凝聚鼻窍，日久则形成息肉。

2. 湿热蕴积鼻窍

湿热邪毒侵袭，肺经蕴热，失于宣畅，湿热邪浊壅结积聚于鼻窍，日久形成息肉。

【诊断】

一、诊断要点

1. 病史

多有鼻鼽或鼻渊病史。

2. 临床症状

一侧或两侧鼻窍渐进性鼻塞，逐渐呈持续性，嗅觉减退，多涕，头闷痛。

3. 检查

前鼻镜、后鼻镜或鼻内窥镜检查，可见一侧或双侧鼻腔单个或多个表面光滑、灰白色或淡红色的半透明赘生物（彩图15），可移动。

二、鉴别诊断

本病应与鼻菌及鼻腔良性肿瘤相鉴别。

【辨证及治疗】

一、分型论治

1. 寒湿凝聚鼻窍

主证：渐进性或持续性鼻塞，嗅觉减退或丧失，流涕清稀或白黏，喷嚏多，易感冒，畏风寒，舌质淡，苔白腻，脉缓弱。检查见鼻黏膜色淡或苍白，鼻息肉色白透明。

证候分析：素体气虚，屡受风寒侵袭，寒湿滞留鼻窍，日久形成色白透明息肉，堵塞鼻道，故见鼻塞日渐加重、嗅觉减退；寒湿为患，津液不行，故鼻流清涕；肺气虚，卫表不固，故易患感冒；舌质淡、苔白腻、脉虚缓均为寒湿内盛之证。

治法：温化寒湿，散结通窍。

方药：温肺止流丹加减。鼻塞甚者，加辛夷花、白芷芳香通窍；常感冒者，可合玉屏风散。

2. 湿热蕴积鼻窍

主证：持续性鼻塞，嗅觉减退，涕液黄稠。或有头痛头胀、纳呆腹胀、大便黏滞、口干等全身症状，舌质红，苔黄腻，脉滑数。检查见鼻黏膜色红，息肉灰白、淡红或暗红，鼻道有稠脓涕。

证候分析：因湿热壅滞鼻窍，积聚日久而形成息肉；肿物阻于鼻窍，清窍不通，脉络受阻，故鼻塞多呈持续性，嗅觉减退；鼻之上为颃，颃之上为脑，其气上通于脑，湿热停聚，肺窍不利，故头痛、头昏、涕多；舌质红、苔黄腻、脉滑数均为湿热内蕴之象。

治法：清热利湿，散结通窍。

方药：辛夷清肺饮加减。方中以黄芩、栀子、石膏、知母清利肺胃之热；辛夷花、枇杷叶宣肺通窍；升麻、甘草解毒祛邪。百合、麦冬甘寒养阴碍湿，可去而不用。可加车前子、泽泻、僵蚕、浙贝母以助清热祛湿；加鱼腥草、败酱草以清热解毒除涕；头痛明显者，可加蔓荆子、菊花以清利头目；息肉暗红者，加桃仁、红花、川芎等以活血散结。

二、外治法

1. 滴鼻

用芳香通窍的中药滴鼻剂滴鼻以疏通鼻窍，如可用白芷、辛夷、杏仁、甘遂各20g，芝麻油250ml。药放油内炸至黑黄色，去药渣，加冰片、薄荷冰各1.5g，溶化过滤后，滴鼻，每日2～3次。

2. 涂敷法

用有腐蚀收敛作用的中草药研成细末，用水或香油调和，放于棉片上，敷于息肉根部或表面，每日1次，7～14日为1疗程。或于息肉摘除后1星期敷药，可减少复发。

3. 息肉内注射

可用消痔灵注射液等药，每次用药液2～3ml注射于息肉内，3日1次，5～7次为1疗程。

4. 熏鼻法

使用中药煎水做蒸汽喷鼻或超声雾化喷鼻。方药如：① 当归10g，川芎10g，香附10g，细辛6g，辛夷花6g。有温经通络，散寒通窍的作用。② 白芷10g，藿香10g，苍耳子10g，藁本10g，薄荷6g。有化湿通窍的作用。

5. 手术治疗

【预防与调护】

1. 积极防治各种慢性鼻病，如鼻鼽、鼻渊等，预防并发鼻息肉。

2. 锻炼身体，增强机体抗病能力，预防伤风感冒，以免加重症状。

3. 注意饮食起居有节，戒烟酒，忌辛辣厚味，预防术后息肉再发。

【预后与转归】

本病病程较长，内治难获速效，手术可迅速去除息肉，但术后有复发的可能。

【参考资料】

古代文献摘录

（1）《诸病源候论·卷二十九》："肺气通于鼻，肺脏为风冷所乘，则鼻气不和，津液壅塞，而为鼻齆，冷搏于血气，停结鼻内，故变生息肉。"

（2）《外科正宗·卷之四》："鼻痔者，由肺气不清、风湿郁滞而成，鼻内瘜肉结如榴子，渐大下垂，闭塞孔窍，使气不得宣通。内服辛夷清肺饮，外以硇砂散逐日点之，渐化为水乃愈。兼节饮食、断厚味、戒急暴、省房欲，愈后庶不再发。""硇砂散：治鼻生瘜肉，初如榴子，渐大下垂，名为鼻痔也。硇砂一钱，轻粉三分，冰片五厘，雄黄三分。上共为末，用草桔咬毛醮药，勤点痔上，日用五六次，自然渐化为水而愈。""取鼻痔秘法：先用茴香散连吹二次，次用细铜筋二根，筋头钻一小孔，用丝线穿孔内，二筋相离五分许，以二筋头直入鼻痔根上，将筋线绞紧，向下一拔，其痔自然拔落；置水中观其大小，预用胎发烧灰同象牙末等分吹鼻内，其血自止。戒口不发。"

第九节　鼻　衄

鼻衄（nosebleed）即鼻出血，是多种疾病的常见症状之一。它可由鼻部损伤而引起，亦可因脏腑功能失调而致，本节重点讨论后者所引起的鼻衄（前者可参考"鼻损伤"一节）。

鼻衄一证最早见于《内经》，始称"衄"，如《灵枢·百病始生》："阳络伤则血外溢，血外溢则衄血。"古人根据病因和症状不同尚有不同的命名，如伤寒鼻衄、时气鼻衄、温病鼻衄、虚劳鼻衄、经行鼻衄、红汗、鼻洪、鼻大衄等。

【病因病机】

鼻衄可分为虚证和实证两大类。实证者，多因火热气逆、迫血妄行而致；虚证者，多因阴虚火旺或气不摄血而致。

1. 肺经风热

外感风热或燥热之邪，首先犯肺，致肺失肃降，邪热循经上犯鼻窍，损伤阳络，血溢清道而为衄。

2. 胃热炽盛

胃经素有积热，或因暴饮烈酒，过食辛燥，致胃热炽盛，火热内燔，循经上炎，损伤阳络，迫血妄行而为鼻衄。

3. 肝火上逆

情志不舒，肝气郁结，郁久化火，循经上炎，或暴怒伤肝，肝火上逆，血随火动，灼伤鼻窍脉络，血溢脉外而为衄。

4. 心火亢盛

由于情志之火内生，或气郁而化火，致使血热，心火亢盛，迫血妄行，发为鼻衄。

5. 肝肾阴虚

素体阴虚，或劳损过度，久病伤阴，而致肝肾阴虚，水不涵木，肝不藏血，水不制火，虚火上炎，损伤鼻窍阳络，血溢脉外而衄。

6. 脾不统血

久病不愈，忧思劳倦，饮食不节，损伤脾胃，致脾气虚弱，统摄无权，气不摄血，血不循经，渗溢于鼻窍而致衄。

【诊断】

一、诊断要点

1. 病史
应注意询问有无鼻部外伤、肿瘤或全身各系统疾病等病史，有无其他诱发因素。

2. 临床症状
鼻中出血。多为单侧出血，亦可见双侧。可表现为间歇反复出血，亦可持续出血。出血量多少不一，轻者仅鼻涕中带血；较重者，渗渗而出或点滴而下；严重者，血涌如泉，鼻口俱出，甚至可出现休克。反复出血则可导致贫血。

3. 检查
在前鼻镜、间接鼻咽镜或鼻内窥镜下，寻找出血点或渗血面。在鼻腔任何部位均可出血，也可发生于鼻咽顶部、咽隐窝等部位，但以鼻中隔前下方的易出血区及鼻腔后部的鼻-鼻咽静脉丛较为多见。必要时可进行血液系统、心血管系统等全身检查。

二、鉴别诊断

本证需与肺、胃、咽喉等部位的出血（如咯血、吐血等）经由鼻腔流出相鉴别。

【辨证及治疗】

鼻衄属于急症，临床治疗时要遵照"急则治其标"、"缓则治其本"之原则，同时应稳定病者的情绪，以利于配合治疗和检查。有虚脱者，应及时抢救处理。

一、分型论治

鼻衄实证多见于肺经风热、胃热炽盛、肝火上逆、心火亢盛等证；虚证则多属肝肾阴虚或脾不统血。治疗应在辨证用药的基础上，注意止血法的运用。

1. 肺经风热
主证：鼻中出血，点滴而下，色鲜红，量不甚多，鼻腔干燥、灼热感。多伴有鼻塞涕黄，咳嗽痰少，口干身热，舌质红，苔薄白而干，脉数或浮数。

证候分析：邪热灼伤鼻窍脉络，则衄血且血色鲜红；热邪在表，故出血量不多，点滴而下；邪热犯肺，耗伤肺津，故鼻腔干燥、灼热感；鼻塞涕黄、咳嗽痰少、口干身热、舌质红、苔薄白而干、脉数或浮数均为肺经风热之证。

治法：疏风清热，凉血止血。

方药：桑菊饮加减。本方为疏风清热之剂，应用时可加丹皮、白茅根、栀子炭、侧柏叶等凉血止血。

2. 胃热炽盛

主证：鼻中出血，量多，色鲜红或深红，鼻黏膜色深红而干。多伴有口渴引饮，口臭，或齿龈红肿、糜烂出血，大便秘结，小便短赤，舌质红，苔黄厚而干，脉洪数或滑数。

证候分析：胃热炽盛，火热内燔，迫血外溢，故出血量多，色鲜红或深红；热盛伤津，故鼻黏膜干燥、口渴引饮；口臭、齿龈红肿、糜烂出血、大便秘结、小便短赤、舌质红、苔黄厚而干、脉洪数或滑数均为胃热炽盛之证。

治法：清胃泻火，凉血止血。

方药：凉膈散加减。方中以黄芩、栀子清热泻火；薄荷、连翘疏解外邪；竹叶清热利尿，引热下行；大黄、芒硝、甘草利膈通便。全方清上泻下，火热清，则衄自解。若大便通利，可去芒硝。热甚伤津耗液，可加麦冬、玄参、白茅根之类以助养阴清热生津。

3. 肝火上逆

主证：鼻衄暴发，量多，血色深红，鼻黏膜色深红。常伴有头痛头晕、耳鸣，口苦咽干，胸胁苦满，面红目赤，烦躁易怒，舌质红，苔黄，脉弦数。

证候分析：肝藏血，肝火上逆，火邪迫血妄行，溢于清道，故鼻衄暴发，量多色深红，鼻黏膜色深红；肝火上炎，扰于清窍，故见头痛头晕、耳鸣、口苦咽干、面红目赤；肝气郁结，气机不畅，故胸胁苦满、烦躁易怒；舌质红、苔黄、脉弦数为肝经火热之证。

治法：清肝泻火，凉血止血。

方药：龙胆泻肝汤加减。以龙胆泻肝汤清肝泻火，可加白茅根、仙鹤草、茜草根等加强凉血止血之功；加石膏、黄连、竹茹、青蒿等以清泻上炎之火。若便秘、口干甚者，加麦冬、玄参、知母、葛根等以清热养阴生津。

若暴怒伤肝，或肝火灼阴，致肝阳上亢而见头晕目眩、面红目赤、鼻衄、舌质干红少苔者，可用羚龙汤加减。

4. 心火亢盛

主证：鼻血外涌，血色鲜红，鼻黏膜红赤。伴有面赤，心烦失眠，身热口渴，口舌生疮，大便秘结，小便黄赤，舌尖红，苔黄，脉数。甚则神昏谵语，舌质红绛，少苔，脉细数。

证候分析：心开窍于舌，其华在面，心火上炎，故面赤、口舌生疮；心主血，热迫血妄行，上溢鼻窍，故鼻干燥热而鼻衄；火热伤津，故口渴；心火内炽则心烦；火扰心神故失眠；心移热于小肠则小便黄赤；舌尖红、苔黄、脉数属心火上亢之证。

治法：清心泻火，凉血止血。

方药：泻心汤加减。本方用大黄、黄芩、黄连苦寒直折，清心泻火，可加白茅根、侧柏叶、茜草根等加强凉血止血之效；心烦不寐、口舌生疮者，加生地、木通、莲子心以清热养阴，引热下行。

5. 肝肾阴虚

主证：鼻衄色红，量不多，时作时止，鼻黏膜色淡红而干嫩，伴口干少津，头晕眼花，耳鸣，五心烦热，健忘失眠，腰膝酸软，或颧红盗汗，舌红少苔，脉细数。

证候分析：肝肾阴虚，虚火上炎，伤及血络，故鼻衄，时作时止；精血不足，则出血量不多，鼻黏膜色淡红干嫩；口干少津、头晕眼花、耳鸣、五心烦热、健忘失眠、腰膝酸软、颧红盗汗、舌红少苔、脉细数均为肝肾阴虚、虚火上炎之象。

治法：滋补肝肾，养血止血。

方药：知柏地黄汤加减。本方能滋阴补肾清虚火，可加旱莲草、阿胶等滋补肝肾，养血；加藕节、仙鹤草、白及等收敛止血。

6. 脾不统血

主证：鼻衄常发，渗渗而出，色淡红，量或多或少，鼻黏膜色淡。全身症见面色无华，少气懒言，神疲倦怠，食少便溏，舌淡苔白，脉缓弱。

证候分析：脾气虚弱，气不摄血，故鼻衄渗渗而出；脾虚气血生化乏源，则血色淡红，缠绵难愈；脾虚血少，则鼻黏膜色淡；面色无华、少气懒言、神疲倦怠、食少便溏、舌淡苔白、脉缓弱均属脾气虚弱之证。

治法：健脾益气，摄血止血。

方药：归脾汤加减。以归脾汤气血双补，兼养心脾，令脾得健旺，生化有源，统血摄血之权自复。可加阿胶以补血养血，加白及、仙鹤草以收敛止血。纳差者加神曲、麦芽等。

此外，不论属何种原因引起的鼻衄，总因鼻中出血而使营血耗伤，故出血多者，每见血虚之象，如面色苍白、心悸、神疲、脉细等，故除按以上辨证用药外，还可配合和营养血之法，适当加入黄精、首乌、桑椹子、生地等养血之品。若因鼻衄势猛不止，阴血大耗，以致气随血亡，阳随阴脱，症见汗多肢凉、面色苍白、四肢厥逆，或神昏、脉微欲绝者，宜急用回阳益气、固脱摄血之法，以救逆扶危，可选用独参汤或参附汤。

二、外治法

对于正在鼻出血的病人，要遵照"急则治其标"的原则，立即止血。常用止血方法如下：

1. 冷敷法

取坐位，以冷水浸湿的毛巾或冰袋敷于患者的前额或颈部，以达凉血止血的目的。

2. 压迫法

用手指紧捏双侧鼻翼 10～15 分钟，或用手指掐压患者入前发际正中线1～2 寸处，以达止血目的。

3. 导引法

令病人双足浸于温水中，或以大蒜捣烂，或用吴茱萸粉调成糊状敷于同侧足底涌泉穴上，有引火下行的作用，以协助止血。

4. 滴鼻法

香墨（药墨）浓研，滴入鼻中。或用血管收缩剂滴鼻。

5. 吹鼻法

选用云南白药、蒲黄、血余炭、马勃粉、田七粉等具有收涩止血作用的药粉吹入鼻腔，黏附于出血处，而达到止血目的。亦可将上述药物放在棉片上，贴于出血处或填塞鼻腔。

6. 烧灼法

适用于反复少量出血且能找到固定出血点者。用 $30\%\sim50\%$ 硝酸银或 30% 三氯醋酸烧灼出血点，应避免烧灼过深，烧灼后局部涂以软膏。此外，还可用电灼法或 YAG 激光烧灼出血点。

7. 鼻腔填塞法

用上述方法未能止血者，可用此法，以持续加压达到止血目的（具体方法参见第十一章）。

另外还可在局麻下行冷冻止血法或微波凝固治疗，对上述方法治疗无效者，可行手术结扎颈外动脉、上颌动脉等。

三、针灸疗法

1. 体针

肺经风热者，取少商、迎香、尺泽、合谷、天府等穴；胃热炽盛者，取内庭、二间、天枢、大椎等穴；心火亢盛者，取阴郄、少冲、少泽、迎香等穴；肝火上逆者，取巨髎、太冲、风池、阳陵泉、阴郄等穴，伴高血压者，加人迎或曲池；肝肾阴虚者，取太溪、太冲、三阴交、素髎、通天等穴；脾不统血者，取脾俞、肺俞、足三里、迎香等穴。实证用泻法，并可点刺少冲、少泽、少商等穴出血；虚证用补法，或平补平泻法。

2. 耳针

取内鼻、肺、胃、肾上腺、额、肝、肾等穴，每次 $2\sim3$ 穴，捻转 $1\sim2$ 分钟，每日 1 次。

【预防与调护】

1. 鼻衄时，患者多较烦躁、紧张，因此，先要安定患者情绪，使之镇静，必要时可给予镇静剂。

2. 对鼻衄的病人，一般采用坐位或半卧位，有休克者，应取平卧低头位。嘱患者尽量勿将血液咽下，以免刺激胃部引起呕吐。

3. 检查操作时，动作要轻巧，忌粗暴，以免加重损伤，造成新的出血点。

4. 患者宜少活动，多休息，忌食辛燥刺激之物，以免资助火热，加重病情。另多食蔬菜水果，保持大便通畅。

5. 平日注意锻炼身体，预防感邪；注意情志调养，保持心情舒畅，忌忧郁暴怒。

6. 戒除挖鼻等不良习惯。

【预后及转归】

本病如能及时止血，尔后针对病因进行全身调理，预后良好。反复出血或出血量多者可致贫血，甚则可危及生命。

【参考资料】

1. 古代文献摘录

（1）《诸病源候论·卷二十九》："凡血与气，内荣脏腑，外循经络，相随而行于身，周而复始。血性得寒则凝涩，热则流散。而气，肺之所生也，肺开窍于鼻，热乘于血，则气亦热也，血气俱热，血随气发出于鼻，为鼻衄。"

（2）《景岳全书·卷三十》："衄血之由内热者，多在阳明经，治当以清降为主。微热者，宜生地、芍药、天冬、麦冬、玄参、丹参或局方犀角地黄汤、生地黄饮子、麦门冬散之类主之。热甚者宜芩连栀柏或茜根散、抽薪饮、加减一阴煎。若兼头痛口渴者，宜玉女煎、白虎汤之类主之。或阳明热极，下不通而火壅于上者，宜拔萃犀角地黄汤之类通其下而上自愈。"

（3）《证治汇补·卷之二》："脾为后天之本，三阴之首也。脾气健则元气旺而阴自固；肾为先天之本，三阴之蒂也，肾水足则龙火潜而阴亦宁。故血证有脾虚者，当补脾以统其血，有肾虚者，当壮水以制其阳，有肾中阳虚者，当益火以引其归，能于三法而寻绎之，其调摄血门一道，思过半矣。"

（4）《血证论·卷二》："凡衄血，久而不止，去血太多，热随血减，气亦随血亡矣……而血尽则死也。急用独参汤救之，手足冷，气喘促，再加附子，以引气归根。"

2. 医案选录

（1）黄某，女，30岁。1978年6月18日初诊。主诉：1963年患过"甲状腺功能亢进"，1969年患过"肺结核"，均已治愈。平时吃燥热食物会喉痛，忌食胡椒、生姜、葱、蒜等物。近两月月经来潮时鼻有热感、流血，心烦急躁。经期尚准，七八日干净。平时咽喉胀，多痰，心悸，胃纳正常，小便黄，大便二日一次，睡眠多梦。曾请西医治疗未见效果。诊查：现经期将至，精神不宁，出现以往衄血的先兆。舌色淡，苔薄白，脉细数。辨证：脾肾既虚，肝气又郁。治法：益肾健脾疏肝。处方：熟地黄12g，茯苓12g，北沙参12g，白芍药12g，当归9g，百合15g，淮山药12g，麦门冬9g，枇杷叶12g，旋覆花9g，淮牛膝12g，益母草12g。2剂。

6月20日二诊：月经来潮而无衄血，经血量稍多。情绪比过去好。腹痛，大便烂，每日一次。上方去当归，加甘草3g，4剂。

6月28日三诊：月经已干净，未见衄血。咽喉干，多痰，恶心，嗳气，肠鸣，矢气多，整夜做梦，晨起心悸，白天呵欠多。处方：党参12g，白术9g，茯苓12g，炙甘草5g，陈皮3g，法半夏9g，桑寄生15g，枸杞子12g，制首乌12g，香附9g，郁金9g，佛手6g。

7月11日四诊：持续服上方药后诸症好转，预计1周后月经将来。处方：北沙参12g，麦门冬9g，百合15g，干地黄12g，白芍药9g，旋覆花9g，枇杷叶9g，淮牛膝9g，益母草9g，郁金9g。

两个月后随访，鼻衄已无再发。

（《中国现代名中医医案精华·杨志仁医案》）

（2）张某，男，67岁，1984年5月24日初诊。患者鼻衄两天，出血不止。初发鼻衄，往某医院就诊，经纱布条填塞鼻腔，压迫止血。自述衄血色鲜红，量多不易止，口渴不已，喜凉饮，饮不止渴，牙齿痛，大便3日未行，小便黄，舌质红，苔黄厚而燥，脉弦数等。检查：左侧鼻内肌膜鲜红，鼻内干燥。右侧鼻内抽出纱条后，可见鼻内有块状血痂附着，肌膜鲜红，鼻中隔前下方脉络怒张，肌膜浅表溃烂。按：胃火炽盛，迫血妄行，上冲行鼻，发为鼻衄，故辨证为胃火鼻衄。症由胃火所发，治以清胃为主，选用清胃散加味，以清泻胃火，不至上窜，使火热清，血自降：生地15g，丹皮12g，黄连10g，当归12g，升麻6g，生石膏30g，大黄10g，旱莲草30g，白茅根30g，怀牛膝30g，赤芍12g，生甘草6g。3剂，水煎服，每日1剂。并嘱其勿食热物，勿用温水洗面。

二诊：3剂药尽，鼻衄基本停止，牙痛消失，口渴不甚，大便得通，但稍干燥。为巩固疗效，兼除他症，按上方，减生石膏量为20g，大黄易芒硝（冲服），继投3剂，并给以鼻炎液2支，滴鼻，以滋润鼻腔。

连诊两次，共服药6剂，药后复查：鼻内肌膜已由鲜红色转为淡红色，荣润光泽，溃烂面已愈合良好，诸症皆除。

（《蔡福养临床经验辑要》）

第十节 鼻 异 物

鼻异物（foreign body in the nose）是指异物误入滞留鼻窍。异物留存鼻内，可致鼻塞、流秽臭脓血涕、头痛等症状。本病多见于小儿。

【病因病机】

儿童因无知或不慎将细小物件塞入鼻腔；或进食不慎或呕吐时食物经鼻咽部进入鼻腔；因外伤、枪弹伤或爆炸伤异物留于鼻内；因露宿野外，小昆虫偶然进入鼻内；医源性异物遗留在鼻内；精神病患者自行塞入异物等。常见异物有3类：

1. 植物类

如黄豆、花生粒、玉米、瓜子、果核等异物滞留鼻腔，可致鼻塞流涕，若滞留时间较长，异物遇水膨胀，则症状加重。

2. 生物类

小昆虫、蚂蚁、水蛭等进入鼻腔，爬行骚动，可致疼痛、出血。

3. 非生物类

纸团、橡皮、玻璃球、粉笔、纽扣、泡沫、沙石、弹头、弹片等滞留鼻内，阻塞鼻窍，可致鼻塞流涕，甚者染毒溃烂。

【诊断】

一、诊断要点

1. 病史

有异物入鼻史。

2. 临床症状

因其异物的种类、大小及滞留时间长短而有不同的临床表现。异物滞留，可出现患侧鼻塞不通，黏脓涕或脓血涕，并有臭味。昆虫类异物，常有骚动爬行感。若异物进入的位置较深，损伤部位较广时，可有出血、头痛、视力障碍。儿童单侧鼻塞及流脓血涕且伴秽臭者，应首先考虑鼻腔异物。

3. 检查

鼻腔检查发现异物可确立诊断（彩图 16）。疑有金属异物时，可行 X 线摄片协助诊断。

二、鉴别诊断

婴幼儿不能明确提供异物入鼻病史者，应注意与鼻渊相鉴别。

【辨证及治疗】

本病的治疗以外治为主，可根据异物的性质、形态、大小及存留的位置，采取适当的取出法。小儿不合作者，可考虑在全麻下取出。有合并感染者，可参考相关章节内治。

1 细小异物

可用通关散吹鼻，借喷嚏将异物喷出。此法不适于幼儿，以免异物倒吸入咽喉。

2. 圆形异物

如珠子、豆子、纽扣等，可用异物钩或小刮匙，绕至异物后方，由后向前拨出。不可用镊子夹取，以免将异物推向深处。

3. 质软或条状异物

如纸团、纱条等，可直接用镊子夹取。

4. 形态不整或体积较大的异物

可夹碎分次取出。如经前鼻孔难以取出之异物，可取仰卧低头位，将异物推向鼻咽部，经口腔取出。

5. 动物性异物

需先将其麻醉或杀死后再用钳取出。

6. 较深的金属异物

需在 X 线荧光屏观察下手术取出。

异物取出后，如局部黏膜有糜烂、破损者，可用减充血剂滴鼻，以防粘连；已有粘连，则分离后填入明胶海绵或凡士林纱条。

【预防与护理】

1. 教育儿童不要将异物塞入鼻内。

2. 提高对儿童鼻腔异物的警惕性，发现鼻塞、流臭秽涕等症状，要及时到医院诊治，以免贻误时间，加重病情。

3. 医务人员在取出鼻腔填塞物后，应仔细检查，并清点填塞物，以免有所遗留。

4. 发现异物，不要慌张，尤其是小儿患者，要防止异物滑入气管，引起窒息。

5. 嘱病人不可盲目用手或其他不恰当器械自行挖取异物，以免将异物推向深处，造成不必要的损伤。

【预后及转归】

本病如及时处理，预后良好。如黏膜红肿甚，不作适当处理，可致粘连；异物停留日久，可并发鼻窒、鼻渊等病证；异物留置日久可形成鼻石，鼻石压迫，可致鼻甲萎缩或鼻中隔穿孔。如异物取出方法不当，可被推向鼻咽部滑入口咽，有吸入气管或吞入胃内的可能。

【参考资料】

古代文献摘录

(1)《普济方·卷六十四》："治误食物落鼻中，及入眼不出，用皂角末，吹取嚏即出。"

(2)《诸病源候论·卷二十九》食诸物误落鼻内候："颃颡之间，通于鼻道，气入有食物未及下喉，或因言语，或因嚏咳而气则逆，故食物因气逆者，误落鼻内。"

第十一节 鼻 损 伤

鼻损伤（nose injury）是指鼻部遭受外力作用而致的损伤。由于外力作用大小及受力方式不同，损伤的程度也不同，常见的有鼻伤瘀肿、皮肉破损、鼻骨骨折、鼻伤衄血等。若伤势较重，可危及生命。

中医学对损伤致病的认识有悠久的历史，如宋代《三因极一病证方论·卷之九》："或堕车马，打仆伤损，致血淖溢，发为鼻衄，名折伤衄。"明、清时代，对鼻损伤有进一步认识，认为其病因主要有跌仆、撞击、金创等；伤损表现主要有"鼻出血"、"鼻梁凹陷"、"伤开孔窍"、"鼻破歪落"等等，并形成了比较完善的治法，如敷贴法、整复法、内服药法等。

【病因病机】

鼻突于面中，易受外来暴力碰撞，故鼻损伤多由外力直接作用于鼻部而致，常见于跌仆、撞击、弹击、爆炸等事故中，由于外力大小以及受力方式不同，因此损伤的病理变化及损伤的程度也不同。

1. 鼻伤瘀肿

单纯钝力挫伤，受力广而分散，皮肉不破，表现为外鼻软组织肿胀及皮下瘀血。

2. 皮肉破损

多为锐器损伤，致皮肉破损、裂开，甚至部分缺损。

3. 鼻骨骨折

撞击力较强，如拳击殴打、跌仆冲撞为常见原因，每可致鼻梁骨折断而畸形，鼻梁骨折者往往合并瘀肿疼痛。

4. 鼻伤衄血

鼻部受外来损伤，以致皮肉破损，伤及脉络，血液溢出，或鼻骨骨折，脉络破裂而出血。

此外，枪弹与爆炸弹片等飞物所伤，常为穿透性，造成异物残留于内，严重者，还可波及颅脑。

【诊断】

诊断要点

1. 病史

有鼻外伤史。

2. 临床症状

主要表现为不同程度的疼痛，或有鼻塞、衄血。

3. 检查

可见鼻部瘀肿或衄血，触诊或有皮下气肿、捻发音；严重者，皮肉破损，或部分脱落缺损，甚至鼻中隔脱位，或鼻骨骨折。中隔脱位者，见鼻中隔偏离中线，突向一侧鼻腔，或伴有鼻中隔血肿。鼻骨骨折者，移位性骨折可见鼻梁歪斜或塌陷，触之或有骨擦音；非移位性骨折则外形不变，触之骨折线处有明显压痛和变形。鼻骨正侧位 X 线拍片有助于诊断。

【辨证及治疗】

鼻损伤是鼻科急症，临症时应注意损伤程度及病情变化，及时采用不同的外治和内治方法。

一、分型论治

1. 鼻伤瘀肿

主证：鼻部肿胀，皮下青紫，可连及眼睑，局部疼痛和触痛明显，可有鼻塞、额部胀痛、鼻梁压迫感。或见鼻中隔膨隆、紫暗、光滑柔软，若继发染毒，则形成脓肿，出现发热、局部疼痛加重，或呈跳痛等。

证候分析：多因钝力碰撞，致筋肉受伤，脉络破损，血溢脉外，瘀积于皮肉之间，故局部肿胀、青紫；气血瘀滞，脉络不通，故局部疼痛，触之益甚；若瘀血积于中隔，鼻窍受阻，则见鼻中隔膨隆、鼻塞；若血肿染毒，化热腐肉，则形成脓肿；热毒壅盛，故见发热、局部疼痛增剧等症。

治法：活血通络，行气止痛。

方药：桃红四物汤加减。以桃红四物汤活血祛瘀、和血止痛，可加香附、延胡索、丹皮行气消肿而止痛。若血肿染毒者，可合五味消毒饮以清热解毒。

2. 皮肉破损

主证：轻者鼻部表皮擦伤，重者皮肉破损撕裂，甚至部分脱落或缺损，局部有出血或疼痛。

证候分析：钝力损伤或锐器损伤，均可使皮肉破损，轻者，可只有表皮擦伤，重者则可形成较深、较长的裂口，甚至部分断离脱落。血脉破损故血外溢。瘀血阻滞，气血不通，则肿胀疼痛。

治法：活血祛瘀，消肿止痛。

方药：桃红四物汤加减。出血者，加仙鹤草、白及、栀子炭、三七等止血药；因染毒而见伤口边缘红肿者，宜合五味消毒饮以清热解毒。

3. 鼻骨骨折

主证：若骨折而无移位者，局部可只有疼痛、触痛，或肿胀；若骨折已移位，可见鼻梁歪斜或塌陷如马鞍状，触诊可有骨擦音，若伤后空气进入皮下，可形成皮下气肿，触之有捻发音。严重者，可有鼻中隔骨折、脱位，而致鼻塞。检查见鼻中隔偏离中线，突向一侧鼻腔。

证候分析：多因钝力撞击鼻梁所致。因鼻梁骨轻薄且脆，故易折断，向内塌陷，形成畸形。血脉破损，血溢皮肉之间，故瘀肿疼痛。鼻为气道，伤后空气沿鼻窍内伤口进入皮下，故有气肿，按之柔软。

治法：所谓"血不活则瘀不去，瘀不去则骨不能接"，故初期宜活血祛瘀，行气止痛。中期瘀肿疼痛减轻，但断骨尚未接稳，动则作痛，治宜行气活血，和营生新。后期瘀肿疼痛已消，但断骨初愈，尚未坚实，气血虚弱，治宜补气养血，坚骨壮筋；又因筋伤则内动于肝，骨伤则动于肾，因此宜配合滋补肝肾。

方药：初期用活血止痛汤加减。方中以乳香、没药、苏木活血祛瘀、消肿止痛；以红花、三七、地鳖虫破血逐瘀消肿；配以当归、川芎养血活血；助以赤芍、落得打、紫金藤清热凉血祛瘀；陈皮行气健胃，以防苦寒伤胃。有出血者，加仙鹤草、白及、栀子炭等，或用桃红四物汤，或七厘散。

中期用正骨紫金丹加减，方中红花、当归、丹皮、大黄活血消肿，血竭、儿茶祛瘀止痛，生新接骨。亦可用续断紫金丹。

后期可用人参紫金丹加减，方中人参、茯苓、甘草、当归健脾补气血而养肝，五加皮、血竭、没药散瘀消肿，定痛生肌，丁香、骨碎补、五味子理气补肾壮筋骨。

4. 鼻伤衄血

主证：鼻部受伤时，出现鼻孔内流血，其量可多可少，为各类鼻损伤的常见并发症。或受伤后衄血量多，持续难止，甚则出现面色苍白、脉微欲绝、血压下降等危症；或受伤后数日，仍有反复衄血。

证候分析：鼻部外伤后，血脉破损，并有鼻窍黏膜破裂，血不归经，循伤口外溢流出鼻腔。若受伤当时出血，量不多，乃细小脉络破损，伤势一般较轻；若出血量多，持续难止，甚则面色苍白、脉微欲绝、血压下降者，乃伤势严重之证；若伤后数日内仍时有出血，乃伤损复杂，部位较深，伤势一般较重。检查时应注意观察出血情况和判断出血部位。

治法：敛血止血，和血养血。

方药：根据前述鼻伤所属类型用方，加入白及、蒲黄、仙鹤草、栀子炭、侧柏叶、白茅根、藕节、三七之类；若失血过多者，宜加首乌、干地黄、桑椹子、当归、黄精等，以和血养血，或配合生脉散以益气养血；若鼻伤后大衄不止而见面色苍白、脉微欲绝、血压下降者，应根据"无形之气须当急固"的原则，治以益气敛阳固脱，用独参汤，或生脉散合参附龙牡汤主之，并配合西医抢救措施。

二、外治法

1. 鼻伤瘀肿
鼻伤初起，24 小时以内，宜予冷敷，以帮助止血或制止瘀血扩散。24 小时以后，可改用热敷或内服中药渣再煎汤热敷，以活血散瘀，消肿止痛。

2. 皮肉破损
轻者只需用生理盐水或双氧水清洗伤口。伤口较深较长者，应予仔细清理创口，取出异物，尽可能保留皮瓣，再予缝合，并应注射破伤风抗毒素。皮肤缺损严重者应予植皮。

3. 鼻中隔血肿
血肿小者，可穿刺抽吸；血肿大者，宜在表麻下，沿血肿下方做一与鼻底平行的切口，吸尽瘀血后以消毒凡士林纱条紧密填塞鼻腔，防止再出血。同时注意预防感染化脓。

4. 鼻中隔脱位
应予复位。用复位钳伸入两侧鼻腔夹住鼻中隔，将其扶正复位后，双侧鼻腔填塞凡士林纱条。若难以复位者，日后可行鼻中隔黏膜下矫正术或黏膜下切除术，以矫正其偏曲。

5. 鼻骨骨折
骨折无移位者，可参考"鼻伤瘀肿"之治；骨折有移位形成畸形者，应及早进行复位。若因鼻肿较剧，复位有困难者，也可稍延迟数日，待肿胀消退，再行复位，但最迟不宜超过14 天，以免骨痂形成太多，或错位愈合，则不易整复（"鼻骨骨折整复法"具体方法见附篇）。

6. 鼻伤衄血
以止血为主，方法参见"鼻衄"一节。

【预防与调护】

1. 有伤口者，要注意保持局部清洁，以免感染邪毒而加重病情。
2. 有瘀肿者，不要用力揉擦患处，以免加重损伤或引起出血。
3. 有骨折者，要防止再度碰撞或按压，以免骨折端移位，难以愈合或形成畸形。
4. 着重进行各项安全宣传教育，避免意外事故发生，是预防本病的关键。

【预后及转归】

本病伤势较轻者，预后较好。但若伤势较重，或延误治疗，则可遗留畸形，影响面容或呼吸功能。若合并有邻近器官损伤（眼眶壁、牙槽突损伤及脑震荡等）或颅底骨折、硬脑膜撕裂伤等，则可遗留其他功能障碍，甚至危及生命。

【参考资料】

古代文献摘录

《医宗金鉴·正骨心法要旨·头面部》："凡鼻两孔伤凹陷者可治，血出无妨。若鼻梁骨凹陷者，用当归膏敷贴；若两孔跌磕伤开孔窍，或金刃伤开孔窍，用封口药敷伤处，外以消毒定痛散贴之退肿。"

第十二节 鼻 痰 包

鼻痰包(bi tan bao)是指发生于鼻部的囊肿。以鼻前孔处隆起，或鼻腔有淡黄色液体滴出为主要症状，多见于青年和中年人。西医学的鼻前庭囊肿、鼻窦囊肿可参考本病进行辨证施治。

【病因病机】

痰浊凝滞，困结于鼻

饮食劳倦伤脾，运化失常，津液停聚，痰浊内生，复遇邪热外犯，痰热互结，循经流注鼻窍，逐渐积聚而成包块。

【诊断】

一、诊断要点

1. 病史

发病缓慢，多在无任何症状时偶然发现。

2. 临床症状

痰包小，可无特殊不适；较大时可有局部胀满感，若发生在鼻前庭可出现鼻塞，若发生在鼻窦可出现间歇性鼻流黄水、头痛，甚至视力障碍等。

3. 检查

发生在鼻前庭者可见一侧鼻孔以鼻翼或上唇底部为中心的隆起，并逐渐增大，按压时有明显的囊样弹性感，严重者可致鼻翼变形；发生在鼻窦者，X 线照片或 CT 扫描可协助诊断。

二、鉴别诊断

本病需与牙龈囊肿、鼻窦肿瘤等病相鉴别。

【辨证及治疗】

一、分型论治

痰浊凝滞，困结于鼻

主证：初起时多无明显症状，较大时可出现一侧鼻前庭底部隆起或鼻翼变形、鼻塞、鼻部胀满感、间歇性鼻流黄水、头痛甚至视力障碍等症。舌苔微腻，脉滑。

证候分析：痰浊流注于鼻前庭或鼻窦，逐渐积聚而成包块，故有局部隆起变形、鼻塞、鼻部胀满感；若痰包破裂，则鼻流黄水；痰浊阻滞，蒙蔽清窍，则有头痛、视力障碍等症；舌苔微腻、脉滑为痰湿停聚之证。

治法：除湿化痰，散结消肿。

方药：二陈汤加减。用二陈汤除湿化痰，可酌加枳壳、瓜蒌仁加强祛痰浊之功。局部燃热微胀者，加黄芩、黄连；胃纳差，可加神曲、麦芽、谷芽；局部红肿疼痛、舌红苔黄者可合五味消毒饮。

二、外治法

手术切除。

【预防与护理】

注意鼻腔及口腔清洁，以防感染。

【预后及转归】

本病手术可完全治愈，预后良好，但可能复发。

第十三节 鼻 菌

鼻菌（bi jun）是指发生于鼻腔、鼻窦的恶性肿瘤。临床以鼻内肿块、鼻塞、流污秽脓血涕、头痛、颈部恶核为主要特征。一般男性多于女性，且多发生于40～60岁的成年人。古代医籍中"鼻渊"、"控脑砂"、"恶核"等病证中有类似本病的论述。

【病因病机】

1. 痰瘀互结，凝聚鼻窍

肺经素有痰热，或饮食不节，劳倦内伤，脾失健运，湿浊内生，停聚鼻窍。日久则痰瘀互结，凝聚而为肿块。

2. 肝胆热盛，火毒内攻

因情志不畅，肝失疏泄，气郁化火，肝胆火热循经上犯，移热于脑，伤及鼻窍，燔灼气血，腐灼骨肉，煎炼津液而为浊涕，结聚鼻窍而为肿块。

此外，鼻菌后期，多因肾元亏损，又为湿浊热毒久蕴，而致侵蚀鼻窍骨质、损伤脉络的重症。

【诊断】

一、诊断要点

1. 病史

可有长期鼻塞及流脓血涕史。

2. 临床症状

一侧鼻塞，鼻涕污秽且带脓血，呈进行性加重，或鼻衄，鼻内疼痛，头痛头胀。或可出现流泪、复视、张口困难、眼球突出、牙龈肿痛、面部麻木等症状。

3. 检查

鼻腔内可见菜花样的肿块，色红，触之易出血，或有溃烂、坏死，有恶臭气味。晚期可见鼻部或面部隆起变形。鼻部 X 线、CT 或 MRI 检查可明确肿块的大小和浸润范围。取活体组织进行病理检查可明确诊断。

二、鉴别诊断

本病应与鼻窒、鼻渊、鼻息肉、鼻痰包等病相鉴别。

【辨证及治疗】

一、分型论治

1. 痰瘀互结，凝聚鼻窍

主证：鼻塞，流脓血涕，味腥臭，嗅觉减退，头痛头重，或面颊麻木疼痛，张口困难，或有咳嗽痰多，胸闷不舒，体倦身重，胃纳差，便溏。舌质淡红或暗红，舌体胖，苔白或黄腻，脉弦滑。检查见肿物色较淡，鼻内污秽浊涕较多，或有周围骨质破坏，颈部或有恶核。

证候分析：肺热壅盛或脾失健运，均致痰浊结聚，久蕴鼻窍，脉络瘀阻，结聚而成肿块；肿块堵塞鼻窍则鼻塞不通；湿浊久困鼻窍，郁而化火，火毒蒸灼骨肉脉络，故鼻流腥秽脓血涕；湿浊上困，则头痛头重；肺气不宣，故咳嗽痰多；痰浊阻遏阳气，气机不利，则胸闷不舒、恶心呕吐；体倦、身重、纳呆、苔腻、脉弦滑或濡缓为湿浊内困之证。

治法：涤痰化浊，祛瘀散结。

方药：清气化痰丸合桃红四物汤加减。清气化痰丸清热化痰散结，桃红四物汤活血祛瘀，两方合用祛痰瘀，散结聚。可加半边莲、半枝莲、白花蛇舌草等以加强化浊解毒的作用；加花粉、牡蛎、山慈姑以化痰散结软坚；涕血腥臭、口渴咽痛、咳嗽痰黄者，加薏苡仁、冬瓜仁、桑白皮、芦根、苇茎等以清肺化痰。

2. 肝胆热盛，火毒内攻

主证：鼻塞，鼻流污浊血涕，鼻内恶臭，时有鼻衄，头痛，或见面颊肿胀，突眼或视力减退，张口困难，耳鸣耳聋。全身或有口苦咽干、渴而喜饮、心烦失眠、便秘尿赤等症，舌质红，苔黄或黄燥，脉弦滑或弦数。检查见鼻腔肿物色红或暗红，溃烂，触之易出血。

证候分析：肝胆热盛，火毒内攻，与气血搏结鼻窍而生成肿块，堵塞鼻窍，故鼻塞不通，肿物色红或暗红，触之易出血；火热灼腐肌肉及脉络，故肿物溃烂、脓血秽臭难闻；胆火炽盛上攻头目，清窍不利，故耳鸣耳聋、头痛剧烈；肿块压迫脉络，又受火毒蒸灼，则面颊及眼部疼痛剧烈；邪毒向深处扩散则张口困难；胆火上炎，故口苦口干；胆热内郁，扰乱神明，故心烦失眠；舌质红、苔黄或黄燥、脉弦滑或弦数均为肝胆热盛之象。

治法：清肝泻胆，解毒散结。

方药：龙胆泻肝汤加减。本方重在清泻肝胆，可选加三棱、昆布、海藻、生牡蛎、穿山甲等以攻坚散结，或选加水蛭、虻虫、土鳖、桃仁、红花、泽兰等破血逐瘀散结聚。热盛者，加山豆根、青黛、黄连、水蛭、夏枯草等以清热解毒；大便秘结，加大黄、玄明粉等以泻热通便。

除上述两型辨证治疗外，还应根据出现的不同症状，加减用药。若痰多，颈部恶核较大者，宜加天南星、生半夏以攻坚逐瘀，祛痰散结，或可加山慈菇、海浮石、瓜蒌仁、皂角刺、白芥子、马勃等以消痰散结。头痛，面颧部疼痛剧烈者，可选加露蜂房、田七、五灵脂、蜈蚣、全蝎等以活血通络，并可配合内服云南白药。涕中带血或鼻衄者，可选加旱莲草、仙鹤草、藕节、马勃、白茅根等。

本病后期，肾元亏损，其病日深，可出现正虚邪实之证，应根据病情变化，配合补虚扶正，以达扶正祛邪的目的。

二、外治法

1. 手术治疗
根据肿物浸润范围不同，可采用不同的方式进行手术切除。

2. 滴鼻
涕多者，可用清热解毒的滴鼻剂滴鼻，以排脓解毒，清洁鼻腔。

此外，鼻衄者，应按"鼻衄"外治法处理。

【预防与调护】

1. 应加强对病人心理的调护，减轻病人心理负担。
2. 改善工作环境条件，减少含致癌物粉尘、气体的吸入，戒烟。
3. 注意饮食卫生，避免过食辛辣炙煿之品，忌食发霉、有毒食品。

【预后及转归】

本病因早期诊断较为困难，故预后多数不良。

【参考资料】

古代文献摘录
《医宗金鉴·外科心法要诀·鼻部》："鼻窍中时流黄色浊涕……，若久而不愈，鼻中淋沥腥秽血水，头眩虚晕而痛者，必系虫蚀脑也，即名控脑砂。"

第八章
咽喉科疾病

第一节 喉 痹

喉痹（hou bi）是指以咽痛或异物感不适，咽部红肿，或喉底有颗粒状突起为主要特征的咽部疾病。西医学的咽炎及某些全身性疾病在咽部的表现可参考本病进行辨证施治。

喉痹一词，最早见于帛书《五十二病方》，以后《内经》多次论述了喉痹，如《素问·阴阳别论》曰："一阴一阳结，谓之喉痹。"痹者，闭塞不通之意。历代医家对喉痹的认识不尽一致，其包括范围甚广，界限混淆不清，不易辨识。归纳起来主要有两个方面的含义：一是咽喉口齿疾病的总称；二是指咽喉肿塞、水浆不得入等为主要症状的咽喉急重症。随着临床实践的深入，后世医家逐渐将喉痹作为一种独立的疾病而与喉风、乳蛾、喉痈等病区分开来，如《喉科心法·单蛾双蛾》说："凡红肿无形为痹，有形是蛾"，从形态上加以鉴别；又如《医林绳墨·卷七》说："近于上者，谓之乳蛾、飞蛾，近于下者，谓之喉痹、闭喉……近于咽嗌者，谓之喉风、缠喉风"，从发病部位不同加以区别。根据喉痹的病因病机及咽部形态不同，又有风热喉痹、风寒喉痹、阴虚喉痹、阳虚喉痹、帘珠喉痹、红喉、帘珠喉等不同的病名。

【病因病机】

1. 外邪侵袭，上犯咽喉

气候骤变，起居不慎，肺卫失固，易为风邪所中。风邪多有夹寒夹热，风热外邪乘虚侵袭，邪从口鼻而入，内犯于肺，宣降失司，邪热上壅咽喉，而为喉痹；风寒之邪外袭，外束肌表，卫阳被遏，不得宣泄，壅结咽喉，亦可发为喉痹。

2. 肺胃热盛，上攻咽喉

外邪不解，壅盛传里；或过食辛热煎炒、醇酒之类，肺胃蕴热，复感外邪，内外邪热搏结，蒸灼咽喉而为病。

3. 肺肾阴虚，虚火上炎

温热病后，或劳伤过度，耗伤肺肾阴液，使咽喉失于滋养，加之阴虚则虚火亢盛，上炎而灼于咽喉，发为喉痹。

4. 脾胃虚弱，咽喉失养

因思虑过度，劳伤脾胃，或饮食不节，或久病伤脾，致脾胃受损，水谷精微化生不足，津不上承，咽喉失养，发为喉痹。

5. 脾肾阳虚，咽失温煦

因于房劳过度，或操劳过甚，或久病误治，或过用寒凉之品，以至脾肾阳虚，肾阳虚则虚阳浮越，上扰咽喉；或脾肾阳气亏损，失去温运固摄功能，寒邪凝闭，阳气无以上布于咽喉而为病。

6. 痰凝血瘀，结聚咽喉

饮食不节，损伤脾胃，运化失常，水湿停聚为痰，凝结咽喉；或喉痹反复发作，余邪滞留于咽喉，久则经脉瘀滞，咽喉气血壅滞而为病。

【诊断】

一、诊断要点

1. 病史

多有外感病史，或咽痛反复发作史。

2. 临床症状

起病急者，多表现为咽部疼痛为主，吞咽时咽痛加重；病久者，则可出现咽干、咽痒、咽部微痛及灼热感、异物感、哽哽不利等种种咽喉不适的症状。

3. 检查

咽黏膜充血、肿胀，咽后壁或见脓点；或见咽黏膜肥厚增生，咽后壁颗粒状隆起（彩图17）；或见咽黏膜干燥。

二、鉴别诊断

本病需与乳蛾、喉痈等病相鉴别。

【辨证及治疗】

喉痹起病急者，多属肺胃之热证，如《丹溪心法·卷四》指出"喉痹大概多见痰热"，因此治疗上，应适当配合清热化痰利咽的药物。若久病不愈，反复发作，则因体质不同，可有阴虚、气虚、阳虚、痰瘀等不同证型。

一、分型论治

1. 外邪侵袭，上犯咽喉

主证：咽部疼痛，吞咽不利。偏于风热者，咽痛较重，吞咽时痛增，发热，恶风，头痛，咳痰黄稠，舌苔薄黄，脉浮数；检查可见咽部黏膜鲜红、肿胀，或颌下有臀核。偏于风寒者，咽痛较轻，伴恶寒发热，身痛，咳嗽痰稀，舌质淡红，脉浮紧；检查见咽部黏膜淡红。

证候分析：风热外邪侵袭，客于肺系，结聚于咽，则咽部疼痛，吞咽时痛增，咳嗽痰黄稠；恶风发热、头痛、舌苔薄黄、脉浮数为风热表证。若风寒外袭，卫阳被郁遏，不得宣泄，邪不外达，凝聚于咽，则咽痛不适，吞咽不利；寒邪束表，肺卫失宣，则恶寒发热，身疼痛，头痛无汗，咳嗽痰稀；舌质淡、苔薄白、脉浮紧为风寒表证。

治法：疏风散邪，宣肺利咽。

方药：风热外袭者，宜疏风清热，消肿利咽，用疏风清热汤。方中以荆芥、防风疏风解表；金银花、连翘、黄芩、赤芍清热解毒；玄参、浙贝母、天花粉、桑白皮清肺化痰；牛蒡子、桔梗、甘草散结解毒，清利咽喉。

风寒外袭者，宜疏风散寒，宣肺利咽，可选用六味汤加味。方中荆芥、防风、薄荷疏散风邪；桔梗、甘草宣肺利咽；僵蚕祛风痰，利咽喉。若咳嗽痰多者，可加苏叶、杏仁、前胡；若鼻塞、流涕者，可加苍耳子、辛夷花、白芷。

2. 肺胃热盛，上攻咽喉

主证：咽部疼痛较剧，吞咽困难，发热，口渴喜饮，口气臭秽，大便燥结，小便短赤，舌质红，舌苔黄，脉洪数。检查见咽部红赤肿胀明显，喉底颗粒红肿，颌下有臖核。

证候分析：肺胃热盛，火热燔灼咽喉，则咽部疼痛较剧，吞咽困难；火热内炽，则发热、口渴喜饮、口气臭秽、大便燥结、小便短赤；火热邪毒结于颌下，则颌下起臖核；舌质红、舌苔黄、脉洪数为里热之证。

治法：清热解毒，消肿利咽。

方药：清咽利膈汤加减。方中荆芥、防风、薄荷疏风散邪；金银花、连翘、栀子、黄芩、黄连泻火解毒；桔梗、甘草、牛蒡子、玄参利咽消肿止痛；生大黄、玄明粉通便泻热。若咳嗽痰黄、颌下臖核痛甚，可加射干、瓜蒌仁、夏枯草；高热者，可加水牛角、大青叶；如有白腐或伪膜，可加蒲公英、马勃等。

3. 肺肾阴虚，虚火上炎

主证：咽部干燥，灼热疼痛不适，午后较重，或咽部哽哽不利，干咳痰少而稠，或痰中带血，手足心热，舌红少津，脉细数。检查可见咽部黏膜暗红，或咽部黏膜干燥少津。

证候分析：阴虚津少，虚火上炎，故咽中不适、微痛、干痒、灼热感、异物感；午后阳明经气旺，阴分受克制，故症状更重；肺阴不足，肃降失职，肺气上逆，则干咳痰少而稠；虚火久灼，气血瘀滞，故咽部暗红；肺肾阴虚，咽喉失于濡养，故黏膜干燥而萎缩；潮热、盗汗、颧红、手足心热、舌红少津、脉细数皆为阴虚火旺之证。

治法：滋养阴液，降火利咽。

方药：肺阴虚为主者，宜养阴清肺，可选用养阴清肺汤。若喉底颗粒增多者，可酌加桔梗、香附、郁金、合欢花等以行气活血、解郁散结。

肾阴虚为主者，宜滋阴降火，清利咽喉，可选用六味地黄丸加减。若咽部干燥焮热较重、大便干结，此为虚火亢盛，宜加强降火之力，可用知柏地黄汤加减。

4. 脾胃虚弱，咽喉失养

主证：咽喉哽哽不利或痰黏着感，咽燥微痛，口干而不欲饮或喜热饮，易恶心，或时有呃逆反酸，若受凉、疲倦、多言则症状加重。平素倦怠乏力，少气懒言，胃纳欠佳，或腹胀，大便不调，舌质淡红边有齿印，苔薄白，脉细弱。检查见咽黏膜淡红或微肿，喉底颗粒较多，可呈扁平或融合，或有少许分泌物附着。

证候分析：脾胃虚弱，运化失职，津液不能上达于咽，咽部脉络失其濡养，气血运行不畅，则咽喉哽哽不利、咽燥微痛、口干而不欲饮或喜热饮；脾胃气虚，水湿不运，聚而生痰，阻滞咽部，则咽部有痰黏着感、黏膜淡红或微肿、喉底颗粒较多；气机失调，胃气上逆，故易恶心、呃逆反酸；倦怠乏力、少气懒言、胃纳欠佳、腹胀、大便不调、舌质淡红、舌边有齿印、苔薄白、脉细弱均为脾胃气虚之证。

治法：益气健脾，升清利咽。

方药：补中益气汤加减。若咽部脉络充血，咽黏膜肥厚者，可加丹参、川芎、郁金以活血行气；痰黏者可加贝母、香附、枳壳以理气化痰、散结利咽；咽干较甚、苔干少津者，可加玄参、麦冬、沙参、百合等以利咽生津；易恶心、呃逆者，可加法夏、厚朴、佛手等以和胃降逆；若纳差、腹胀便溏、苔腻者，可加砂仁、藿香、茯苓、生苡仁等以健脾利湿。

5. 脾肾阳虚，咽失温煦

主证：咽部异物感，哽哽不利，痰涎稀白，面色苍白，形寒肢冷，腰膝冷痛，腹胀纳呆，下利清谷，舌质淡嫩，舌体胖，苔白，脉沉细弱。检查见咽部黏膜淡红。

证候分析：脾肾阳虚，阴寒内生，咽喉失于温煦，则咽部哽哽不适、痰涎增多、黏膜淡红；脾阳虚则腹胀纳呆、下利清谷；肾阳虚则形寒肢冷、腰膝冷痛；面色苍白、舌质淡嫩、舌体胖、苔白、脉沉细弱均为阳虚之证。

治法：补益脾肾，温阳利咽。

方药：附子理中丸加减。方中人参、白术益气健脾；干姜、附子温补脾肾之阳气；甘草调和诸药。若腰膝酸软冷痛者，可加枸杞子、杜仲、牛膝等；若咽部不适、痰涎清稀量多者，可加半夏、陈皮、茯苓等；若腹胀纳呆者，可加砂仁、木香等。

6. 痰凝血瘀，结聚咽喉

主证：咽部异物感、痰黏着感、焮热感，或咽微痛，痰黏难咯，咽干不欲饮，易恶心呕吐，胸闷不适，舌质暗红，或有瘀斑、瘀点，苔白或微黄，脉弦滑。检查见咽黏膜暗红，喉底颗粒增多或融合成片，咽侧索肥厚。

证候分析：邪毒久滞、虚火久蒸，炼津成痰，气机阻滞，血行不畅，邪毒与痰、瘀搏结于咽喉，故有咽异物感、痰黏着感、焮热、微痛不适、易恶心呕吐、喉底颗粒增多、咽侧索肥厚；气机不畅则胸闷不适；舌质暗红，或有瘀斑、瘀点为内有瘀血之象；脉弦滑为痰湿之证。

治法：祛痰化瘀，散结利咽。

方药：贝母瓜蒌散加味。方中贝母、瓜蒌清热化痰润肺；橘红理气化痰；桔梗宣利肺气、清利咽喉；茯苓健脾利湿。可加赤芍、丹皮、桃仁活血祛瘀散结；若咽部不适，咳嗽痰黏者，可加杏仁、紫菀、款冬花、半夏等；若咽部刺痛、异物感、胸胁胀闷者，可加香附、枳壳、郁金等。

二、外治法

1. 含漱

中药煎水含漱。如：①银花、连翘、薄荷、甘草煎汤。②桔梗、甘草、菊花煎汤。

2. 吹喉

将中药制成粉剂，直接吹喷于咽喉患部，以清热止痛利咽。

3. 含服

将中药制成丸或片剂含服，使药物直接作用于咽喉，以清热生津利咽。

4. 蒸汽或雾化吸入

可用内服之中药煎水装入保温杯中，趁热吸入药物蒸汽；亦可用中药液置入超声雾化器中进行雾化吸入，如连翘、板蓝根、野菊花、蒲公英等煎水过滤。

三、针灸疗法

1. 体针

可选用合谷、内庭、曲池、足三里、肺俞、太溪、照海等为主穴，以尺泽、内关、复溜、列缺等为配穴。每次主穴、配穴可各选 2～3 穴，根据病情可用补法或泻法，每日 1 次，5～10 次为 1 疗程。

2. 灸法

主要用于体质虚寒者，可选合谷、足三里、肺俞等穴，悬灸或隔姜灸，每次 2～3 穴，每穴 20 分钟，10 次为 1 疗程。

3. 耳针

可选咽喉、肺、心、肾上腺、神门等埋针，或可用王不留行籽，或六神丸，两耳交替使用贴压法，隔日 1 次，5～10 次为 1 疗程。

4. 穴位注射

可选人迎、扶突、水突等穴，每次 1 穴（双侧），药物可用丹参注射液、川芎注射液，或维生素 B_1 等，每穴 0.5～1ml，每隔 3 日 1 次，5～10 次为 1 疗程。

四、其他疗法

1. 按摩

于喉结旁开 1～2 寸，亦可沿颈部第 1～7 颈椎棘突旁开 1～3 寸按摩。用食指、中指、无名指沿纵向平行线上下反复轻轻揉按，每次 10～20 分钟，10 次为 1 疗程。

2. 导引（吞金津、玉液法）

每日晨起，或夜卧时盘腿静坐，全身放松，排除杂念，双目微闭，舌抵上腭数分钟，然后叩齿 36 下，搅海（舌在口中搅动）36 下，口中即生津液，再鼓腮含漱 9 次，用意念送至脐下丹田。

3. 烙治

喉底颗粒增多，可配合烙治法。

【预防与调护】

1. 饮食有节，起居有常，忌过食辛辣醇酒及肥甘厚味。
2. 注意保暖防寒，改善环境，减少空气污染。
3. 加强体育锻炼，戒除烟酒。
4. 积极治疗邻近器官的疾病以防诱发本病，如伤风鼻塞、鼻窒、鼻渊、龋齿等。

【预后及转归】

起病急者，若得到及时恰当的治疗，多可痊愈。病久而反复发作者，往往症状顽固，较难治愈。

【参考资料】

1. 古代文献摘录

(1)《灵枢·杂病》："喉痹不能言，取足阳明，能言，取手阳明。"

(2)《诸病源候论·卷三十》："喉痹者，喉里肿塞痹痛，水浆不得入也……风毒客于喉间，气结蕴积而生热，致喉肿塞而痹痛。"

(3)《景岳全书·卷二十八》："火证喉痹……凡肝胆之火盛者，宜以芍药、栀子、草龙胆为主；阳明胃火盛者，宜以生石膏为主；若大便秘结不通，则宜加大黄、芒硝之属，通其便而火自降。""又有火虚于下，而格阳于上，此无根之火，即肾中之真寒证也。"

(4)《医贯·卷之四》："世人但知热咽痛，而不知有寒咽痛……仲景云：下利清谷，里寒外热，脉微欲绝，面赤咽痛，用通脉四逆汤。盖以冬月伏寒在于肾经，发则咽痛下利，附子汤温其经则愈。"

2. 现代相关疾病简介

急性咽炎（acute pharyngitis）　急性咽炎系咽部黏膜及黏膜下组织和淋巴组织的急性炎症，为上呼吸道感染的一部分，多由急性鼻炎向下蔓延所致，也有开始即发生于咽部者，病变常波及整个咽腔，也可局限于一处，多发于秋冬，或冬春之交。一般起病较急，先有咽部干燥、灼热感，继而咽痛，吞咽时更明显，甚则放射至耳部，全身症状一般较轻，可有发热、头痛、食欲不振等。检查可见咽部黏膜急性充血、肿胀，咽后壁淋巴滤泡和咽侧索红肿，细菌感染者或可于淋巴滤泡中央见有黄白色点状渗出物，颌下淋巴结肿大压痛。无全身症状或全身症状较轻者，以局部含漱或含服治疗为主；若全身症状较重，可同时配合应用抗病毒药或抗生素及磺胺类药。

慢性咽炎（chronic pharyngitis）　慢性咽炎系咽部黏膜及黏膜下和淋巴组织的慢性炎症，常为上呼吸道慢性炎症的一部分，病程较长，多为急性咽炎反复发作所致。病理分为慢性单纯性咽炎、慢性肥厚性咽炎和萎缩性咽炎与干燥性咽炎等。临床上主要表现为咽异物感、灼热感、干燥感或微痛感、刺激性咳嗽等种种咽部不适的症状，检查可见咽部黏膜慢性充血，咽后壁淋巴滤泡增生，或咽侧索肥厚，或咽部黏膜干燥萎缩。诊断时应注意排除某些早期恶性肿瘤。治疗以祛除病因及局部用药为主，肥厚性咽炎者可配合应用激光、微波等治疗。

鼻咽炎（nasopharyngitis）　鼻咽炎分急、慢性两种。急性鼻咽炎在婴幼儿症状较重，常有鼻塞、流涕、头痛、高热、呕吐、腹痛及脱水症状。成人及较大儿童，全身症状不明显。鼻咽部检查见：鼻咽黏膜弥漫性充血、水肿，并有黏脓性分泌物附着。治疗可全身及局部应用抗生素，并辅以对症支持疗法。

慢性鼻咽炎常与邻近器官或全身的疾病并存，常见鼻咽干燥感、鼻后部有黏稠分泌物、咯痰、头痛等症状，检查可见鼻咽黏膜充血、增厚，或有厚痂附着。治疗主要应针对病因，局部可应用滴鼻剂。

全身性疾病在咽部的表现 咽部作为人体的一个器官，必然受到机体的控制和影响，一些全身性疾病可在咽部出现十分明显的症状和体征，甚至某些全身性疾病初起仅以咽部症状或体征为首发临床症状而被发现，简介如下：

（1）粒细胞缺乏症：咽痛，有时剧烈，检查可见咽峡部坏死性溃疡，上覆有深褐色假膜，周围组织苍白、缺血。软腭、牙龈常有同样病变。

（2）白血病：一般无咽痛，咽部及口腔黏膜下可见瘀点与瘀斑，早期一侧扁桃体可浸润肿大，继而表面坏死，覆盖灰白色假膜。

（3）传染性单核细胞增多症：咽痛较轻，有咽梗阻感，咽腔、软腭黏膜、扁桃体表面弥漫性充血，扁桃体明显肿大，可有假膜形成。少数病例扁桃体特别肿大，有大而深的溃疡、肉芽增生，易出血。

（4）贫血：咽黏膜苍白、干燥，甚则咽黏膜苍白、水肿，悬雍垂尤甚，咽部不适、异物感及明显吞咽困难。

（5）艾滋病：常导致口腔及咽部的念珠菌感染，引起咽痛、吞咽困难，咽部见白色乳酪样物，可出现白斑样的粗糙表现。

3. 医案选录

（1）彭某，英年内亏，肾液不藏，君相之火上越，以致喉间红肿，蕾斑麻密，纳物不利，成为喉痹，最不易治。又兼课读勤劳，心志愈耗，即施咸降之法，亦不过片时之效，欲得全瘳，以怡悦心神为要旨。北沙参、稽豆皮、花粉、官燕、柏子仁、人中白、青盐。

（《外证医案汇编·卷二》）

（2）龙某，女，56岁，1992年10月9日初诊。咽喉微痛哽哽不利月余，进食正常，口干不苦不引饮，饮水亦不多，形寒肢冷，夜尿多而清长，伴腰痛酸软，纳尚可，舌淡稍胖，苔白，脉细弱。检查：咽黏膜稍红不肿，咽后壁淋巴滤泡少许增生。证属肾阳虚弱，治宜温肾阳、利咽喉。处方：补骨脂、淫羊藿、熟附片、熟地、茯苓各15g，白芍、丹皮各12g，生苡仁20g，桔梗10g。5剂，水煎服，每日1剂。

16日二诊：咽痛已无，仍有哽哽不利感，夜尿清长，舌脉同前。照上方去丹皮、生苡仁，加覆盆子12g，橘红10g，甘草6g。7剂，水煎服，日1剂。药后症状消失。

（刘森平. 王德鉴教授治疗慢性咽喉病经验介绍. 新中医 1994；26（增刊）：8）

第二节 乳 蛾

乳蛾（ru e）是指以咽痛或异物感不适，喉核红肿，表面可有黄白脓点为主要特征的咽部疾病。本病是临床常见病、多发病之一，以儿童及青年为多见。急性发病者，多为实热证，好发于春秋两季，有传染性，偶可流行暴发。病程迁延、反复发作者，多为虚证或虚实夹杂证。本病可诱发喉痈及痹证、水肿、心悸、怔忡等全身疾病。西医学的扁桃体炎可参考本病进行辨证施治。

历代医著有关乳蛾的名目繁多。因喉核肿胀突出于喉关两侧，形似乳头，或如蚕蛾，故名乳蛾，亦称喉蛾。因蛾与鹅同音，故古书又有写作"乳鹅"者。历代医家根据病变部位、形态及病因病机等不同，又有多种病名。从发病部位来分，有单乳蛾、双乳蛾之称。从形态来分，喉核上有白星点，白星点上下相连，状如缠袋者称"连珠乳蛾"；喉核溃腐作烂者，称"烂乳蛾"或"烂头乳蛾"；喉核红肿疼痛，时重时轻者称"活乳蛾"；喉核红肿疼痛不甚，日久如软骨者称"死乳蛾"、"乳蛾核"。从病因来分，因于风热或热毒而致者，称"风热乳蛾"；若因肺肾阴虚而致者，称"虚火乳蛾"或"阴虚乳蛾"。以其阴阳属性来分，又有"阳蛾"与"阴蛾"之别。

【病因病机】

起病急骤者，多为风热之邪乘虚外袭，火热邪毒搏结喉核而致。若病久体弱，脏腑失调，邪毒久滞喉核，易致病程迁延，反复发作。

1. 风热外袭，肺经有热

风热邪毒从口鼻入侵肺系，咽喉首当其冲。或风热外袭，肺气不宣，肺经风热循经上犯，结聚于咽喉，气血不畅，与邪毒互结喉核，发为乳蛾。

2. 邪热传里，肺胃热盛

外邪壅盛，乘势传里，肺胃受之，肺胃热盛，火热上蒸，灼腐喉核而为病。亦有多食炙煿，过饮热酒，脾胃蕴热，热毒上攻，蒸灼喉核而为病。

3. 肺肾阴虚，虚火上炎

邪毒滞留，灼伤阴津；或温热病后，肺肾亏损，津液不足，不能上输滋养咽喉，阴虚内热，虚火上炎，与余邪互结喉核而为病。

4. 脾胃虚弱，喉核失养

素体脾胃虚弱，不能运化水谷精微，气血化生不足，喉核失养；或脾不化湿，湿浊内生，结聚于喉核而为病。

5. 痰瘀互结，凝聚喉核

余邪滞留，日久不去，气机阻滞，痰浊内生，气滞血瘀，痰瘀互结喉核，脉络闭阻而为病。

【诊断】

一、诊断要点

1. 病史

常有受凉、疲劳、外感病史或咽痛反复发作史。

2. 临床症状

急骤发作者，咽痛剧烈，吞咽困难，痛连耳窍。全身可伴有畏寒、高热、头痛、纳差、乏力、周身不适等。小儿可有高热、抽搐、呕吐、昏睡等症。迁延日久者，咽干痒不适，哽哽不利，或咽痛、发热反复发作。

3. 检查

起病急骤者，喉核红肿，连及喉关，喉核上可有黄白色脓点（彩图18），重者喉核表面腐脓成片，但不超出喉核范围，且易拭去，颌下有臀核。迁延日久可见喉关暗红，喉核肥大或干瘪，表面凹凸不平，色暗红，上有白星点，挤压喉核，有白色腐物自喉核隐窝口溢出。

二、鉴别诊断

本病应与喉痹、白喉、扁桃体肿瘤等疾病相鉴别。

【辨证及治疗】

一、分型论治

本病发病急骤者，多为实证、热证，辨证多为风热外袭、肺经有热，或邪热传里、肺胃热盛。病程迁延或反复发作者，多为虚证或虚实夹杂证，辨证多属肺肾阴虚、虚火上炎，或脾胃虚弱、喉核失养，或痰瘀互结、凝聚喉核。

1. 风热外袭，肺经有热

主证：病初起咽喉干燥灼热，疼痛逐渐加剧，吞咽时更重。全身见头痛，发热，微恶风，咳嗽，舌质红，苔薄黄，脉浮数等。检查见喉核红肿，连及喉关，喉核表面有少量黄白色腐物。

证候分析：风热邪毒搏结咽喉，蒸灼喉核，气血壅滞，脉络不畅，故咽喉干燥、灼热、发痒、疼痛，喉核红肿；病初起，火热不甚，故喉核表面黄白色腐物不多；发热、微恶风、头痛、咳嗽、舌质红、苔薄黄、脉浮数为风热在表之证。

治法：疏风清热，利咽消肿。

方药：疏风清热汤加减。

2. 邪热传里，肺胃热盛

主证：咽部疼痛剧烈，连及耳根，吞咽困难，痰涎较多。全身症见高热，口渴引饮，咳嗽痰黄稠，口臭，腹胀，便秘溲黄，舌质红，苔黄厚，脉洪大而数。检查见喉核红肿，有黄白色脓点（彩图 18），甚者喉核表面腐脓成片，咽峡红肿，颌下有臀核。

证候分析：肺胃热盛，火毒上攻咽喉，则见喉核红肿，咽部疼痛剧烈，连及耳根，吞咽困难；火毒灼伤，化腐成脓，则有黄白色脓点，甚至腐脓成片；热灼津液成痰，痰火郁结，故痰涎多、颌下有臀核；邪热传里，胃腑热盛，则发热、口臭、腹胀；热盛伤津，则口渴引饮，痰稠而黄；热结于下，则大便秘结、小便黄赤；舌质红、苔黄厚、脉洪数为肺胃热盛之象。

治法：泻热解毒，利咽消肿。

方药：清咽利膈汤加减。若咳嗽痰黄稠，颌下有臀核，可加射干、瓜蒌、贝母以清化热痰散结；持续高热，加石膏、天竺黄以清热泻火、除痰利咽；若喉核腐脓成片，加入马勃、蒲公英等以祛腐解毒。肿痛甚者可含服六神丸，以清热解毒、消肿止痛。

3. 肺肾阴虚，虚火上炎

主证：咽部干燋，微痒微痛，哽哽不利，午后症状加重。全身可见午后颧红，手足心热，失眠多梦，或干咳痰少而黏，耳鸣眼花，腰膝酸软，大便干，舌质干红少苔，脉细数。检查见喉核肥大或干瘪，表面不平，色潮红，或有细白星点，喉核被挤压时，有黄白色腐物自隐窝口内溢出。

证候分析：肺肾阴虚，津不上承，咽喉失于濡养，更为虚火上扰，余邪滞留，故见咽喉干燥、微痒微痛、哽哽然不适；下午为阳中之阴，阴虚则阳盛，更助虚火上炎，故午后症状加重；虚火灼腐喉核，气血不畅，故见喉核肿大暗红或干瘪，隐窝口有黄白色腐物，喉关亦暗红肥厚；午后颧红、手足心热、失眠多梦、干咳痰少而黏、耳鸣眼花、腰膝酸软、大便干、舌质干红少苔、脉细数等均为阴虚火旺之证。

治法：滋养肺肾，清利咽喉。

方药：百合固金汤加减。方中百合、生地、熟地、麦冬、玄参滋养肺肾，清热利咽生津；当归、芍药养血和阴；贝母、桔梗清肺利咽；甘草调和诸药。合而用之使肺肾得养，阴液充足，虚火自降。偏于肺阴虚者，宜用养阴清肺汤加减。偏于肾阴虚者宜用六味地黄汤加玄参、桔梗之类。

4. 脾胃虚弱，喉核失养

主证：咽干痒不适，异物梗阻感，咳嗽痰白，胸脘痞闷，易恶心呕吐，口淡不渴，大便不实，舌质淡，苔白腻，脉缓弱。检查见喉核淡红或淡暗，肥大，溢脓白黏。

证候分析：脾气虚清阳不升，喉核失养，故咽部干痒不适；清阳不升，气机不利故有异物梗阻感、咳嗽、胸脘痞闷、易恶心呕吐；脾虚湿困，则见喉核淡红或淡暗、肥大、溢脓白黏；神疲乏力、口淡不渴、痰白、大便不实、舌淡苔白腻、脉缓弱为脾虚湿困之证。

治法：健脾和胃，祛湿利咽。

方药：六君子汤加减。本方健脾胃，除痰湿。湿邪重者加厚朴、枳壳宣畅气机、祛湿利咽；若喉核肿大不消加浙贝、生牡蛎。

5. 痰瘀互结，凝聚喉核

主证：咽干涩不利，或刺痛胀痛，痰黏难咯，迁延不愈。全身症状不明显。舌质暗有瘀点，苔白腻，脉细涩。检查见喉关暗红，喉核肥大质韧，表面凹凸不平。

证候分析：久病入络致气血不畅，气滞血瘀，咽喉失去气血荣养，故咽干涩不利、刺痛胀痛、喉关暗红；病程日久，余邪滞留成痰，与瘀血搏结于喉核则表现为痰黏难咯、喉核肥大质韧、表面凹凸不平；舌质暗有瘀点、苔白腻、脉细涩为痰瘀阻滞脉络之象。

治法：活血化瘀，祛痰利咽。

方药：会厌逐瘀汤合二陈汤加减。会厌逐瘀汤中桃仁、红花、当归、赤芍、生地活血祛瘀；配合柴胡、枳壳行气理气；桔梗、甘草、玄参清利咽喉；配合二陈汤祛痰利咽。喉核暗红，质硬不消者，加昆布、莪术；复感热邪，溢脓黄稠，加黄芩、蒲公英、车前子等。

二、外治法

1. 含漱

用金银花、甘草、桔梗适量，或荆芥、菊花适量煎水含漱，每日数次。

2. 吹药

可选用清热解毒、利咽消肿的中药粉剂吹入患处，每日数次。

3. 含服

可用清热解毒利咽中药含片或丸剂含服。

4. 雾化吸入

用清热解毒利咽的中草药煎水，雾化吸入，每日 1～2 次。

5. 烙法

喉核肥大反复发作者，可用烙治法。必要时行手术摘除。

6. 啄治法

用扁桃体手术弯刀，在扁桃体上做雀啄样动作，每侧 4～5 下，伴少量出血，以吐 2～3 口血为度。2～3 日 1 次，5 次为 1 疗程，一般不超过 3 个疗程。

三、针灸疗法

1. 体针

实热证，选合谷、内庭、曲池，配天突、少泽、鱼际，每次 2～4 穴，针刺，用泻法，每日 1～2 次。虚证，选太溪、鱼际、三阴交、足三里，平补平泻，留针 20～30 分钟，每日 1 次。

2. 耳针

实热证，取扁桃体、咽喉、肺、胃、肾上腺，强刺激，留针 10～20 分钟，每日 1 次；或取扁桃体穴埋针，每日按压数次以加强刺激。虚证，取咽喉、肾上腺、皮质下、脾、肾等穴，用王不留行籽贴压，每日以中强度按压 2～3 次，以加强刺激。

3. 刺血法

喉核红肿疼痛、高热者，可点刺扁桃体、耳尖等耳穴或耳背静脉放血，亦可点刺少商或商阳放血，每穴放血数滴，每日 1 次，以泻热消肿。

4. 穴位注射

实热证者，选脾俞、肩井内五分、曲池、天突、曲池、孔最等，每次取一侧的 1～3 穴，每穴注射柴胡注射液或鱼腥草注射液 2ml。

四、其他疗法

擒拿：实热证而见咽痛剧烈、吞咽困难、汤水难下者，可用擒拿法以泻热消肿止痛，以利吞咽（方法参见总论第五章）。

【预防与调护】

1. 重视体育锻炼，增强抗病能力，可以预防或减少乳蛾发作。
2. 饮食有节，少食辛辣炙煿，以免脾胃蕴热；按时作息，不妄作劳，以免虚火内生。
3. 乳蛾急发者应彻底治愈，以免迁延日久，缠绵难愈。
4. 注意口腔卫生，及时治疗邻近组织疾病。

【预后及转归】

乳蛾反复发作，缠绵难愈，可成为病灶，引起局部及全身多种并发症。局部并发症有耳胀、喉痹、喉痈等，全身并发症有低热、痹证、心悸、怔忡、水肿等。

【参考资料】

1. 古代文献摘录

（1）《辨证录·卷之三》："人有咽喉肿痛，日轻夜重，喉间亦长成蛾，宛如阳证，但不甚痛，而咽喉之际，自觉一线干燥之至，饮水咽之少快……人以为此喉痛而生蛾也，亦用泻火之药，不特杳无一验，且反增其重；亦有勺水不能下咽者，盖此证为阴蛾也。阴蛾则日轻而夜重，若阳蛾则日重而夜轻矣。斯少阴肾火下无可藏之地，直奔而上炎于咽喉也。治法宜大补肾水，而加入补火之味，以引火归藏。"

（2）《疡科心得集·卷上》："夫风温客热，首先犯肺，化火循经上逆入络，结聚咽喉，肿如蚕蛾，故名喉蛾……或生于一偏为单蛾，或生于两偏为双蛾，初起寒热，渐渐胀大，即用疏解散邪，如牛蒡散加黄连、荆防败毒散之类……亦有虚火上炎而发者，以其人肾水下亏，肾中元阳不藏，上越逆于喉中而结，须用引火归源之法，若桂附八味丸是也。"

（3）《咽喉脉证通论·乳蛾第四》："此证因嗜酒肉热物过多，热毒积于血分，兼之房事太过，肾水亏竭，致有此发。其状或左或右，或红或白，形如乳头，故名乳蛾。一边肿曰单蛾，两边肿曰双蛾，或前后皆肿，白腐作烂，曰烂头乳蛾。"

（4）《咽喉经验秘传·治法凡例》说："凡患喉症……若至第三日，憎寒壮热，其势必重，须问其大小便通利否……若二便不通，乃内有实火，非用降火解毒重剂与通二便之药，断难取效。"

2. 现代相关疾病简介

急性扁桃体炎（acute tonsillitis）　急性扁桃体炎是腭扁桃体的急性非特异性炎症。主要致病菌为乙型溶血性链球菌A组，葡萄球菌、肺炎双球菌和腺病毒也可引起本病。临床上可分为两类，即急性卡他性扁桃体炎和急性化脓性扁桃体炎，而后者包括急性滤泡性扁桃体炎和急性隐窝性扁桃体炎两种类型。本病抗炎是主要治疗原则，青霉素属首选抗生素。

慢性扁桃体炎（chronic tonsillitis）　慢性扁桃体炎多由急性扁桃体炎反复发作或因隐窝引流不畅，其内细菌滋生繁殖而演变为慢性炎症。病理可分为增生型、纤维型、隐窝型3型。本病常被视为全身感染的"病灶"之一。对于反复发作的慢性炎症，可先行保守治疗，如发作次数频繁，则应考虑手术摘除扁桃体。病灶型扁桃体炎一经确诊，以早期手术切除为宜。

3. 医案选录

（1）方某，男，45岁。1992年2月22日初诊：11天前高烧（38℃～39℃），伴以喉痛，痛在左侧，侵及左耳，当时诊断为化脓性扁桃体炎，取用抗生素，主病3天而逐渐恢复，但至今疼痛不息，波及左颞头皮，还有些怕冷，疲乏无力，胃纳不香。检查：左扁桃体肿胀，隐窝内尚有分泌物。舌苔薄，脉弦。按：病情在于后期，但邪伏兽困，无宣泄之机而因循经久难痊。再予清解，大有东隅已失之叹：白芷6g，防风6g，山豆根10g，薄荷5g，马勃3g，荆芥6g，天竺黄6g，桔梗6g，大贝母10g，甘草3g。5剂煎服。

1992年2月28日二诊：药进5剂，疼痛明显减轻，左颈头皮及耳深部之痛残存无几，胃纳稍增，乏力无劲者仍然。有些咳嗽，由痒而作。检查：左扁桃腺肿已退，分泌物已无。舌苔薄，脉平。按：暴雨易霁，稍事扫尾足矣：桑叶6g，菊花10g，山豆根6g，金银花

10g，连翘 6g，玄参 10g，象贝母 10g，桔梗 6g，甘草 3g。5 剂煎服。

（《干祖望耳鼻喉科医案选粹》）

（2）肖某，女，37 岁。1989 年 11 月 22 日初诊。咽喉疼痛，吞咽时加剧，进食困难 3 天。伴发热恶寒、颈项头痛、腰痛、疲倦，口苦不欲饮水，纳差，大便通畅。经口服红霉素、肌注青霉素等，热虽退但咽痛未减，进食困难而来诊。查：体温 35.5℃，呼吸 80 次/分，急性痛苦面容。咽部黏膜充血明显，双扁桃体充血Ⅱ度肿大，表面脓点连成片状。双鼻黏膜稍红，通气欠佳。双颌下可扪及淋巴结肿大，触痛。血常规：白细胞 16.8×10^9/L。舌淡红，苔黄腻，脉沉细。中医辨病：风热乳蛾；西医诊断：急性化脓性扁桃体炎。据证分析患处红肿疼痛明显，但体温不升反降至正常范围以下，口苦不引饮，纳差，舌淡红，苔黄腻，脉沉细，均属脾虚气弱、肺胃湿热证，即正虚邪实是也。治法：健脾清肺，扶正祛邪。处方：党参、银花、杭菊花各 15g，白术、马勃、桔梗各 12g，土茯苓、冬瓜仁、葛根各 30g，甘草 6g。3 剂，水煎服，每日 1 剂。另，配合鱼腥草注射液雾化喷咽喉，并滴注葡萄糖生理盐水以补充体液。

25 日二诊：服药后翌日，咽痛减轻，可进食半流质食物，体温升至 36℃。血常规：白细胞 7.8×10^9/L。服完 3 剂药后，扁桃体较前缩小，脓点消失，仍充血。舌脉同前。续前方去马勃、冬瓜仁、葛根、桔梗，加瓜蒌仁 15g，柴胡、枳实、白芍各 12g。3 剂。

28 日三诊：咽微痛不适，进食已正常。查双扁桃体红肿基本消退，脓点消失。予润喉丸 2 瓶含服。随访半年未复发。

（刘森平，等. 王德鉴风热乳蛾治验。新中医 1994；26（4）：17）

第三节 喉 痈

喉痈（hou yong）是指发生于咽喉及其邻近部位的痈肿。本病皆因热毒引发，病情发展迅速，每致咽喉肿塞、剧痛、吞咽困难，甚则阻塞呼吸，危及生命，故《灵枢·痈疽》说："痈发于嗌中，名曰猛疽。猛疽不治，化为脓，脓不泻，塞咽，半日死。"

历代医家对喉痈的病因病机、证候特点、辨证用药及外治方法等均有比较详尽的论述，并根据痈肿的发病部位、发病原因、痈肿的形色及证候特点等，提出了众多的名称，如喉关痈、积热喉痈、大红喉痈、锁喉痈等。现代多根据其发病部位将常见的喉痈进行了统一的命名：生于喉关的称喉关痈或骑关痈，生于会厌的称会厌痈，生于喉底的称里喉痈，生于颌下的称颌下痈。西医学的扁桃体周围脓肿、急性会厌炎及会厌脓肿、咽后脓肿、咽旁脓肿等疾病可参考本病进行辨证施治。

本病以喉关痈、会厌痈为常见，多发于青壮年。里喉痈多见于 3 岁以下的婴幼儿。

【病因病机】

本病多因脏腑蕴热，复感风热邪毒，或异物、创伤染毒，内外热毒搏结咽喉，灼腐血肉而为脓，毒聚而成痈肿。

1. 外邪侵袭，热毒搏结

咽喉为肺胃所属，风热邪毒乘虚侵袭，循口鼻入肺系，咽喉首当其冲，邪毒与气血搏结不散，导致气血壅聚而为病。

2. 热毒困结，化腐成脓

外邪不解，入里化火，引动脏腑积热上攻，内外火热邪毒搏结于咽喉，热毒流窜困结于一处，灼腐血肉而化为脓。

3. 气阴耗损，余邪未清

火热邪毒久灼咽喉，又因咽痛饮食难进，加之清解攻伐，气阴两伤，余邪未清。

【诊断】

由于发病部位不同，各种喉痈均有其不同的症状特点及体征，据此可作出相应的诊断。

一、喉关痈

（一）诊断要点

1. 病史

多有外感乳蛾发作史，或咽部创伤染毒史。

2. 临床症状

乳蛾发病数日后发热持续或加重，一侧咽痛加剧，吞咽时尤甚，痛引耳窍，吞咽困难，口涎外溢，言语含糊，似口中含物，汤水易从鼻中呛出，甚则张口困难。

3. 检查

急重病容，张口时表情痛苦，头偏向一侧，患侧腭舌弓上方红肿隆起，软腭红肿，悬雍垂水肿，并偏向对侧；或患侧腭咽弓红肿，喉核被推向前下方。若患处红肿高突（彩图19），触之有波动感，示已成脓，此时穿刺可抽出脓液。

（二）鉴别诊断

本病应与颌下痈、智齿冠周炎相鉴别。

二、会厌痈

诊断要点

1. 病史

可有外感、异物、创伤或邻近器官急性炎症史。

2. 临床症状

起病急骤，咽喉剧痛，吞咽困难，张口流涎，言语含糊，甚则呼吸困难。

3. 检查

急重病容，有呼吸困难表现，口咽部检查多无明显病变，间接喉镜检查见会厌充血肿胀，或肿如球状；如痈肿已成，则见有局部隆起，其上有黄白色脓点。喉部 X 线侧位片显示会厌肿大。

三、里喉痈

(一) 诊断要点

1. 病史

可有感冒或咽部异物及外伤后染毒史。

2. 临床症状

发病较急，畏寒，高热，咳嗽，咽痛拒食，吞咽困难，吸奶时啼哭或呛逆，严重者可致呼吸困难，鼾声大，易惊醒。

3. 检查

呈急性病容，咽后壁一侧隆起，黏膜红肿（彩图20）；脓肿较大者，可将患侧腭咽弓及软腭向前推移。患侧颌下臖核肿大，压痛明显。颈侧位 X 线片，可见咽后壁隆起之软组织阴影，有时尚可见液平面。

(二) 鉴别诊断

本病应与咽后隙淋巴结核或颈椎结核形成的寒性脓肿相鉴别。

四、颌下痈

(一) 诊断要点

1. 病史

可有乳蛾、喉关痈、里喉痈或咽旁组织损伤史。

2. 临床症状

咽痛及颈侧剧烈疼痛，吞咽障碍，言语不清，张口困难。全身可伴高热、畏寒、食欲不振、头痛、乏力等。

3. 检查

急重病容，颈部僵直，患侧颈部、颌下肿胀，明显压痛，成脓后可有波动感，穿刺可抽出脓液。患侧喉核及咽侧壁向咽中线突起，但喉核不红肿。颈部 B 超或 CT 扫描可显示脓肿大小。

(二) 鉴别诊断

本病应与喉关痈、里喉痈及咽旁肿瘤等相鉴别。

【辨证及治疗】

喉痈的主要特征是咽喉剧烈疼痛，局部红肿、化脓，其病变进程均可分为酿脓期、成脓期、溃脓期。辨是否成脓乃辨证之关键，及时采取排脓治疗，对缩短病程至关重要。

一、分型论治

1. 外邪侵袭，热毒搏结

主证：喉痈初起，咽痛逐渐加重，吞咽不利，吞咽时疼痛尤甚，发热恶寒，头痛，周身不适，口干，咳嗽痰多，小便黄，舌质红，苔薄黄，脉浮数。检查可见患处黏膜色红漫肿或颌下肿胀，触之稍硬。

证候分析：风热邪毒侵袭，热毒搏结于咽喉，脉络阻滞，故而咽喉疼痛、红肿；咽喉红肿则吞咽不利，吞咽与咳嗽时牵动肿处则疼痛加剧；热灼津伤则口干、溲黄；发热恶寒、头痛、舌质红、苔薄黄、脉浮数均为风热外袭之证。

治法：清热解毒，消肿止痛。

方药：五味消毒饮加减。本方以清热解毒见长，为治疗痈疽疔毒之有效方剂，应用时可加荆芥、防风、连翘以加强疏风清热之力，加白芷以助消肿止痛，诸药合用共奏疏风清热、解毒消肿之功效。

2. 热毒困结，化腐成脓

主证：咽痛剧烈，胀痛或跳痛，痛引耳窍，吞咽困难，口涎外溢，或张口困难，言语不清，如口中含物，或咽喉阻塞，吸气难入。伴高热，头痛，口臭口干，便结溲黄，舌质红，苔黄厚，脉洪数有力。检查可见患处红肿高突，或隆起顶部红里泛白，触之有波动感，穿刺可抽出脓液。颌下有臖核。

证候分析：火热邪毒困结，气血壅盛，患处肉腐化脓，故红肿高突、疼痛剧烈；气血与脓液随血脉搏动而跳动，故有跳痛或胀痛；痈肿突起，喉关阻塞，则吞咽困难而口涎外溢、言语不清，甚或吸气难入；热毒波及牙关则张口困难，甚或牙关紧闭；痈肿顶部红里透白、触之柔软，为脓已成，故穿刺可抽出脓液；大便秘结、小便黄、舌质红、苔黄厚、脉洪数有力均为胃腑热盛之证。

治法：泻热解毒，消肿排脓。

方药：仙方活命饮加减。方中银花清热解毒；归尾、赤芍、乳香、没药活血消肿；防风、白芷疏风散结以消肿；贝母、天花粉清热排脓以散结；穿山甲、皂角刺解毒透络、消肿溃坚；甘草清热解毒、调和诸药。红肿痛甚，热毒重者，加蒲公英、连翘、紫花地丁以增清热解毒之力；高热伤津者，去白芷、陈皮，重用花粉，加玄参；便秘加大黄；痰涎壅盛，可加僵蚕、胆南星等以豁痰消肿。

若热毒侵入营血，扰乱心神，出现高热烦躁、神昏谵语者，应以清营凉血解毒为主，可用犀角地黄汤，并选加安宫牛黄丸、紫雪丹，以开窍安神。

若有痰鸣气急，呼吸困难者，按急喉风处理，必要时行气管切开术，以保持呼吸道通畅。

3. 气阴耗损，余邪未清

主证：咽痛逐渐减轻，身热已平，红肿始退，咽干口渴，倦怠乏力，懒动少言，舌红或淡红，苔薄黄而干，脉细数。检查见患处红肿突起已平复，黏膜色红欠润，或溃口未愈合。

证候分析：热毒蕴积多日，饮食难进，加之清解攻伐，耗气伤阴。气阴未复，余邪尚存，故显以上诸症。

治法：益气养阴，清解余毒。

方药：沙参麦冬汤加减。方中沙参、麦门冬清养肺胃；玉竹、天花粉生津止渴；扁豆、甘草益气培中，甘淡和胃；桑叶轻宣邪热。诸药合用，养阴益气，兼散邪热。可加太子参以加强本方益气生津之功；加金银花、蒲公英以清解余毒。

二、外治法

1. 吹药

可用清热解毒、消肿止痛的中药喷剂吹喉关红肿处，每日数次。

2. 含服

可用清热解毒、利咽止痛的中药含片、滴丸含服。

3. 含漱

可用金银花、桔梗、甘草煎水或用内服中药渣再煎之药液，冷后频频含漱。

4. 超声雾化吸入

可用清热解毒、消肿止痛的中药，如金银花、紫花地丁、蒲公英、板蓝根、丹皮、赤芍等，煎水，每次用20～30ml做超声雾化，每日1～2次。

5. 外敷

颌下肿痛明显者，可用紫金锭或如意金黄散，以醋调敷，每日1次；亦可用木芙蓉叶60g，红糖6g，捣烂外敷肿痛处。

6. 排脓

喉痈脓成之后，应及时排脓。可行穿刺抽脓，或切开排脓；里喉痈应采取仰卧垂头位，并在做好抽吸痰液及气管切开器械的准备下进行，以防脓肿突然破裂，脓液涌入气道，导致窒息。

三、针灸疗法

1. 体针

咽喉肿痛甚者，针刺合谷、内庭、太冲等穴以消肿止痛，用泻法，每日1次。张口困难者，针刺患侧颊车、地仓穴，以使牙关开张。

2. 刺血

痈肿未成脓时，可酌情用三棱针于局部黏膜浅刺5～6次，或用尖刀轻轻划痕使其出血，以泻热消肿止痛。高热者，用三棱针刺少商、商阳或耳尖，每穴放血数滴，以泻热解毒。

四、擒拿法

适用于咽喉痈，咽喉肿塞，疼痛剧烈，汤水难入者（方法见总论第五章第三节）。

【预防与调护】

1. 锻炼身体，增强体质，冷暖适宜，预防外邪侵袭。

2. 积极治疗咽喉部急慢性疾病，保持口腔卫生。

3. 适当多饮水，注意休息，吞咽困难者，宜进半流质或全流质饮食，以养护胃气。忌食辛辣炙煿、醇酒厚味。

4. 积极治疗，严密观察病情变化。脓已成应及时排脓，保持引流通畅，并适时做好气管切开的准备。

【预后及转归】

绝大多数患者经恰当治疗，排出脓液后，疮口愈合而痊愈，预后良好。极少数患者因体质虚弱，或未及时有效地治疗等原因，脓毒蔓延，可伴发急喉风；或热入营血，热盛动风；或侵蚀破坏脉络导致大出血等危症。

【参考资料】

1. 古代文献摘录

（1）《灵枢·痈疽》："热盛则肉腐，肉腐则为脓。"

（2）《诸病源候论·卷三十》："六腑不和，血气不调，风邪客于喉间，为寒所折，气壅而不散，故结而成痈。"

（3）《疮疡经验全书·卷一》："此胃经受热，胃气通于喉咙，故患喉痈。"

（4）《外科正宗·卷之二》："凡喉闭不刺血，喉风不倒痰，喉痈不放脓，喉痹、乳蛾不针烙，此皆非法。"

2. 现代相关疾病简介

颈深部感染（deep neck infection）　临床上以扁桃体周围隙、咽后隙、咽旁隙、颌下隙为常见。多为细菌经口、鼻、咽部炎症扩散蔓延，或经淋巴或血行扩散至各间隙引起化脓性炎症。由于各间隙位于肌肉深层，局部血流不畅，加之周围血管丰富，患者多伴有菌血症或脓毒血症，可出现畏寒、高热、食欲不振、乏力、全身不适等中毒症状。婴幼儿易迅速发生衰竭。治疗原则是抗感染治疗和局部切开排脓，同时给予全身支持疗法及对症治疗。适量应用类固醇激素，可减轻局部肿胀及全身中毒症状。

3. 医案选录

（1）李王公主患喉痈，数日肿痛，饮食不下，才召到医官，言须针刀开口，方得溃破。公主闻用针刀，哭不肯治，痛逼水谷不入。忽有一草泽医曰，某不使刀针，只用笔头蘸药痈上，霎时便溃。公主喜，遂令召之。方二次上药，遂溃出脓血一盏余，便觉痛减，两日疮无事。令传其方，医云，乃以针系笔心中，轻轻划破肿处，乃溃散耳。

（《续名医类案·卷十八》）

（2）某男，33 岁。主诉：素有喉蛾之患，3 天前又见发作。诊查：僵肿偏于左侧，上腭亦焮肿，延及颊车，以至懒于张口，头倾歪于左，是让痛也。发音如处瓮中，咽中痰涎甚多，其黏如胶，不易唾出，以水含漱多时，方能咯出一口。洒淅恶寒，阵阵发热，脉显浮数。喉痈来势，亦即所谓扁桃腺周围脓肿也。早治尤可消，惜已延三日，当先吐痰涎，更投破血散肿之法，冀其或可幸消。防气急痰涌为要。处方：紫荆皮 10g，大贝母 10g，甘草 6g，蚤休 10g，防风 6g，荆芥 6g，川郁金 10g，芙蓉叶 10g，荔枝草 10g。水煎服，另用鲜土牛膝 30g，捣汁兑开水，服以探吐。吹药：金锁匙散，吹患处。

二诊：咽关肿势，有增无减，视之肿处中心高起，自觉患部搏动，吞咽时发术，下咽即觉阻碍，使食阻咽门之外，若少少咽之，尚能勉强通过。颈向左侧偏，往来寒热，小便少，脉更数，苔更厚，今已五日，势恐难消，将在关外聚头，宜以排托之法投之，先其一着，不必待也，若肿势太重，亦能堵塞而生变端。处方：茅根 10g，皂角刺 10g，连翘 10g，甘草节 6g，磨金果榄 3g（和服），紫地丁 10g，蚤休 10g，紫荆皮 10g，浙贝母 10g，防风 6g，川郁金 10g，冬葵子 6g。水煎服。吹药：同前。并再以蜀葵子研细涂于中心高处，可使其穿透。

三诊：喉痈已在关外聚头，以喉枪刺之，复以有钩探针引之，出臭脓甚多，一时顿感轻快。术后，即进薄粥。唯残脓难免入腹，加之大便三日未行，今拟凉膈法加减治之，防其复涨为要。处方：黄芩 6g，薄荷 3g，山栀子 5g，连翘 10g，桔梗 5g，全瓜蒌 10g，大黄 10g，浙贝母 10g，竹叶卷心 14 个，甘草 5g，黄蜀葵花 3g，蜂蜜 20ml（兑服）。水煎服。吹药：朱砂冰硼散，吹患处。

（《中医临床家耿鉴庭》）

第四节 喉 喑

喉喑（hou yin）是指以声音嘶哑为主要特征的喉部疾病。西医学中喉的急慢性炎症性疾病、喉肌无力、声带麻痹等可参考本病进行辨证施治。

历代医家对喉喑的认识不一，所沿用的病名很多，起病急骤者，有"暴喑"、"卒喑"之称；反复发作或迁延不愈，或久病体虚而致者，又有"久喑"、"久无音"、"久嗽声哑"、"久病失音"之称。此外尚有喑、喑哑、声嘶、声喝、暴言难、卒失音、声哑喉、虚哑喉、金伤声碎、哑劳等不同的名称。

早在先秦甲骨卜辞中，已有"音有疾"、"疾言"的记载。《内经》中始用"喑"作病名，并有"暴喑"、"卒喑"等病名记载。明代《医学纲目·卷之二十七》提出"喉喑"这一病名，并将喉喑与舌喑分开："喑者，邪入阴部也……然有二症：一曰舌喑……一曰喉喑，乃痨嗽失音之类是也……喉喑但喉中声嘶，而舌本则能转运言语也。"《景岳全书·卷二十八》对"声喑"的病因病机、证候特点及辨证论治有了较全面的论述，确立了"金实不鸣"、"金破不鸣"的理论基础，对后世研究本病产生了深远的影响。

【病因病机】

喉喑有虚实之分，实证者多由风寒、风热、痰热犯肺，肺气不宣，邪滞喉窍，声门开合不利而致，即所谓"金实不鸣"、"窍闭而喑"。虚证者多因脏腑虚损，喉窍失养，声户开合不利而致，即所谓"金破不鸣"。

1. 风寒袭肺

风寒外袭，壅遏肺气，肺气失宣，气机不利，风寒之邪凝聚于喉，阻滞脉络，致声门开合不利，发为喉喑。

2. 风热犯肺

风热外袭，肺失清肃，气机不利，则邪热上蒸，壅结于喉，致声门开合不利，发为喉喑。

3. 肺热壅盛

肺胃积热，复感风热，内外邪热互结，灼津为痰，痰热壅肺，肺失宣降，致声门开合不利，发为喉喑。小儿脏腑娇弱，喉腔较窄，患有本病时，易导致气道阻闭，发展成急喉风。

4. 肺肾阴虚

素体虚弱，燥热伤肺，过劳伤肾，或久病失养，以致肺肾阴亏，肺津无以上布，肾阴无以上承；又因阴虚生内热，虚火上炎，蒸灼于喉，致声门失健，开合不利，发为喉喑。

5. 肺脾气虚

素体虚弱，过度用嗓，气耗太甚，加之久病失调，或劳倦太过，致肺脾气虚，无力鼓动声门，发为喉喑。

6. 血瘀痰凝

患病日久，余邪未清，结聚于喉，阻滞脉络；或用嗓太过，耗气伤阴，喉部脉络受损，经气郁滞不畅，气滞则血瘀痰凝，致声带肿胀或形成小结及息肉，妨碍声门开合，则久喑难愈。

【诊断】

一、诊断要点

1. 病史

多有受凉感冒或过度用声史，或声音嘶哑反复发作史。

2. 临床症状

以声音嘶哑为主要症状，轻者，仅声音发毛、变粗或声音不扬；程度较重者，可有明显的声嘶，甚至完全失音。可伴有咽喉不适。

3. 检查

喉黏膜及声带鲜红肿胀；或声带淡红、肥厚，边缘有小结或息肉，声门闭合不全；或喉黏膜及声带干燥、变薄；或声带活动受限、固定；或声带松弛无力（彩图 21、22）。

二、鉴别诊断

本病应与白喉、喉癣、喉瘤、喉菌等相鉴别。

【辨证及治疗】

一、分型论治

本病初期多为实证，临床辨证多属风寒、风热或肺热壅盛，肺气不宣；病久则多为虚证或虚实夹杂证，临床辨证多属肺肾阴虚、肺脾气虚或血瘀痰凝，喉窍失养。治疗方面，在辨证用药的基础上应注意配合利喉开音法的运用。

1. 风寒袭肺

主证：猝然声音不扬，甚则嘶哑，喉微痛微痒，咳嗽声重，发热，恶寒，头身痛，无汗，鼻塞，流清涕，口不渴，舌苔薄白，脉浮紧。检查见喉黏膜微红肿，声门闭合不全。

证候分析：风寒袭肺，壅遏肺气，肺气不宣，风寒壅闭于喉，致声门开合不利，故猝然声音不扬，甚则嘶哑；寒主凝闭，气血凝滞于喉，故见喉黏膜及声带微红肿、声门闭合不全；寒凝气血，脉络不通，故喉微痛不适；风邪袭喉，则喉痒咳嗽；风寒郁肺，肺失宣降，肺气上逆，则咳嗽声重；鼻为肺窍，寒邪袭肺，则鼻塞流清涕；风寒外束，卫阳被郁，不得宣泄，故见恶寒、发热、无汗、头身痛、口不渴等风寒表证；舌苔薄白、脉浮紧为风寒在表之证。

治法：疏风散寒，宣肺开音。

方药：三拗汤加减。方中以麻黄疏散风寒；杏仁宣降肺气，助麻黄宣肺散寒；甘草利喉止痛，调和诸药。可加半夏、僵蚕、生姜散寒祛痰，石菖蒲消肿通窍开音。

2. 风热犯肺

主证：声音不扬，甚则嘶哑，喉痛不适，干痒而咳，发热，微恶寒，头痛，舌边微红，苔薄黄，脉浮数。检查见喉黏膜及声带红肿，声门闭合不全。

证候分析：风热犯肺，壅遏肺气，肺失清肃，邪热壅结于喉，致声门开合不利，故声音不扬，甚则嘶哑，喉痛不适，喉黏膜及声带红肿；风热壅肺，肺失宣降，故喉干痒而咳；风热外袭，正邪交争，则发热恶寒；风邪上受，故头痛；舌边微红、苔薄白、脉浮数为风热在表之证。

治法：疏风清热，利喉开音。

方药：疏风清热汤加减。本方疏散风热，清利咽喉，可加蝉蜕、木蝴蝶、胖大海以利喉开音。若痰黏难出者，可加瓜蒌皮、杏仁，以清化痰热。

3. 肺热壅盛

主证：声音嘶哑，甚则失音，咽喉痛甚，咳嗽痰黄，口渴，大便秘结，舌质红，苔黄厚，脉滑数。检查见喉黏膜及室带、声带深红肿胀，声带上有黄白色分泌物附着，闭合不全。

证候分析：肺胃积热，复感风热，内外邪热互结，炼津为痰，痰热壅阻于喉，致声门开合不利，故声音嘶哑，甚则失音；痰热壅肺，上蒸咽喉，故咽喉痛甚，喉黏膜及室带、声带深红肿胀；肺胃热盛，则见口渴、大便秘结、舌质红、苔黄厚、脉滑数等。

治法：清热泻肺，利喉开音。

方药：泻白散加减。泻白散为清热泻肺之主方，可加黄芩、杏仁以加强本方清肺热、宣肺利气之功；加瓜蒌仁、贝母、天竺黄、竹茹以清热化痰；加蝉蜕、木蝴蝶以利喉开音；大便秘结者，可加大黄。

4. 肺肾阴虚

主证：声音嘶哑日久，咽喉干涩微痛，喉痒干咳，痰少而黏，时时清嗓，症状以下午明显。可兼有颧红唇赤、头晕耳鸣、虚烦少寐、腰膝酸软、手足心热等症，舌红少津，脉细数。检查见喉黏膜及室带、声带微红肿，声带边缘肥厚，或喉黏膜及声带干燥、变薄，声门闭合不全。

证候分析：肺肾阴虚，喉失濡养，致声门失健，开合不利，则声嘶日久难愈；阴虚生内热，虚火上炎，故喉黏膜及室带、声带微红肿，咽喉干涩微痛，或喉及声带黏膜干燥、变薄；虚火炼痰，故干咳痰黏，需清嗓则舒；颧红唇赤、头晕耳鸣、虚烦少寐、腰膝酸软、手足心热、舌红少津、脉细数均属阴虚火旺之证。

治法：滋阴降火，润喉开音。

方药：百合固金汤加减。方中以百合、生地黄、熟地黄滋养肺肾；麦冬、玄参滋阴生津，降火利喉；当归、白芍养血和阴；桔梗、甘草、贝母化痰利喉。可加木蝴蝶、蝉蜕利喉开音。若虚火旺者，加黄柏、知母以降火坚阴；若以声嘶、咽喉干痒、咳嗽、灼热感为主的阴虚肺燥之证，宜甘露饮以生津润燥。

5. 肺脾气虚

主证：声嘶日久，语音低沉，高音费力，不能持久，劳则加重，上午症状明显。可兼有少气懒言、倦怠乏力、纳呆便溏、面色萎黄等症，舌体胖有齿痕，苔白，脉细弱。检查见喉黏膜色淡不红，声带肿胀或不肿胀，松弛无力，声门闭合不全（彩图 21）。

证候分析：肺脾气虚，无力鼓动声门，故声带松弛无力、语音低沉、高音费力、不能持久；劳则耗气，故遇劳加重；上午阳气未盛，故气虚则上午症状明显；少气懒言、倦怠乏力、纳呆便溏、面色萎黄、舌体胖有齿痕、苔白、脉细弱均为肺脾气虚之证。

治法：补益肺脾，益气开音。

方药：补中益气汤加减。本方补益肺脾之气，养喉洪声，可加生诃子收敛肺气、利喉开音；加石菖蒲通窍开音；若声带肿胀，湿重痰多者，可加半夏、茯苓、扁豆燥湿除痰，消肿开音。

6. 血瘀痰凝

主证：声嘶日久，讲话费力，喉内异物感或有痰黏着感，常需清嗓，胸闷不舒。舌质暗红或有瘀点，苔薄白或薄黄，脉细涩。检查见喉黏膜及室带、声带、杓间暗红肥厚，或声带边缘有小结（彩图 22）及息肉状组织突起，常有黏液附其上。

证候分析：气滞血瘀痰凝，结聚喉咙，故声带暗红，或有小结、息肉；声门开合不利，故声嘶难愈，讲话费力；血瘀痰凝，黏附声带，故喉内有异物感、痰黏着感；胸闷不舒是气滞之证；舌质暗红、脉细涩为血瘀之候。

治法：行气活血，化痰开音。

方药：会厌逐瘀汤加减。方中以当归、赤芍、红花、桃仁、生地活血祛瘀；枳壳、柴胡以疏肝理气，气行则血行，血行则瘀散；桔梗、甘草、玄参宣肺化痰，利喉开音。若痰多者，可加贝母、瓜蒌仁、海浮石以化痰散结。

此外，根据患者之肺肾阴虚或肺脾气虚情况，可分别配合应用百合固金汤或补中益气汤等。

二、外治法

1. 含服

选用具有清利咽喉的中药制剂含服，有助于消肿止痛开音。

2. 蒸汽或超声雾化吸入

根据不同证型选用不同的中药水煎，取过滤药液 20ml 做蒸汽吸入或超声雾化吸入，每次

15 分钟,每日 2 次。如风寒袭肺者,可用紫苏叶、香薷、蝉蜕等;风热犯肺或痰热壅肺者,可用柴胡、葛根、黄芩、生甘草、桔梗、薄荷等;肺肾阴虚者,可用乌梅、绿茶、甘草、薄荷等。

3. 离子导入疗法

用红花、橘络、乌梅、绿茶、甘草、薄荷,水煎取汁,做喉局部直流电离子导入治疗,每次 20 分钟,每日 1 次,有利喉消肿开音的作用,适用于各证型喉喑。

4. 手术治疗

声带小结或息肉长期不愈者,可手术摘除。

三、针灸疗法

1. 体针

可采用局部与远端取穴相结合的方法。局部取穴:人迎、水突、廉泉、天鼎、扶突,每次取 2~3 穴。远端取穴:病初起者,可取合谷、少商、商阳、尺泽,每次取 1~2 穴,用泻法;病久者,若肺脾气虚可取足三里,若肺肾阴虚可取三阴交,用平补平泻法或补法。每日 1 次,留针 20 分钟。

2. 刺血法

用三棱针刺两手少商、商阳、三商(奇穴,别名大指甲根)等穴,每穴放血 1~2 滴,每日 1 次,有泻热开窍、利喉开音的作用,适用于喉喑实热证。

3. 耳针

取咽喉、声带、肺、大肠、神门、内分泌、皮质下、平喘等穴,脾虚者加取脾、胃,肾虚者加取肾,每次 3~4 穴,针刺 20 分钟;病初起,每日 1 次,久病隔日 1 次。也可用王不留行籽或磁珠贴压,每次选 3~4 穴,贴压 3~5 日。

4. 穴位注射

取喉周穴如人迎、水突、廉泉,每次选 2~3 穴做穴位注射,药物可选用复方丹参注射液、当归注射液等,每次注射 0.5~1ml 药液,隔日 1 次。

5. 穴位磁疗

取喉周穴位,如人迎、水突、廉泉,每次选 2~3 穴,贴放磁片,或加用电流,每次 20 分钟,每日 1 次。

6. 氦-氖激光穴位照射

取喉周穴位,如人迎、水突、廉泉等,每次选 2~3 穴,局部直接照射,每次每穴照射 5 分钟,每日 1 次。

四、按摩疗法

参见第五章第三节"声嘶失音的按摩法"。

【预防与调护】

1. 加强体育锻炼,增强体质,积极防治感冒及鼻腔、鼻窦、鼻咽、口腔疾病。
2. 注意声带休息,避免用声过度。

3. 避免粉尘及有害化学气体的刺激。

4. 节制烟酒，少食辛辣炙煿之品及冷饮。

【预后及转归】

起病急骤者，经及时适当治疗，一般可恢复，小儿患者治疗不及时，可并发急喉风危及生命。反复发作者，则病程迁延，缠绵难愈。

【参考资料】

1. 古代文献摘录

(1)《灵枢·忧恚无言》："人卒然无音者，寒气客于厌，则厌不能发，发不能下，至其开阖不致，故无音。"

(2)《景岳全书·卷二十八》："风寒袭于皮毛，则热郁于内，肺金不清而闭塞喉窍，咳嗽甚而声喑者，宜参苏饮、二陈汤、小青龙汤、金水六君煎、三拗汤之类以散之。火邪侵肺，上焦热甚而声喑者，宜四阴煎、麦门冬汤主之。心火盛者二阴煎。胃火上炎者竹叶石膏汤。肝胆火盛者，柴胡清肝散之类主之。劳瘵痰嗽夹火者，竹衣麦门冬汤主之。""虚损为喑者，凡声音之病，惟此最多，当辨而治之：凡色欲伤阴，病在肾者，宜六味丸、八味丸、左归丸、右归丸、人参平肺汤、大补元煎之类主之。或兼肺火者，宜一阴煎、四阴煎、人参固本丸之类择而用之。凡大惊大恐猝然致喑者，肝胆受伤也，宜七福饮、五福饮、十味温胆汤、平补镇心丹、定志丸之类主之。凡饥馁疲劳，以致中气大损而为喑者，其病在脾，宜归脾汤、理阴煎、补中益气汤、补阴益气煎、温胃饮之类主之。凡忧思过度，致损心脾而为喑者，宜七福饮、归脾汤之类主之。凡病人久嗽声哑者，必由元气大伤，肺肾俱败，但宜补肺气、滋肾水、养金润燥，其声自出，或略加诃子、百药煎之类，兼收敛以治其标。务宜先本后末，庶可保全，若见其假热而过用寒凉，或见其痰盛而妄行消耗，则未有一免者矣。"

(3)《张氏医通·卷四》："若咽破声嘶而痛，是火邪遏闭伤肺，昔人所谓金实不鸣，金破亦不鸣也，古法用清咽宁肺汤，今改用生脉散合六味丸作汤，所谓壮水之主以制阳光也。"

(4)《罗氏会约医镜·卷之七》："肾阴一足，则水能制火，而肺以安，庶金清而声亮矣。譬之钟焉，实则不鸣，破亦不鸣，肺被火烁，是邪实其中，即形破于外，声何由而出乎，是知宜补水以降火也。"

2. 现代相关疾病简介

急性喉炎（acute laryngitis） 急性喉炎是喉黏膜的急性卡他性炎症，多发于受凉感冒后，系病毒侵入和原存在于上呼吸道的细菌，如肺炎双球菌、乙型流行性感冒杆菌、溶血性链球菌和葡萄球菌等继发感染所致。此外，用声过度、烟酒过度、吸入有害粉尘和化学气体亦可引起本病。初期为喉部黏膜弥漫性充血，有多形核白细胞及淋巴细胞浸润，组织内渗出液积聚形成水肿；晚期可形成脓性分泌物或结成伪膜；若未及时治疗，可有圆形细胞浸润，逐渐形成纤维变性，变成慢性永久性病变。由于小儿喉腔狭小，发炎后易肿胀发生喉阻塞，可出现呼吸困难。声休及使用抗生素控制感染为本病的治疗原则。

慢性喉炎（chronic laryngitis） 慢性喉炎是指喉部黏膜的慢性非特异性炎症。因病变程度的不同，可分为慢性单纯性喉炎、慢性肥厚性喉炎和慢性萎缩性喉炎。一般认为，其病因主要是急性喉炎反复发作或迁延不愈所至；此外，用声过度、发声不当、烟酒过度、吸入有害粉尘和化学气体，以及鼻、鼻窦和咽部的感染均是长期刺激喉部的因素，使喉部产生慢性炎症。表现为喉部黏膜血管呈慢性扩张，白细胞浸润，黏膜下出现间质性水肿及炎性渗出物，黏液腺分泌增多。日久病变黏膜成纤维细胞侵入，致黏膜增厚、黏液腺分泌变为稠厚。长期病变以致血循环障碍，腺体分泌减少，病变向深层发展，引起喉内肌萎缩。查出病因而予以对因治疗，是治疗慢性喉炎的关键。去除刺激因素，进行发声训练，喉部局部施用蒸汽或挥发性药物雾化吸入为本病的治疗方法。

声带小结（vocal nodules） 声带小结又称歌唱者小结，由炎性病变形成。主要是因长期用声不当或用声过度，致使声带膜性中点频繁撞击、摩擦，产生上皮机械性创伤反应，形成突起、黏膜上皮局限性增生、纤维化改变。早期小结柔软带红色，中期小结较坚实，晚期小结苍白色。声休、发声训练、改变错误的发声习惯，是早期小结的最佳治疗方法，此时小结有可能消失，中、晚期小结以手术治疗为主。

声带息肉（polyp of vocal cords） 声带息肉亦称喉息肉，主要是因长期用声不当或过度用声引起。表现为声带血管扩张，血管通透性增加，声带膜部的潜在间隙（Reinke间隙）中组织液积聚，出现局部水肿致息肉形成，并进一步变性、纤维化。分局限性和广基性两类，局限性声带息肉多发生在一侧声带的前、中1/3处，基底小而有蒂；广基性声带息肉常发生于一侧声带，基底宽广。治疗原则基本与声带小结相同。

喉肌无力（myasthenia laryngis） 喉肌无力又称喉肌弱症。一般认为，其病因主要是发声过度或发声不当，喉外肌收缩过度，属喉内肌的甲杓肌受抑制，张力降低，功能低下而发生声肌疲劳，声门闭合不全。采取物理及药物疗法，促进血液循环，促进神经功能恢复，增强喉肌能量代谢，增强肌力，使劳损的喉肌得以修复，是本病的治疗原则。

3. 医案选录

（1）张路玉治一西客触寒来苏，忽然喘逆声暗，咽喉肿痛，察其形体丰盛，饮啖如常，切其脉象浮软，按之益劲。此必寒包热邪，伤犯肺络也，遂以麻杏甘石汤加半夏、细辛，加大剂葳蕤。二服喘止声出，但呼吸尚有微暗，更与二陈加枳、桔、葳蕤二服，调理而安。

（《续名医类案·卷十八》）

（2）黄某，女，33岁。1963年1月29日初诊。10多年来，常感咽喉干痛作哽，声音嘶哑，甚则完全失音。经某医院检查，诊断为慢性咽喉炎。近2个月来，咽喉干痛，并有紧缩感，左侧尤甚，胸膺右侧气滞闷塞不舒，呼吸急促，讲话时需努力提气，方能发出低微嘶哑之音，午后则完全无声。常易感冒咳嗽，睡眠不安，头晕，全身筋骨酸痛，背脊板滞不适。大便经常不实，肠鸣辘辘，稍食油腻之物则溏泄。咽喉底壁及两关色淡不明润，并有结节。舌苔淡薄，脉象弦细。证属肝旺肺弱，宗气不足，气血两亏。姑拟柔肝、益肺、利咽为法：北沙参9g，川贝母9g，元米炒麦冬4.5g，炙甘草2.5g，淮小麦9g，嫩射干3g，白桔梗3g，川石斛6g，珠儿参9g，生白芍4.5g，制首乌9g，肥玉竹6g，野蔷薇花2.5g。5剂。

二诊时，呼吸急促及筋骨酸痛均见轻减，而动则心悸，大便溏薄。于原方中加五味子

1g，焦於术 4.5g，再服 5 剂。

三诊（2月18日）：声音午前较扬，咽头尚有梗阻之感，右侧胸膺气滞不畅。精神虽较好转，惟暮后尚觉神疲头晕，并有烦热。脉弦细较前有力，舌苔淡薄。体质柔弱，非一蹴而就。仍宗原意，更进一筹：南北沙参各 9g，太子参 6g，珠儿参 12g，川百合 9g，元米炒麦冬 4.5g，淮小麦 9g，五味子 1.5g，土炒生白术 4.5g，生白芍 4.5g，嫩射干 3g，白桔梗 3g，炙甘草 2.5g，野蔷薇花 2.5g。7 剂。

服上药 3 剂后，声音已恢复正常，烦热亦除，神色转佳。惟仍觉夜眠不稳，喉头干燥，胃纳欠佳。上方去射干、桔梗、五味子，加夜交藤 9g，霍山石斛 3g，制首乌 9g，肥玉竹 6g。

五诊（3月5日）：患者声音清朗，精神体力均转佳。惟喉头仍觉干燥，再予前方加淮山药 9g，熟女贞 9g，以巩固疗效。嘱其忌酸辣，禁高声，勿过度疲劳，庶可恢复正常。

6月10日随访：患者语声清朗，精神亦佳。每日除 8 小时工作之外，晚上尚能阅读书报至 10 时或 11 时入寝。睡眠与大便均已正常，感到身心愉快。

（《张赞臣临床经验选编》）

第五节 急 喉 风

急喉风（ji hou feng）是指以吸气性呼吸困难为主要特征的急性咽喉疾病。临床上常可出现咽喉红肿疼痛、痰涎壅盛、语言难出、声如拽锯、汤水难下等症状，严重者可发生窒息死亡。西医学的急性喉阻塞可参考本病进行辨证施治。

历代文献中，喉风的名目繁多，如急喉风、缠喉风、锁喉风、紧喉风、走马喉风、呛喉风、哑瘴喉风……等，《喉科秘旨》分喉风 12 证，《图注喉科指掌》分 16 证，《经验喉科紫珍集》分 18 证，《重楼玉钥》分 36 证。总之，古代医籍中喉风的含义较广，一般是泛指咽喉多种疾病，并包括某些口齿唇舌病证在内，正如《喉科心法·卷上》所说："考古称喉证，总其名曰喉风。"

本节所论急喉风，系专指以吸气性呼吸困难为主要特征的急性咽喉疾病，因其发病急、变化快、病情重而定名。《脉经·卷四》云："病人肺绝，三日死，何以知之，口张但气出而不还"，这是类似于吸气性呼吸困难的较早记载。

【病因病机】

本病多由咽喉痈肿、小儿喉喑、外伤、异物、过敏等各种急性咽喉病发展所致，其病机多为热毒、痰浊或风寒痰浊互结咽喉，阻塞气道。

1. 风热外袭，热毒内困

患者肺胃素有蕴热，复感风热之邪，或时行疫疬之邪侵入人体，风热邪毒引动肺胃之火上升，风火相煽，内外邪热搏结不散，结聚于咽喉而为病。

2. 热毒熏蒸，痰热壅结

火毒炽盛，火动痰生，痰火邪毒结聚于咽喉而为病。

3. 风寒痰浊，凝聚咽喉

素体虚弱，或禀质过敏，风寒之邪乘虚而入，壅阻于肺，肺气失宣，津液不行，化为痰浊，风寒痰浊凝聚咽喉而为病。

【诊断】

一、诊断要点

1. 病史

多有急性咽喉病或咽喉异物、外伤、过敏等病史。

2. 临床症状

吸气性呼吸困难，常伴有吸气期喉鸣、声音嘶哑、痰涎壅盛、语言难出、汤水难下等症状。

3. 检查

根据呼吸困难及病情轻重程度分为四度：

一度：患者安静时无症状，活动或哭闹时出现喉鸣和鼻翼煽动，吸气时天突（胸骨上窝）、缺盆（锁骨上窝）及肋间等处轻度凹陷，称三凹征（甚则剑突下及上腹部软组织也可凹陷，故亦称四凹征）。

二度：安静时亦出现上述呼吸困难表现，活动时加重，但不影响睡眠和进食。

三度：呼吸困难明显，喉鸣较响，并因缺氧而呈烦躁不安、自汗、脉数等，三（四）凹征显著。

四度：呼吸极度困难，病人坐卧不安，唇青面黑，额汗如珠，身汗如雨，甚则四肢厥冷，脉沉微欲绝，神昏，濒临窒息。

二、鉴别诊断

吸气性呼吸困难应与呼气性呼吸困难及混合性呼吸困难相鉴别，其鉴别要点见表8-1。

表 8-1　　　　　　　　　　　三种呼吸困难的鉴别要点

临床表现	吸气性呼吸困难	呼气性呼吸困难	混合性呼吸困难
呼吸深度与频率	吸气运动加强、延长，即吸气深而慢，显示吸入空气有困难，呼吸频率基本不变或减慢	呼气运动增强、延长，显示呼出空气有困难，吸气运动亦稍加强	吸气与呼气均费力，显示空气出入均有困难
三（四）凹征	吸气时明显	无	不明显。但以吸气性呼吸困难为主者则有之
呼吸时伴发声音	吸气时有喉鸣	呼气时有哮鸣声	一般不伴发明显声音
体征	咽喉部有阻塞性病变，肺有充气不足的体征	肺部有充气过多的体征	可闻及呼吸期哮鸣声

【辨证及治疗】

一、分型论治

本病特点为发病急，变化快，治疗时应注意观察呼吸困难情况，针对病因，及时解除呼吸困难症状，故掌握病变阶段、准确辨证施治是治疗本病的关键。

1. 风热外袭，热毒内困

主证：咽喉肿胀疼痛，吞咽不利，继之咽喉紧涩，汤水难下，强饮则呛，语言不清，痰涎壅盛，咽喉堵塞，呼吸困难。全身可见乏力、恶风、发热、头痛，舌质红，苔黄或黄厚，脉数。检查见咽喉黏膜呈鲜红或紫红色，声门区红肿显著。

证候分析：风热邪毒引动诸经积热，壅结于咽喉，故咽喉红肿胀痛；喉为气息出入之通道，火毒结聚于喉，以致喉腔肿胀狭窄，故觉咽喉紧涩阻塞、言语不清、呼吸不利；咽为吞咽必经之路，气血凝结于此，故见汤水难下、强饮则呛；恶风、发热、头痛、脉数、舌红苔黄等为邪侵卫分，营卫不和，热毒内蕴之证。

治法：疏风泻热，解毒消肿。

方药：清咽利膈汤加减。方中荆芥、防风、薄荷疏表散邪；栀子、黄芩、连翘、银花、黄连泻火解毒；桔梗、甘草、牛蒡子、玄参清利咽喉，消肿止痛；生大黄、玄明粉通便泻热。若痰涎壅盛者加瓜蒌、贝母、竹沥、前胡、百部等清热化痰之药。

2. 热毒熏蒸，痰热壅结

主证：咽喉突然肿胀，疼痛难忍，喉中痰鸣，声如拽锯，喘息气粗，声音嘶哑，或语言难出。全身可见憎寒壮热，或高热心烦，汗出如雨，口干欲饮，大便秘结，小便短赤。舌质红绛，苔黄或腻，脉数或沉微欲绝。检查可见咽喉极度红肿，会厌或声门红肿明显，痰涎多或有腐物，并可见鼻翼煽动，天突、缺盆、肋间及上腹部在吸气时出现凹陷。

证候分析：邪毒壅盛，熏灼咽喉，故咽喉肿胀迅速，疼痛难忍；痰涎火毒壅阻喉腔，塞于气道，故见呼吸困难、喘息气粗、痰声如锯、鼻翼煽动；邪客咽喉，声门肿胀，开合不利，故声音嘶哑，或语言难出；口干欲饮、大便秘结、小便短赤、舌质红绛、苔黄而腻为火毒困结于内所致；烦躁不安、身汗如雨、脉沉微欲绝等是濒临窒息、阴阳离决之证。

治法：泻热解毒，祛痰开窍。

方药：清瘟败毒饮加减。方中以犀角（水牛角代）为主药，结合玄参、生地、赤芍、丹皮以泻热凉血解毒；黄连、黄芩、栀子、石膏、知母、连翘清热泻火解毒，去气分之热；桔梗、甘草宣通肺气而利咽喉。痰涎壅盛者，加大黄、贝母、瓜蒌、葶苈子、竹茹等清热化痰散结，并配合六神丸、雄黄解毒丸、紫雪丹、至宝丹以清热解毒、祛痰开窍；大便秘结者，可加大黄、芒硝以泻热通便。

3. 风寒痰浊，凝聚咽喉

主证：猝然咽喉憋闷，声音不扬，吞咽不利，呼吸困难，或兼有咽喉微痛。全身可见恶寒、发热、头痛、无汗、口不渴等症，舌苔白，脉浮。检查见喉关无红肿，会厌可明显肿胀甚至如球状，声门处黏膜苍白水肿，声门开合不利。

证候分析：风寒痰浊凝聚咽喉，故咽喉憋闷、吞咽不利、声音不扬；风痰上犯，结聚喉头，故见会厌及声门黏膜肿胀显著、声门开合不利；气道受阻，气息出入不利，则见吸气困难；风寒外侵，卫阳被郁，故见恶寒发热、头痛无汗、口不渴、脉浮、舌苔白等证。

治法：祛风散寒，化痰消肿。

方药：六味汤加减。方中荆芥、防风、薄荷祛风解表，辛散风寒；桔梗、甘草、僵蚕宣肺化痰利咽。可加苏叶、桂枝以助疏散风寒；加半夏、天南星、白附子等以燥湿祛风化痰；加蝉衣祛风开音；加茯苓、泽泻健脾祛湿消肿。

二、外治法

1. 雾化吸入

可用金银花、菊花、薄荷、葱白、藿香等药，适量煎煮过滤，取药汁进行雾化吸入，以祛风清热，消肿通窍。

2. 中药离子透入

可用黄芩、栀子、连翘、赤芍、丹皮、贝母、天竺黄、大黄等药浓煎后，借助于离子透入仪将药从颈前部皮肤导入至喉部病变部位。

3. 吹药

用清热解毒、利咽消肿的中药粉剂吹入患处，以消肿止痛，适用于喉关及口咽部病变。

4. 含漱

咽部红肿者可用清热解毒、消肿利咽的中药煎水含漱。

三、针灸疗法

1. 针刺

取合谷、少商、商阳、尺泽、少泽、曲池、扶突等穴，每次2～3穴，用泻法，不留针。或取少商、商阳点刺出血以泻热。

2. 耳针

选用神门、咽喉、平喘等穴，针刺，留针15～30分钟，每日1～2次。

四、其他治疗

1. 气管切开术

根据病因及呼吸困难的程度，适时地进行气管切开，及时解除呼吸困难，是治疗本病的重要方法。一般来说，一、二度呼吸困难，以病因治疗为主，做好气管切开的准备；三度呼吸困难，应在严密观察下积极使用药物治疗，随时做好气管切开的准备，若药物治疗未见好转，全身情况较差，或估计短时间内难以消除病因，则应及时进行气管切开；四度呼吸困难，宜立即行气管切开，必要时可行紧急气管切开或环甲膜切开术，为进一步处理赢得时机。

2. 擒拿及提刮法

根据病情，一、二度呼吸困难可酌情配合擒拿或提刮法（具体方法可参考总论第五章第三节）。

【预防与调护】

1. 加强锻炼身体，增强体质，积极防治外感，可有效减少急喉风的发生。
2. 密切观察病情变化，做好充分准备，随时进行抢救。
3. 为了避免加重呼吸困难症状，应尽量少活动，多安静休息，并应采取半卧位。
4. 忌食辛辣及肥甘厚腻之物，以免助长火势及滋生痰湿，使病情加重。
5. 戒除烟酒，以免刺激咽喉，加重病情。
6. 进食或服药应缓缓下咽，以免引起呛咳，如咽喉疼痛应进流质或半流质饮食。
7. 气管切开后应保持套管内管通畅，一般每4～6小时清洗1次；保持合适的室内温度（22℃左右）及湿度（90%以上）；定时进行蒸汽吸入，稀释痰液，维持下呼吸道通畅；防止伤口感染，及时换药；注意防止外管脱出，以免发生窒息；拔管前应先堵管24～48小时，待病人呼吸平稳后方可拔管，伤口不必缝合，用蝶形胶布将创缘拉拢，数日即可自愈。

【预后及转归】

古人有"走马看咽喉，不待稍倾"之说，形容本病病情危急，变化迅速，严重者瞬息间可引起窒息死亡。若抢救及时，掌握好气管切开的时机，并进行恰当的辨证治疗，则可转危为安。

【参考资料】

1. 古代文献摘录

（1）《诸病源候论·卷三十》："马喉痹者，谓热毒之气结于喉间，肿连颊而微壮热，烦满而数吐气，呼之为马喉痹。"

（2）《外科正宗·卷之二》："咽喉肿闭，牙关紧急，言语不清，痰壅气急，声小者险，咽喉骤闭，痰涎壅塞，口噤不开，探吐不出，声喘者死。"

（3）《医宗金鉴·外科心法要诀·喉部》："紧喉风，此证由膏粱厚味太过，致肺胃积热，复受邪风，风热相搏，上壅咽喉肿痛，声音难出，汤水不下，痰涎壅塞之声，颇似拽锯。"

（4）《尤氏喉科秘书·咽喉门》："缠喉风，因心中躁急而发，先二日必胸膈气紧，出气短促，然咽喉肿痛，手足厥冷，颈如绞转，热结于内，肿绕于外……初起一日，即治可治，若过一日夜，目直视，喉间如雷声者，不治；灯火近患人吹灭者，不治；若喘急额汗者，危在旦夕。"

2. 现代相关疾病简介

喉阻塞（laryngeal obstruction）　亦称喉梗阻，系因喉部或其邻近组织病变，使喉部通道发生狭窄或阻塞所致的呼吸困难。如不速治，可引起窒息死亡。由于幼儿声门狭小，喉黏膜下组织松弛，喉部神经易受刺激而引起痉挛，故发生喉阻塞的机会较成人为多。喉阻塞的常见原因有：

（1）喉部急性炎症性疾病：为引起喉阻塞最常见的原因。小儿急性喉炎、急性会厌炎、急性喉气管支气管炎等引起喉阻塞者较常见，邻近组织的急性炎症如咽后脓肿、下颌下淋巴结炎、下颌下脓肿及口底蜂窝组织炎等，向下蔓延，也可发生喉阻塞。喉部特殊性炎症，如喉梅毒、结核、麻风等，如发生肉芽肿或继发感染，亦可出现急性喉阻塞。

（2）喉外伤：包括来自喉外和喉内部的外伤，如挫伤、挤压伤、切割伤或烧灼伤等。在外伤早期，喉部黏膜肿胀，或合并喉部软组织损伤、骨折、移位等，均可致喉腔狭小，妨碍呼吸，在外伤后期，由于瘢痕挛缩或粘连等病变，可致瘢痕性喉狭窄，造成喉阻塞。

（3）喉水肿：如血管神经性水肿、药物过敏反应等，可致喉黏膜水肿、声门狭窄，造成喉阻塞。其他如支气管镜检查或麻醉插管时间过长，或手术操作不当，损伤喉部黏膜，亦可导致喉黏膜水肿而引起阻塞。

（4）喉痉挛：喉异物或下呼吸道非嵌顿性异物随呼气气流冲至声门下腔时，均可引起喉痉挛。破伤风感染可引起阵发性喉痉挛。此外，儿童佝偻病时血钙过低引起的手足搐搦症，水、电解质紊乱，刺激性气体或化学药品接触到喉黏膜（如应用硝酸银涂抹喉部）时，也能引起严重的喉痉挛。

（5）喉肿瘤：以喉癌、喉乳头状瘤等较为常见。早期，肿瘤虽小，因易引起反射性喉痉挛，也能产生喉阻塞；中晚期，肿物阻塞喉腔或继发感染，将引起持续性喉阻塞。

（6）先天性喉畸形：较少见。如巨大喉蹼、先天性喉喘鸣等可致喉阻塞。

（7）声带麻痹：各种原因引起的双侧声带外展麻痹，声带固定于中线，不能外展，可发生严重的喉阻塞。

喉阻塞的治疗主要是针对病因进行治疗。对于急性炎症所致的喉阻塞，可在严密观察呼吸情况的同时，给予足量抗生素和激素，绝大多数患者可治愈而不必气管切开。无论何种原因的急性喉阻塞出现三度以上呼吸困难者，必须尽快设法解除其呼吸困难，严重者需争分夺秒使病人尽早脱离缺氧状态，以挽救其生命。具体方法为：氧气吸入、气管内插管术、气管切开术及环甲膜切开术等。

3. 医案选录

某女孩，3岁。恙经3日，始由咽痛，继则高热，咽内痰声辘辘，哮喘不平，呛咳时作，舌苔腻，指纹暗，幸斗底未见白腐。良由风邪伏肺，势属喉风险证，防其猝然生变。处方：硬白前5g，信前胡5g，炒黑苏子5g，葶苈子2g，淡豆豉10g，射干6g，广橘皮5g，莱菔子10g。水煎服。另用鲜土牛膝10g捣烂绞汁，灌服探吐，待痰涎吐出后，停1小时再进上方，不要旋吐旋服。

二诊：昨进二前汤及土牛膝吐法，颇为应手，初则吐出痰涎甚多，继则进药未吐，复得畅汗，身热已淡，哮声渐平，大便畅行，舌苔渐化，指纹转红。虽属一派吉象，仍当安不忘危，若哮喘复剧，则将难以挽回矣。原方去豆豉、莱菔子，加黄郁金5g，浙贝母6g，枇杷叶10g（包）。

三诊：喉风已平，睹其现状，似可告无虞矣，唯咳声仍未如常，尚有痰声，今再投汤液，当以化痰为主。处方：信前胡5g，白桔梗6g，苦杏仁10g，黄郁金5g，浙贝母6g，粉甘草3g，广陈皮5g，枳壳5g，枇杷叶10g。水煎服。连服2剂痊愈。

（《中医临床家耿鉴庭》）

第六节　梅　核　气

梅核气（mei he qi）是指以咽部异物感如梅核梗阻，咯之不出，咽之不下为主要特征的疾病。

《金匮要略·妇人杂病脉证并治》最早描述了"妇人咽中如有炙脔"的症状，《赤水玄珠·卷三》更明确指出："生生子曰：梅核气者，喉中介介如哽状。又曰：痰结块在喉间，吐之不出，咽之不下者是也。"在古代医籍中尚有梅核、梅核风、回食丹等别名。本病多发于中年女性，尽管并不影响呼吸、吞咽等正常生理功能，但由于咽喉的异物感，常令患者忧心忡忡，精神负担过重，甚至有严重的恐癌心理，以致影响正常的工作和生活。

【病因病机】

本病多与七情郁结、气机不利有关。

1. 肝郁气滞

平素情志抑郁，肝失条达，肝气郁结，气机阻滞，肝气上逆，阻结于咽喉而为病。

2. 痰气互结

思虑伤脾，或肝郁日久，横逆犯脾，以致脾失健运，聚湿生痰，痰气互结于咽喉而为病。

【诊断】

一、诊断要点

1. 临床症状

以咽部异物阻塞感为主要症状。其状或如梅核，或如炙脔，或如贴棉絮，或如虫扰，或如丝如发，或如痰阻，或如球如气，咯之不出，咽之不下，不痛不痒，不碍饮食及呼吸。多于情志不舒、心情郁闷时症状加重。

2. 检查

咽喉各部所见正常，纤维喉镜及食道钡餐或食道镜检查亦无异常发现。

二、鉴别诊断

应注意与喉痹、乳蛾及咽喉、食道肿瘤等器质性疾病相鉴别。

【辨证及治疗】

一、分型论治

本病一般病程短者，以肝郁气滞为主；病久或反复发作则肝脾不和，痰气互结，甚至痰瘀互结。治疗方面，在辨证用药的基础上，还应注意对患者精神上的安慰和耐心解释。

1. 肝郁气滞

主证：咽喉异物感，或如梅核，或如肿物，吞之不下，吐之不出，但不碍饮食。患者常见抑郁多疑，胸胁脘腹胀满，心烦郁怒，善太息，脉弦。

证候分析：肝经循行于咽喉，平素情志抑郁，肝气郁结，疏泄失常，气机阻滞，肝气上逆，阻结于咽喉，故咽喉有异物感，状如梅核或肿物；无形气结，故吞之不下，吐之不出，而不碍饮食；肝为将军之官而主谋虑，肝郁不舒，则多疑多虑而精神抑郁、郁怒心烦而喜太息；气机阻滞，则见胸胁脘腹胀满；脉弦为肝郁之象。

治法：疏肝理气，散结解郁。

方药：逍遥散加减。方中柴胡疏肝解郁；薄荷助柴胡疏肝；当归、白芍养血柔肝；白术、茯苓健脾祛湿；生姜、甘草益气补中。可选加香附、苏梗、绿萼梅以助理气利咽；烦躁易怒、头痛不适、口干者可加丹皮、栀子；失眠者可加合欢花、酸枣仁、五味子、夜交藤；情志抑郁明显者，亦可配合越鞠丸加减。

2. 痰气互结

主证：咽喉异物感，自觉喉间多痰，咳吐不爽，时轻时重，或见咳嗽痰白，肢倦纳呆，脘腹胀满，嗳气，舌淡，苔白腻，脉弦滑。

证候分析：忧思伤脾，或肝病乘脾，致脾失健运，聚湿生痰，痰气互结，上逆咽喉，故咽喉异物感、自觉喉中痰多、咳吐不爽；脾为生痰之源，肺为储痰之器，痰浊阻肺，则咳嗽痰白；痰湿困脾，则肢倦纳呆、脘腹胀满；肝脾不和，胃气上逆，则嗳气；舌淡、苔白腻、脉弦滑均为内有痰湿之候。

治法：行气导滞，散结除痰。

方药：半夏厚朴汤加减。方中半夏、生姜辛以散结，苦以降逆；厚朴行气导滞；茯苓健脾利湿除痰；紫苏行气宽中，俾气舒痰去，病自愈矣。精神症状明显、多疑多虑者，可加炙甘草、大枣、浮小麦；胸闷痰多者加瓜蒌仁、薤白；纳呆、苔白腻者加砂仁、陈皮；若兼脾虚者，可合四君子汤加减。

痰气互结日久，致使气机不畅。气滞则血瘀，咽喉脉络受阻，亦可见异物堵塞感，持续难消，治宜祛痰、活血、理气，可用桃红四物汤合二陈汤。方中桃仁、红花、川芎活血祛瘀；当归、生地、芍药和血养阴润燥；二陈汤祛湿除痰理气。两方合用，以达祛痰活血理气作用。若见病久乏力、面色不华、舌质淡者，可加黄芪、鸡血藤；胸胁不舒者加柴胡、苏梗、枳壳；痰湿盛者，加半夏、瓜蒌。

亦可用合欢花、厚朴花、白菊花、佛手花、绿萼梅等量拌匀，每次6g，开水浸泡代茶饮。

二、外治法

1. 吹药

用清热化痰利咽的中药粉末少许吹布于咽部，每日2～3次。

2. 咽部注射

先于咽后壁喷少量表面麻醉剂，取丹参注射液或维生素B$_{12}$等，分4～5点注射于咽后壁黏膜下。

三、针灸疗法

1. 体针

毫针刺廉泉穴，针尖向上刺至舌根部，令患者做吞咽动作，至异物感减轻或消失时出针。或取合谷、内关、天突穴，每日 1 次。

2. 灸法

取膻中、中脘、脾俞穴，各灸 3~5 壮，每日 1 次。

3. 穴位埋线

取天突或膻中穴做穴位埋线。

4. 耳针

取肝、肺、咽喉、内分泌、肾上腺穴，用王不留行籽贴压，每日揉压数次以加强刺激。

四、其他治疗

针对病人的精神因素，在认真详细检查后，耐心解释，进行适当的心理疏导，解除其心理负担，增强其对治疗的信心。

【预防与调护】

1. 保持乐观向上的精神面貌，培养乐观开朗、心胸宽广的性格。
2. 戒除烟酒，禁食肥甘厚味之品。
3. 对待病人认真负责，检查仔细周到，使患者对医生建立起良好的信任感，同时向病人耐心解释本病的特点，使其消除不必要的顾虑，减轻心理负担，有利于康复。

【预后及转归】

本病一般预后良好。

【参考资料】

1. 古代文献摘录

（1）《金匮要略·妇人杂病脉证并治》："妇人咽中如有炙脔，半夏厚朴汤主之。"

（2）《诸病源候论·卷三十九》："咽中如炙肉脔者，此是胸膈痰结，与气相搏，逆上，咽喉之间结聚，状如炙肉之脔也。"

（3）《太平惠民和剂局方·卷之四》："四七汤，治喜怒悲思忧恐惊之气，结成痰涎，状如破絮，或如梅核，在咽喉之间，咯不出，咽不下，此七气所为也。"

（4）《证治汇补·卷之五》："梅核气者，痰气窒塞于咽喉之间，咯之不出，咽之不下，状如梅核，此因湿热内郁，痰气凝结，治宜开郁顺气消痰，加味二陈主之。"

3. 医案选录

夏某，女，47 岁。1991 年 11 月 27 日初诊。1988 年起喉头异物感，幸一度缓解平安。

今年9月份以疲劳而再度发作。喉头似有物堵塞，咽有干感。经临凌乱而淋漓难净。低烧，腰酸，胸膺痞闷，叹息苟安片刻。常年性失眠，纳便正常。检查：咽喉正常，舌苔薄，脉弦。医按：更年疲乏，丧父情伤，集于一躯。六郁之证，哪得脱逃，取疏肝理气开郁一法：柴胡3g，青皮6g，陈香橼5g，香附6g，六曲10g，苏梗10g，仙鹤草10g，甘草4g，小麦12g，大枣5枚，合欢皮10g。7剂煎服。

1991年12月6日二诊：喉头堵塞明显缓解，残留不多，咽干未润，求饮时喜温，低烧已退，腰酸依然，胸闷稍稍舒服些，失眠俱在凌晨。消化不良，食后脘胃作胀，甚至泛酸不能进冷。检查：咽喉正常，舌苔薄，脉细。医按：进越鞠，六郁虽开，但肝气未疏，一经侮土，脘胃难安，承原旨而开郁减灶，扶脾添筹：柴胡3g，青皮6g，橘皮10g，陈香橼6g，木香3g，苏梗10g，白术6g，合欢皮6g，砂仁3g，甘草3g。7剂煎服。

1991年12月14日三诊：又进7剂，喉头哽介很轻，但添喉痒而咳，干亦未润，消化不良，有时脘部作胀，失眠已能酣睡，腰痛亦甚，舌苔薄，脉有弦意。医按：诸症彼伏此起，可能期进更年，治再柔木和土：柴胡3g，白芍6g，木香3g，砂仁3g，山楂10g，六曲10g，佛手6g，苏梗10g，桔梗6g，甘草3g。7剂煎服。

1992年1月9日四诊：喉头异物感已稍改善，咽干极微，饮亦减少，胸闷还有一些，胃脘部有胀感，泛酸，背部游走性疼痛，经常丘疹遍体出现。舌苔薄，脉有弦意。医按：方取柔肝和胃，虽效不明显，但时值更年之扰，易辙更方，似无多大必须。柴胡3g，白芍6g，苏梗10g，六曲10g，山楂10g，佛手5g，陈皮6g，香橼6g，枳壳6g，木香3g，焦谷芽12g。7剂煎服。

（《干祖望耳鼻喉科医案选粹》）

第七节 白 喉

白喉（diphtheria）是指以咽喉间起白腐为特征的急性传染病，属时行疫症之一。主要通过空气飞沫直接传播，亦可通过手巾、食具、玩具、书报等间接传播，常见于秋冬至冬春季节，多发生于10岁以下儿童，以2~5岁发病率最高，易形成地方性流行。白喉疫毒不仅侵犯咽喉，还可上侵鼻腔，下犯气管，引起气道阻塞，并可毒邪内陷心包，危及生命，因此必须给予高度重视，及时治疗。

本病在古医籍中还有天白蚁、喉白、白菌、白缠喉、白喉咙等别称。据统计，从1744年至1902年的100多年间，我国先后发生了4次白喉大流行，给人民生活带来了深重的灾难。面对肆虐的病魔和众多的患者，当时许多医家潜心研究，在对白喉防治的实践中，积累了丰富的经验，现存白喉专著有20多部。新中国成立后，由于加强了防治工作，本病已基本控制。

【病因病理】

1. 疫毒犯表

瘟疫疠气从口鼻而入，首先犯肺，迅速化热化火，上蒸咽喉，腐溃黏膜而见咽喉白腐。

2. 火毒炽盛

素体强盛，胃腑积热，则感受疫疠之气后，更易化热化火，上蒸咽喉而为病。

3. 疫毒伤阴

素体阴虚，肺肾不足，遇疫疠之气流行，邪客于肺，伏而化火，伤阴灼津，熏蒸咽喉而为病。

4. 疫毒凌心

疫毒深重，内陷心包，心气耗伤，血脉不荣而为病。

【诊断】

一、诊断要点

1. 病史

多有白喉接触史。

2. 临床症状

咽喉疼痛，声嘶，犬吠样咳嗽，饮水反呛，吞咽困难，或见吸气性呼吸困难，喘鸣，甚则心悸怔忡。全身可见发热、头痛、面色苍白、烦躁不安、倦怠无力、食欲减退等。

3. 检查

扁桃体上可见灰白色假膜，假膜可超越腭弓，覆盖软腭、悬雍垂或咽后壁。假膜与组织紧密粘连，不易剥离，如强行剥离可出血。假膜甚至延伸至气管、支气管，如自行脱落，阻塞气道，可致窒息死亡。颈部及颌下淋巴结肿大，严重者颈周围组织水肿，形成所谓"牛颈"。细菌学检查有助于诊断。

二、鉴别诊断

本病应与鹅口疮、乳蛾、喉喑等病相鉴别。

【辨证治疗】

一、分型论治

1. 疫毒犯表

主证：咽痛，声音嘶哑，恶寒，发热，头痛，全身不适，舌质红，苔薄白或薄黄，脉浮数。检查见咽喉微红肿，喉核有白点、白膜。

证候分析：疫毒犯表，蒸灼咽喉，故见咽痛声嘶及咽喉红肿、白点、白膜；兼感风热之邪，风热犯肺，故见恶寒发热、头痛等表证。

治法：疏风清热，解毒利咽。

方药：除瘟化毒汤加减。方中桑叶、葛根、薄荷疏风清热解表；金银花、生地、川贝、枇杷叶养阴清肺解毒；竹叶、木通清热利水，引热下行；甘草清热解毒。可加土牛膝以解白喉疫毒。如服药后已无表证，仍见喉痛溃烂，宜改服养阴清肺汤。

2. 火毒炽盛

主证：咽痛较剧，声嘶，口臭，伴高热口渴，面红，大便秘结，小便短赤，舌苔黄，脉洪数。检查见咽部及喉核红肿、白膜满布，甚或蔓延至口腔及鼻、喉。

证候分析：患者素体阳盛，胃腑积热，感受疫毒，上攻咽喉，燔灼蚀损咽喉黏膜，故咽痛较剧，声嘶，喉核红肿，喉关内外甚则口腔、鼻、喉遍布腐膜；胃腑热盛，则高热、口臭、面赤；热结于下，则大便秘结、小便短赤；苔黄、脉洪数为胃热之象。

治法：泻火解毒，祛邪消肿。

方药：龙虎二仙汤加减。该方由白虎汤、犀角地黄汤、普济消毒饮等方加减而成，具有清热解毒、凉血救阴功效。可加土牛膝以解白喉疫毒；便秘可加大黄；小便短赤加泽泻、车前子；口渴甚加天冬；发热甚可加连翘、金银花。

3. 疫毒伤阴

主证：初起咽喉微痛，吞咽时加重，咽干舌燥而不欲饮，干咳无痰，咽喉异物感。伴有低热、头昏、神疲、倦怠乏力，舌质红，苔薄白或薄黄少津，脉细数无力。检查见喉核有白点或白膜融合成片状，色灰白污秽，咽喉微红肿。

证候分析：秋冬燥气流行，耗津伤阴，或平素肺肾阴虚之体，感受疫毒，结于咽喉，故见咽干舌燥、干咳无痰、咽如物哽；白喉疫毒蒸灼咽喉，故咽痛红肿起白腐；疫毒伤阴，故低热头昏、神疲乏力；舌质红、苔薄白或薄黄少津、脉细数无力为阴虚之象。

治法：养阴清肺，解毒祛邪。

方药：养阴清肺汤加减。本方以生地、玄参滋水而清胃热；麦冬、川贝清肺热而化痰；白芍、丹皮平肝热而泻火；甘草和中而清热；薄荷引诸药上行以利咽喉。可加土牛膝以解白喉疫毒，且引热下行。

4. 疫毒凌心

主证：咽喉疼痛，声嘶或失音，烦躁不安，心悸怔忡，神疲乏力，面色苍白，口唇发绀，四肢厥冷，汗出如珠，脉细欲绝或结代。检查见咽喉间白腐物满布，延及喉部及气道，阻碍呼吸。

证候分析：疫毒攻冲咽喉，故见咽痛白腐、声音嘶哑；疫毒深重，内攻心包，心气耗伤，血脉不荣，故见烦躁不安、心悸怔忡、神疲乏力、面色苍白、口唇发绀；疫毒耗灼真阴，精气被夺，时时欲脱，则汗出如珠、脉细欲绝或结代。

治法：益气养心，解毒复脉。

方药：三甲复脉汤加减。方中炙甘草、人参、大枣补气强心；地黄、阿胶、麦冬补阴血以养心；桂枝、生姜温通心阳；龟板、鳖甲、牡蛎滋阴潜阳安神。可加土牛膝解毒利咽，并宜重用人参、炙甘草益气养心复脉。

二、外治法

1. 含漱
金银花、土牛膝等量煎水含漱，每日多次，可清洁口腔，清热解毒，消肿止痛。

2. 吹药
用珠黄青吹口散或锡类散吹布于咽喉处，可清热解毒、祛腐止痛。

3. 含服
可用清热解毒，消肿止痛的中药含片或滴丸含服。

4. 手术

有呼吸困难者，应及早施行气管切开术。

三、针灸疗法

1. 体针

少商、合谷、尺泽、足三里等穴为主，配用天突、人中穴，强刺激，每日1次，有宣泻热毒的作用，可缓解喉痛及呼吸困难。

2. 刺血法

舌下紫筋处，以消毒三棱针刺之，需令患者舌伸出口外，流出鲜血少许，再于两手少商、中冲、合谷及耳上紫筋各处放血，以宣泄热毒。

3. 穴位敷贴

生巴豆、朱砂各 0.5g，研匀，置药用胶布上，敷贴于大椎、印堂或天突穴，8 小时后除去，局部出现紫红色小水疱，用针挑破，有解毒退腐作用。

【预防及调护】

一、预防

1. 隔离患者

发现病人需及时严格隔离治疗，直致白膜全部脱落、症状消失后 2 周，或鼻、咽分泌物培养连续两次阴性为止。病人卧室要彻底扫除，空气要流通，衣被在直接阳光下曝晒半天。用具需煮沸 15 分钟以上或用消毒液浸泡。

2. 接触者的处理

集体儿童及保育人员留查 7 日或至鼻、咽拭子培养阴性。儿童接触者做白喉感受性试验，阳性者注射白喉类毒素，体弱多病者，肌注白喉抗毒素 1000～2000 单位。亦可集体服用下列煎剂：①土牛膝根，一般 15～150g（1 岁以内者用 15g，1～5 岁用 30g，5 岁以上用 45g），煎水饮服，连服 4～5 日。②青果（鲜橄榄）、白莱菔各 60g，煎汤代茶饮，每周服 2～3 剂，与此同时，用 1%～2%黄连素溶液或 0.02%呋喃西林溶液喷咽部。

3. 预防注射

6 个月以上小儿都应进行预防接种，可使发病率显著降低。

二、护理

1. 居处光线宜柔和，空气宜流通。

2. 轻症卧床 2 周，重症 4 周，心动悸、脉结代者延长至 8 周，即使病情已明显好转，仍需特别注意休息，以防止心搏骤停，突然死亡。证候危重者仍需休息卧床 8 周，筋脉迟缓者需 10～12 周，注意清洁口腔及鼻部，保持呼吸道通畅。

3. 根据具体情况给予流质、半流质或软饭。可用绿豆煎水作饮料，以助药力。并禁忌辛辣香燥食品，宜食麦粥充饥。白喉患儿血糖偏低，应多给新鲜而又富于营养的食物。进食反呛者，可予鼻饲。心动悸、脉结代者，宜少食多餐，并可用西洋参 10g，麦冬 15g，炙甘草 12g，大枣 3 枚煎水代茶饮。

【预后及转归】

本病预后取决于年龄、病变部位、临床类型、治疗及时与否及体质状况等，有无并发症对预后也很重要。一般常见的并发症有急喉风、喉麻痹。

【参考资料】

1. 古代文献摘录

（1）《白喉条辨·辨病源第一》："阳明燥令司天之年，或秋冬之交，天久不雨，燥气盛行，邪客于肺，伏而化火。至初春雨水骤至，春寒外加，少阳相火不能遂其条达之机，逆夹少阴君火，循经络而上，与所伏之燥火，互相冲激，猝乘咽喉清窍而出，或发白块，或白点，名曰白喉。互相传染，大人易治，小儿难治。"

（2）《重楼玉钥·卷上》："缘此症发于肺肾，凡本质不足者，或遇燥气流行，或多食辛热之物，感触而发。初起者发热或不发热，鼻干唇燥，或咳或不咳。鼻通者轻，鼻塞者重。音声清亮气息调匀易治，若音哑气急即属不治。近有好奇之辈，一遇此症，即用象牙片动手于喉中，妄刮其白，益伤其喉，更速其死……经治之法，不外肺肾，总要养阴清肺，兼辛凉而散为主，养阴清肺汤。"

2. 现代相关疾病简介

白喉（diphtheria） 是由白喉杆菌感染而致的急性传染病。其临床特征为咽、喉或鼻、气管、支气管等部位有灰白色假膜及强烈外毒素引起的毒血症，严重者可引起心肌炎和神经瘫痪等。

白喉杆菌侵入易感者上呼吸道黏膜后，在繁殖过程中产生外毒素造成局部组织炎症而致坏死。大量的纤维蛋白及组织坏死，炎症细胞、组织细胞分解物和白喉杆菌凝结在一起，形成本病特有的假膜。假膜与破坏的黏膜组织粘连甚紧，如强行擦去可出血。它多附着于咽、扁桃体、悬雍垂，可蔓延至鼻、鼻咽、喉、气管、支气管及肺泡，形成树状假膜。白喉潜伏期甚短，多为 1～6 天，根据假膜部位可分为咽白喉、喉白喉、鼻白喉及其他部位白喉等类型，但常混合出现。

白喉抗毒素为治疗白喉的特效疗法，其作用为中和局部病灶和血循环中游离的白喉外毒素。抗生素首选大剂量青霉素，它能抑制白喉杆菌生长，从而阻止外毒素的产生，控制局部感染，减少传播。

2. 医案选录

某男，14 岁。白喉七日，未经治疗，初以证轻，误认喉蛾而忽之，而医虽为其注射电银胶，亦未认作白喉也。昨日肿痛转增，身热复炽，食难下咽，始谋诊治。刻诊，咽中白腐弥漫，口中气秽，幸尚能见底，鼻气仍利，脉数而滑，舌赤无苔。此属棘手之症，不易图也。处方：金银花三钱，净连翘二钱，赤芍二钱，湖丹皮一钱五分，润玄参三钱，小生地三钱，大麦冬三钱，磨金果榄一钱，蚤休一钱五分，甘草一钱。吹药：锡类散。

二诊：昨服药后，热退神清，咽中腐烂缩小，应是佳象，然一波甫平，一波又起，呕恶愈来愈频，食入即吐，诚非佳兆。曾见有痊愈之后，因吐而暴毙者，故未可轻视。今投舒逆止呕之法，冀其速解，否则恐猝然生歧。处方：鲜芦根一两（去节），炒竹茹五钱，橘白二钱，茯苓三钱，钗石斛三钱，麦门冬三钱，黍米三钱，鲜枇杷叶五片（刷去毛包）。

三诊：昨服药后，逆势稍平，呕虽未止，但随呕随进，竟能食藕粉一碗而未吐出，是尚有生机也。咽腐续退，新皮未生，故肿痛转增。右关之脉独小，是脾胃受戕所致。今再以原法加味投之。原方加杵头糠五钱，另饮西洋参茶，以扶正气。吹药：化腐生肌定痛散。

四诊：白喉腐已退尽，呛呕亦平，若连连吞咽，则间仍一见。脉息较起，舌心微见新苔，是吉象也。虽有转机，尚须安不忘危，况尚未全离逆境乎。原方续进药二付。又因吞咽困难，自觉食管涩滞而难下，故介绍其用葛仙米作汤，频频饮之，盖此物爽滑，又能清脏热，故用之颇为适宜。

自从食疗与药饵并投后，继见好转，乃续用之，又连用药六日而告痊可。

（《中医临床家耿鉴庭》）

第八节　喉　癣

喉癣（hou xuan）是指以咽喉干痒、溃烂疼痛、腐衣叠生、形似苔藓为主要特征的咽喉疾病。本病多为肺痨的并发病，发病年龄以中年为多，近 10 年来发病率有上升趋势。西医学的咽、喉结核等疾病可参考本病进行辨证施治。

历代文献根据本病症状、病因的不同，而有不同的名称，如尸咽、尸虫、天白蚁、肺花疮、咽喉生疮、喉疮、火病失音、痰火声哑等。明代《红炉点雪》是最早讨论喉结核的文献，认为水亏火炽伤金，致咳而声嘶咽痛。《景岳全书·卷二十八》首先提出"喉癣"这一病名。清代以后医家对喉癣的病因病机及辨证治疗，已有了较深的认识。

【病因病机】

本病多为瘵虫感染，繁衍上行腐蚀咽喉所致；日久肺肾阴虚，虚火上灼，而致病情缠绵难愈。

1. 瘵虫蚀喉，气阴亏虚

瘵虫感染，肺金受损，气阴亏虚，咽喉失养，抗邪无力，瘵虫繁衍上行，腐蚀咽喉而为病。

2. 肺肾阴虚，虚火上炎

肺阴亏损日久，金不生水，致肺肾俱虚，虚火上炎，灼腐咽喉，而致病情缠绵难愈。

【诊断】

一、诊断要点

1. 病史

多有肺痨病史。

2. 临床症状

咽喉干燥疼痛，如有芒刺，吞咽尤甚，甚则吞咽困难，或有声音嘶哑，全身可有咳嗽、低热、咳痰不爽、流涎、口臭等症状。

3. 检查

咽部或喉部黏膜可见灰白色或红色斑点状溃疡，边缘不整齐。肺部X线检查可见粟粒型或浸润型肺结核特征性影像。结核菌素试验、细菌学检查、病理学检查等有助于明确诊断。

二、鉴别诊断

本病应与喉痹、喉喑、喉菌等病相鉴别。

【辨证及治疗】

一、分型论治

本病临床辨证多以气阴亏虚或阴虚火旺为主，治疗以滋阴降火、养血润燥、益气生津，兼以杀虫为原则。

1. 瘵虫蚀喉，气阴亏虚

主证：咽喉如芒刺痛，吞咽痛甚，干燥不适，声音嘶哑，咳嗽痰黏，痰中带血。伴潮热盗汗，形瘦乏力，舌红少苔，脉细数。检查见咽喉黏膜苍白或淡红，黏膜上有粟粒状小结节，黏膜水肿及浅表溃疡，边缘不齐。

证候分析：瘵虫感染，腐蚀咽喉，故咽喉黏膜有溃疡，边缘不齐；气阴亏虚，咽喉失养，则黏膜苍白或淡红；阴虚生内热，虚火上炎，故如芒刺痛、灼热干燥、声音嘶哑；虚火灼津，故咳嗽痰黏；灼伤肺络，故咳痰带血；潮热盗汗、形瘦乏力、舌红少苔、脉细数为阴虚火旺之证。

治疗：益气养阴，生津润燥。

方药：养金汤合生脉散加减。养金汤中以阿胶、生地补血养阴；沙参、麦冬、白蜜润肺生津；杏仁、桑白皮、知母清肺热、止咳。生脉散有益气养阴之功，两方合用，有补养气阴、生津润燥、清利咽喉的作用。方中可加百部杀瘵虫，若时有咯血者，加侧柏叶、茜草根、藕节等，以敛血止血。

2. 肺肾阴虚，虚火上炎

主证：咽喉刺痛，日久不愈，吞咽困难，灼热干燥，声嘶重或失音，咳痰稠黄带血，头晕耳鸣，午后颧红，潮热盗汗，心烦失眠，手足心热，舌红少津，脉细数。检查见咽喉黏膜溃疡深陷，边缘呈鼠咬状，上覆灰黄色伪膜，叠若虾皮。

证候分析：肺肾阴亏，虚火上灼，故声嘶重或失音，刺痛日增，吞咽困难；虚火久灼，加之瘵虫腐蚀咽喉，则溃疡坏死深陷，伪膜叠若虾皮；火旺灼津，故咽喉灼热干燥、咳痰稠黄；虚火灼伤肺络，则痰中带血；头晕耳鸣、午后颧红、潮热盗汗、心烦失眠、手足心热、舌红少津、脉细数均为阴虚火旺之证。

主治：滋养肺肾，降火润燥。

方药：月华丸加减。月华丸为治肺痨专方，方中以二地、二冬、沙参滋肺肾之阴，使金水相生，水旺金润；百部、獭肝、川贝母润肺止咳，兼能解痨毒；阿胶、三七有止血通络之功；茯苓、山药以滋脾胃化源。可加桔梗、生甘草宣肺利咽；加知母泻火。亦可选用百合固金汤加减。

二、外治法

1. 含漱
选用具有清热解毒、祛腐消肿的药物煎水含漱，可清利咽喉，以利于喷药或含药。

2. 吹药
选用具有祛腐生肌、解毒止痛的中药散剂喷患部，使腐去痛止，咽喉清利。

3. 含服
选用具有清热解毒、养阴利咽的药物制成丸剂或含片含服，以清利咽喉。

4. 蒸汽或超声雾化吸入
选用清热解毒、养阴利咽的药物，水煎，取过滤药汁20ml做蒸汽吸入，或做超声雾化吸入，每次15分钟，每日2次。

三、针灸疗法

可采用局部与远端取穴相结合的方法。局部可取人迎、水突、廉泉等穴；远端可取足三里、三阴交等穴；若喉癣日久，元气大伤者，可加取肺俞、脾俞、肾俞、膈俞等穴。每日针1次，留针20分钟，用平补平泻或补法。

还可采用穴位注射、穴位磁疗、氦-氖激光穴位照射等疗法，取上述喉周穴位，施治方法可参照"喉喑"一节。

【预防与调护】

1. 对肺痨病患者应注意检查咽喉部，及早发现喉癣病变，及早治疗。
2. 加强体育锻炼，改善营养，增强体质。
3. 戒烟、酒，忌食辛辣等刺激食物，多食清润之品。
4. 隔离治疗，避免传染。保持室内空气流通，定时进行室内空气消毒。

【预后及转归】

本病如发现较早，局部病变范围较小，溃疡轻浅，治疗及时，预后较好。若治疗不及时，或身体营养状况差，则预后不良。如溃疡坏死深陷，腐烂伪膜叠阻喉窍，可出现呼吸困难。

【参考资料】

1. 古代文献摘录
(1)《红炉点雪·卷一》："若夫痨证咳嗽则不然，何也？始于水亏火炽金伤，息其生化之源，源既绝流，则渊注之泉自涸，真阴既竭，则相火日炽，金受火之煅炼，则自燥而烈矣。是以一火而致金水悉伤，母子俱病，故咳而声嘎咽痛，益水清金之法。"

（2）《景岳全书·卷二十八》："喉癣证，凡阴虚劳损之人多有此病，其证则满喉生疮红痛，久不能愈，此实水亏虚火证也，宜用前阴虚喉痹之法治之。若多咳嗽肺热，宜以四阴煎之类主之，若满喉生疮破烂而痛者，宜用牛黄益金散吹敷之，仍内服滋补其阴之剂，自可痊愈。"

（3）《杂病源流犀烛·卷二十四》："喉癣，肺热也，喉间生红丝，如哥窑纹，又如秋海棠叶背纹，干燥而痒，阻碍饮食。是虚火上炎，痰壅肺燥所致，盐酱及助火等物，到喉则不救，痨病人多患此。"

2. 现代相关疾病简介

咽结核（pharyngo-tuberculosis）　咽结核根据发生部位不同，分为鼻咽结核、口咽结核和喉咽结核。鼻咽结核常表现为黏膜溃疡或肉芽形成，患者有鼻塞、流涕、听力减退等症状。口咽及喉咽结核主要有粟粒型和溃疡型两种，以咽痛、吞咽困难为主要特征，粟粒型全身情况极差，症状较重。本病主要为肺结核患者痰中结核杆菌接触咽部黏膜而发病，或由喉结核向上蔓延而致；亦有结核杆菌通过血行播散。治疗原则是采取全身抗结核治疗，并注重支持疗法，结合局部治疗以缓解咽痛，改善进食。

喉结核（laryngo-tuberculosis）　喉结核一般分浸润水肿型、溃疡型、增生型等 3 类，多继发于较严重的肺结核或其他器官的结核，通过接触、血行或淋巴途径传播而来。喉部接触性传染是最常见的，是因痰中结核杆菌经微小创口或腺管开口侵入黏膜深部而引起。采取全身抗结核治疗并注重支持疗法和声休为本病的治疗原则。

第九节　骨　鲠

骨鲠（gu geng）是指各种骨类或其他不同的异物哽于咽、喉或食道等部位而言。主要表现为咽喉疼痛、吞咽不利，或呛咳咯血，甚则引起窒息。若有染毒，可致黏膜腐烂化脓。哽于咽部的称咽异物，哽于喉部的称喉异物，哽于食道的称食道异物。本病为临床上常见的急症之一，喉异物多发于儿童。

"骨鲠"一名最早见于《礼记·内则》。在晋《肘后备急方·卷六》载有"诸杂物鲠喉"；隋《诸病源候论·卷三十七》论及"谷贼"（即谷鲠）；唐《备急千金要方》载有"诸哽"，并论及治疗、方药，至宋代后尚出现了"骨梗"、"骨哽"、"误吞诸物"、"诸物哽喉"、"鱼骨鲠"、"鸡骨哽"、"发鲠"、"肉鲠"、"误吞针铁骨鲠"、"误吞水蛭"等病名。综合历代医家对骨鲠的治法，有拖出法、粘出法、药物软化松脱法、探吐法等，有些方法目前少用。

【病因病机】

多因饮食不慎，儿童嬉戏、哭闹，或精神异常、昏迷、酒醉后误吞异物或吸入喉部；老年人假牙松脱坠入下咽；或企图自杀，有意吞入异物。

常见异物有鱼刺、骨片、果核、针、钉、钱币、小玩具、假牙、竹刺，较大的异物如果冻、花生米、蚕豆、肉块等。异物哽于咽喉，阻于水谷之道，或刺伤黏膜，或压迫局部脉络，致局部气血凝滞，甚者邪毒外犯，内外邪毒蕴结而致病。

【诊断】

诊断要点

1. 病史

有误吞或吸入异物史。儿童异物史可能不明显。

2. 临床症状

咽异物可出现咽喉疼痛及吞咽困难，尖锐异物呈针刺样痛，非尖锐异物则钝痛，巨大异物可引起吞咽及呼吸困难，小儿可出现流涎、呕吐、呛咳。食道异物可出现吞咽梗阻感，疼痛剧烈，甚者痛及胸背。喉异物常有剧烈咳嗽，并可出现呼吸困难甚至窒息。尖锐异物停留咽部或喉部，刺伤黏膜，可引起疼痛，吐痰带血。异物停留日久，损伤染毒，则局部黏膜红肿糜烂，或有出血。全身可有发热。

3. 检查

咽喉异物多存留在前后腭弓与扁桃体间、舌根、会厌谷、梨状窝、咽侧壁、声门附近等处，口咽部检查、间接喉镜或直接喉镜检查可发现。食道异物多停留在食道入口及胸上段，间接喉镜检查，或可见梨状窝积液，较小的透光异物可行食道吞钡棉 X 线透视或拍片协助诊断，食道镜检查可发现异物。

【辨证及治疗】

本病的治疗以及时取出异物为基本原则，根据梗阻的部位，采取不同的外治法。如黏膜损伤、外感邪毒，则配合内治，可参考相关章节。

1. 咽部异物

可用镊子取出。部位较低者，可在间接喉镜下用咽异物钳取出。

2. 食道异物

在食道镜检查时取出异物。

3. 喉异物

在直接喉镜下取出异物。

4. 较小尖锐异物

若较小的尖锐异物存留部位隐蔽，检查未能发现，但咽喉疼痛、吞咽更甚者，可用软化、松脱骨鲠法：威灵仙 30g，水两碗煎成半碗，加醋半碗徐徐咽下，日服 1～2 剂。

【预防及调护】

1. 进食时应细心咀嚼，切莫谈笑，对有骨刺的食物更要加倍注意。
2. 教育儿童不要将玩具、硬币等异物放入口中，以防发生误吞。
3. 骨鲠患者应及时到医院诊治，不可自行用食物强行下咽，以免将异物推向深处。

4. 异物取出后 1～2 天视病情予以禁食或进食流质饮食，可减轻疼痛及防止染毒。

【预后与转归】

骨鲠如能及时诊治，预后较好。若有染毒，则病情加重；食道异物损伤大血脉，可引起大出血而死亡；喉异物易阻塞气道，若抢救不及时，可导致窒息死亡。

【参考资料】

古代文献摘录

（1）《圣济总录·卷一百二十四·咽喉门》："治鹅鸭及鸡骨鲠在喉中，桂香散方：桂去粗皮半两，陈橘皮汤浸去白焙一分，上二味捣罗为散。每用一钱匕，绵裹含咽，十度其骨软渐消。"

（2）《世医得效方·卷第十七·喉病》："治误吞铜铁金石竹木刺鸡鹅鱼诸骨哽。川山豆根、山蜈蚣、山慈姑、威灵仙（铁脚者）、滑石、马牙消、金星凤尾草各一两，急性子二两，苎麻根五钱，绿豆粉五钱，甘草节三钱（酒浸液），砖五两（厕中制一年），上为末，白及五两与糯米糊一处，和剂成铤子，如梧桐子大，每用一铤，冷水磨化，即下骨哽，若金石铜铁，则以生姜汁磨化下。"

（3）《增删喉科心法·选方·诸骨哽咽》："凡为诸骨所哽，骨大难咽者，以鹅翎入喉探吐之，或用箸重按舌根，即吐。或用白砂糖一大匙和铜绿末半匙，入麻油少许，茶汤调服，即吐出。如不吐，牙皂研细末，吹入鼻中取嚏即出。骨小者，用威灵仙三钱煎浓汁，时时噙咽，其骨自软如棉而下。谷皮树叶捣烂，取汁煎，噙咽亦可。"

（4）《儒门事亲·卷七》："一小儿误吞一钱，在咽中不下，诸医皆不能取，亦不能下，乃命戴人，戴人熟思之，忽得一策。以净白表纸，令卷实如箸，以刀纵横乱割其端，作鬐鬣之状，又别取一箸，缚针钩于其端，令不可脱，先下咽中，轻提轻抑，一探之觉钩入于钱窍，然后以纸卷纳之咽中，与钩尖相抵，觉钩尖入纸卷之端，不碍肌肉，提之而出。"

第十节　咽喉损伤

咽喉损伤（throat injury）是指咽喉部受到外力作用，或因高温、化学物品灼伤等造成的损伤。

中医学对损伤致病的认识有悠久的历史，明代王肯堂《证治准绳》中已有对喉割伤用手术缝合的记载，其后《外科正宗》、《伤科补要》、《救伤秘旨》等医著均载有喉外伤或自刎的内外治疗。

【病因病机】

咽喉受撞击、挤压造成挫伤；刀刃利器造成咽喉部切割伤；小儿口衔汤匙、筷子等利物，碰撞跌仆后戳伤咽喉；医疗操作，如咽喉插管等致咽喉损伤。此外，误吞服高温液体或化学腐蚀剂，吸入高温蒸汽、烟尘等导致咽喉部灼伤。

以上各种原因所致的咽喉损伤，其共同的病机为脉络受损，气滞血瘀；若染邪毒，则可致热毒壅盛。

【诊断】

诊断要点

1. 病史

有咽喉部受到撞击、挤压、切伤、刺伤、枪伤及烫伤、烧伤等外伤史。

2. 临床症状

因受伤轻重不同而出现不同程度的症状，如疼痛、出血、声音嘶哑、吞咽困难、呼吸困难、皮下气肿等，严重者可出现外伤性或出血性休克。咽喉烫伤及烧伤可使黏膜产生充血、水肿、糜烂等，甚至出现急性喉梗阻及高热和中毒症状。

3. 检查

颈部可有形态不一的伤口，或颈部常有皮下出血，如有皮下气肿可局部摸到捻发感及听到捻发音；骨折者可触及软骨碎块；咽喉烫伤及烧伤者，口腔、鼻腔和咽、喉部黏膜急性充血、水肿，严重者表面覆盖白色膜性物。X线拍片可显示软组织肿胀和骨折部位，协助诊断。

【辨证及治疗】

咽喉损伤是咽喉科急重症，临床时应注意观察损伤范围、程度及病情变化，对症进行急救处理。

一、分型论治

1. 气滞血瘀

主证：皮下青紫，咽喉疼痛，声音嘶哑，吞咽困难。

证候分析：外力碰撞于咽喉部，致使皮下脉络受损，血瘀皮肉之间而见皮下青紫；皮肤、肌肉、黏膜受伤后，瘀血阻络，经脉不通而咽喉疼痛；咽喉外伤，黏膜肿胀，或因局部经脉受损，声门开合不利，而见声音嘶哑、吞咽困难。

治法：活血通络，行气止痛。

方药：桃红四物汤加减。以桃红四物汤活血祛瘀止痛，可加香附、延胡索行气消肿而止痛。

2. 热毒壅盛

主证：咽喉伤口外露，红肿疼痛，黏膜肿胀，声嘶或失音，呼吸、吞咽困难。

证候分析：邪毒从伤口直入腠里，邪聚咽喉，壅热于内，阻于经脉，故见红肿疼痛，黏膜肿胀；喉部脉络受损，故见声嘶或失音；若为咽喉内部烫伤、烧伤，亦可直接损伤黏膜，使之肿胀、失音，甚至可见呼吸及吞咽困难。

治法：泻热解毒，消肿利咽。

方药：清咽利膈汤加减。

二、外治法

1. 含漱

喉烫伤及烧伤者，应保持口腔清洁，可用生理盐水含漱。

2. 清创缝合

对于开放性喉外伤，应及时行清创缝合，有骨折时应进行复位，尽量保留软骨碎片和撕碎的黏膜并使其复位。

3. 气管切开

出现喉阻塞时应及时进行气管切开，保证呼吸道通畅。

三、针灸疗法

咽喉疼痛甚者，可行针刺止痛。主穴：合谷、内庭、曲池；配穴：天突、少泽、鱼际。针刺，用泻法，留针 10～30 分钟。

【预防与调护】

1. 注意自我保护，提高防范意识。
2. 咽喉损伤后应注意少讲话，使喉部休息。
3. 吞咽困难者可鼻饲喂食。
4. 对休克的病人按照休克的原则护理。
5. 对于开放性伤口，注意观察，按时换药，防止染毒。

【预后及转归】

咽喉损伤程度较轻者，如治疗及时，一般预后较好。喉部损伤严重者，常后遗声嘶、喉狭窄等。

【参考资料】

1. 古代文献摘录

（1）《证治准绳·疡医·卷之六》："凡割喉者，用骑脚患人头项，以丝线先缝内喉管，却缝外颈皮，用封口药涂敷，外以散血膏敷贴，换药。或喉被人打歪以手摇正，却以前膏敷贴，若结喉伤重，软喉断不可治，以汤与之，得入肠者可治，若并出者不可治。"

（2）《救伤秘旨·喉伤未断方》："用丝绵一块，看伤口长阔，以鸡子清刷皮，将绵糊上，外用八宝丹敷，一日一换，等番闰时收口，加白蜡二钱敷上，愈后无痕。"

（3）《伤科补要·卷二》："咽喉者，乃气息之路也。或被伤、或自刎，其症迅速，急则可救，迟则血脱额冷，气绝不治……如喉脘破而有出入之气，封药吸进必呛咳，先用鸡子内软衣盖于破脘之上，再将药封之，则不呛矣。"

2. 现代相关疾病简介

咽喉外伤 咽喉外伤包括挫伤、软骨骨折或脱位及开放性损伤。

咽喉外伤的早期症状以呼吸困难、吞咽障碍及大出血为主；中期以继发性大出血及邻近器官炎性并发症（如颈深部感染、纵隔炎、颈椎骨髓炎等）为主；晚期则有咽喉瘢痕狭窄、瘘管形成及声带麻痹等后遗症。

气管内插管后的喉、气管并发症　由于气管内插管所致的喉黏膜擦伤、出血、溃疡、血肿、声带撕裂、软骨脱位、神经麻痹及喉水肿等，亦属于喉部损伤，常可使局部发生喉软骨炎、喉部肉芽形成或息肉形成、气管瘢痕性狭窄、气管炎、支气管肺炎，甚至可发生气管破裂。预防此并发症主要应该注意气管插管的选择，操作时的技巧及插管后不使患者颈部过度伸展，或过多变动头位。对于有呼吸道感染的病人不宜行气管内插管麻醉。

咽喉烫伤及烧灼伤　喉部、口咽部、口腔及食道烫伤、烧灼伤多同时发生。当高温气体、液体，有毒物质吸入呼吸道后，咽喉及下呼吸道黏膜发生不同程度的反应，如充血、水肿、糜烂等，严重时发生溃疡、坏死，常并发肺炎。晚期由于瘢痕形成，可引起不同程度的狭窄或闭锁。

第十一节　咽　喉　瘤

咽喉瘤（yan hou liu）是指发生于咽部或喉部的良性肿瘤。发生于咽部者称"咽瘤"，发生于喉部者称"喉瘤"，临床上以咽异物感，或声音嘶哑甚至失声为主要症状。肿瘤大者，可出现喘鸣及呼吸困难。

在清代的喉科医著中，有喉瘤的论述，其所指的"喉瘤"是生长于咽峡部的赘生物，如《经验喉科紫珍集·上卷》喉瘤："此症因肺经受热，多语损气，或怒高喊，或诵读太急，或多饮醇酒炙煿而起。生喉蒂丁两旁，或单或双，形如圆眼，血系相裹，犯之即痛。"

【病因病机】

1. 肺胃蕴热，痰浊结聚

肺胃素有蕴热，若过食辛辣，或外感邪毒，多语损气，则内外邪热相搏，肺胃火热循经上蒸咽喉，痰热交蒸，久滞咽喉而成肿块。

2. 肝气郁结，气滞血瘀

由于七情所伤，以致肝气郁结，疏泄失常，气机阻滞不畅，久则气滞血瘀而成肿块。

【诊断】

一、诊断要点

1. 病史

常不明确，多为偶然发现。

2. 临床症状

咽瘤较大时可有咽异物感不适，喉瘤多有声嘶或失音，严重者可伴有咳嗽、喘鸣、呼吸困难。

3. 检查

在口咽部、喉咽部或喉腔可见到大小不一、形状各异的赘生物或肿块，颜色呈淡红或灰白（彩图 23）。病理组织检查可明确肿物性质。

二、鉴别诊断

本病应与咽喉菌相鉴别。

【辨证及治疗】

一、分型论治

1. 肺胃蕴热，痰浊结聚

主证：咽喉不适，喉中哽哽不利，或声音不扬，声音嘶哑，甚则气喘痰鸣。可伴有咽干舌燥、便结尿黄，舌质红苔黄，脉弦或弦滑数。检查咽部或喉部肿物色红。

证候分析：肺胃蕴热，火热上攻咽喉，痰热久滞，积结而成肿块；肿瘤生于咽喉间，故咽喉哽哽不利；肿瘤生于声带，声户开合不利，则声音不扬、声嘶；若肿瘤阻塞气道，则可致气喘痰鸣；肺胃热盛，阴津耗伤，故咽干舌燥、大便干结；舌质红、苔黄、脉弦滑数为痰热之证。

治法：清泻肺胃，化痰散结。

方药：清咽双和饮合二陈汤加减。清咽双和饮中银花、桔梗清热解毒，利咽喉；荆芥、前胡、葛根清肺热，疏利肺气；玄参、贝母化痰利咽散结聚；归尾、赤芍、丹皮、生地凉血活血散瘀；二陈汤化痰散结；甘草调和诸药。可加瓜蒌仁、山慈菇等以加强化痰散结之力。

2. 肝气郁结，气滞血瘀

主证：咽喉哽哽不利，或声音嘶哑，讲话费力，甚则失声，气喘痰鸣，口苦咽干，胸闷不舒，舌质红或暗红，舌边或有瘀点，苔微黄，脉弦或弦滑数。检查见咽部或喉部肿物色暗红。

证候分析：因情志不调，肝气郁结，久则气滞血瘀，阻塞咽部或喉部经脉，日久形成肿瘤；气血瘀滞，故肿瘤色暗红；肝郁化火，则口苦咽干；舌质瘀暗、舌边瘀点为气滞血瘀之象。

治法：疏肝解郁，活血化瘀。

方药：会厌逐瘀汤加减。方中桃仁、红花、当归、赤芍、生地活血祛瘀；柴胡、枳壳行气理气；桔梗、甘草、玄参宣肺化痰，清利咽喉。可加香附、郁金、青皮以加强方中疏肝解郁理气之功；痰多者加浙贝、瓜蒌仁、山慈菇；声音嘶哑加蝉衣、木蝴蝶等。

二、外治法

1. 烙治法

适用于口咽部较小的肿瘤，如乳头状瘤等（具体方法参见总论第五章第二节）。

2. 手术切除

根据肿瘤的不同部位及大小采用不同的手术方法切除。

此外，烙治或手术切除后，可用鸦胆子油涂抹肿瘤基部，以防止复发。

【护理及预防】

1. 注意饮食有节，少食辛热之品，戒烟酒等不良嗜好。
2. 喉瘤者应注意声带休息。
3. 一旦发现，应及早彻底治疗，并及时进行病理检查，以防恶变。

【预后及转归】

咽喉瘤一般预后良好，但可复发。儿童喉部乳头状瘤，极易复发，若蔓延到气管，可阻塞气道，甚至危及生命，成人喉部乳头状瘤则有癌变的可能。

【参考资料】

古代文献摘录

(1)《医宗金鉴·外科心法要诀·喉部》："喉瘤郁热属肺经，多语损气相兼成，形如元眼红丝裹，或单或双喉旁生。"

(2)《图注喉科指掌·卷四》喉瘤："此症因恼怒伤肝，或迎风高叫，或本原不足，或诵读太急，所以气血相凝，生于喉关内，不时而发。"

第十二节　鼻咽纤维血管瘤

鼻咽纤维血管瘤（angiofibroma of nasopharynx）是指以鼻咽部肿块并反复大量出血为主要特征的一种良性肿瘤。本病多发生于 10～25 岁的青年男性，因此亦有"男性青春期出血性鼻咽血管纤维瘤"之称。

【病因病机】

肝郁化火

青春期生机旺发，肝气偏盛，情绪易于波动，因情志所伤，致肝气郁结，肝失疏泄，气机阻滞不畅，久则气滞血瘀，阻塞脉络，日久气血相凝颃颡，而生肿块。若肝气久郁化火，火热循经上蒸，脉络破损则溢血。

【诊断】

一、诊断要点

1. 病史
多有反复大量鼻出血史。

2. 临床症状
(1) 反复发作的鼻出血，量较多，可经鼻或咽部大量涌出，病程较长者，可因反复出血而出现贫血表现。

（2）鼻塞，始为单侧性，继而发展成双侧鼻塞。

（3）可伴有耳鸣、听力下降，甚则引起剧烈头痛、眼球移位及运动受限、视力障碍以及颅神经受压症状，或引起颅内并发症。

3. 检查

间接鼻咽镜或纤维鼻咽镜检查可见鼻咽部有红色或暗红色呈圆形或结节状的肿物，表面光滑，血管纹明显，肿瘤可突入鼻腔，此时前鼻镜下可见鼻腔后段之肿物。X 线、CT、MRI 可显示肿瘤所在部位及浸润范围，血管造影可显示肿瘤基部的供血动脉及其分支情况。由于此瘤极易出血，一般不做活检。

二、鉴别诊断

本病应与腺样体肥大、后鼻孔息肉、鼻咽部恶性肿瘤及其他良性肿瘤相鉴别。

【辨证及治疗】

一、分型论治

肝郁化火

主证：鼻衄反复发作，量多色深红，鼻塞不适，全身或见口苦咽干，头晕目眩，胸闷不舒，胁痛，耳鸣，舌质红，舌边尖瘀点，苔黄，脉弦数或细数。检查见鼻腔及鼻咽血管瘤色暗红，血丝缠绕。

证候分析：气滞血凝，阻滞脉络，久则积结成块；肝火上炎，则瘤体色红，上有红丝；火热灼伤，损及脉络，则鼻衄反复发作；口苦咽干、头晕目眩、胸闷不舒、胁痛耳鸣均为肝气郁结之证；舌质红、舌边尖瘀点、苔黄、脉弦数或细数为气郁化火而兼血瘀之象。

治法：疏肝散结，凉血止血。

方药：柴胡清肝汤加减。方中柴胡疏肝；黄芩、栀子、连翘、花粉清肝泻火；当归、川芎、赤芍、生地养血活血凉血；助以防风、牛蒡子、甘草清散邪热，利咽喉。可加青皮、夏枯草、贝母、山慈姑软坚散结；如肝火亢盛而致鼻衄量多，可用龙胆泻肝汤加丹皮、白茅根、赤芍、茜草根以清肝泻火，凉血止血。

二、外治法

1. 鼻出血时，应遵循"急则治其标"的原则，先做局部止血处理，方法参见"鼻衄"一节。

2. 手术治疗。

【预防与调护】

1. 本病应争取早期治疗，防止发生多次反复出血。

2. 饮食宜清淡，忌食辛辣炙煿助火动血之物。

3. 避免剧烈活动，以防大出血。

【预后及转归】

及早治疗一般预后尚佳。若延误治疗，可因反复大出血而危及生命。

第十三节　咽　喉　菌

咽喉菌（yan hou jun）是指发生于咽喉部的恶性肿瘤。以咽喉异物感或疼痛、声音嘶哑、咳痰带血、颈部恶核为主要症状，若肿块堵塞声门，可出现喉鸣及呼吸困难，甚至危及生命。其中发生于口咽部与喉咽部者称咽菌，发生于喉部者称喉菌。咽菌与喉菌在发病部位及临床症状上有所不同，但两者的病因病机、辨证治疗大致相同，故一同论述。

在清代一些医籍中，如《咽喉脉证通论》、《重楼玉钥续编》、《图著喉科指掌》、《囊秘喉书》、《咽喉经验秘传》、《外科证治全书》等均有喉菌的论述，但由于历史条件所限，这些医著中所指之喉菌，其部位多在咽部，实际上是指咽部的恶性肿瘤。

【病因病机】

1. 肺热郁蒸，痰热互结

素有痰热，复受外邪侵袭，内外邪热壅结于肺，火毒循经上炎，蒸灼咽喉，痰热交结，壅结于咽喉而成肿块。

2. 脾胃热盛，火毒内困

由于饮食不节，长期嗜烟酒，过食辛热炙煿、肥甘厚腻之品，致脾胃积热，火毒内困，交结于咽喉，痞塞脉络，形成肿块。若脾胃积热，湿浊不化，湿热交结，阻滞咽喉，亦可形成肿块。

3. 肝气郁结，气滞血瘀

由于情志不遂，忧思恚怒，肝气郁结，气机不畅，气郁日久，气血凝滞经络，结聚成块。

【诊断】

一、诊断要点

1. 病史

可有嗜烟酒或不洁气体吸入史，长期咽喉不适、反复咽痛或声嘶病史。

2. 临床症状

（1）咽菌：初起仅有咽喉不适感，随着肿块增大，咽喉常有梗阻及微痛，有时可引起咽痛加剧，以致耳痛、头痛、面部麻痹、张口困难、呛咳等。

（2）喉菌：主要为声音嘶哑，甚则失声，可伴有咳嗽、痰中带血、口气恶臭、吞咽梗阻等症，晚期可出现吸气性呼吸困难、喉鸣等症状。

3. 检查

喉核、软腭、会厌、声带、喉室或披裂等处可见菜花样肿物，表面布有血丝，或见肿物溃烂，有污秽分泌物附着，晚期则声带固定，喉摩擦音消失，颈部或有恶核。CT及MRI等检查有助于了解肿物的浸润范围。病理检查可明确诊断。

二、鉴别诊断

本病应与喉癣及咽喉瘤相鉴别。

【辨证及治疗】

一、分型论治

1. 肺热郁蒸，痰热互结

主证： 咽喉堵塞感及微痛不适，或声嘶，咳嗽痰多，或痰中带血丝，舌质红，苔白或黄腻，脉滑略数。检查见咽部或喉部肿块色淡红，有分泌物附着，颈部或有恶核。

证候分析： 因患者素有痰热，复受外邪及各种不良刺激，内外邪热搏结于肺，痰热上攻，交结于咽喉而成肿块；肿块堵塞于咽喉，故咽喉异物感，或有声嘶；肺热痰盛故咳嗽痰多；热伤脉络，则痰中带血；痰浊结聚，故颈部或有恶核；舌质红、苔白或黄腻、脉滑略数均为痰热之证。

治法： 清肺泻热，化痰散结。

方药： 清气化痰丸加减。方中半夏、胆南星、瓜蒌仁、杏仁、陈皮、枳实行气化滞祛痰浊；黄芩泻火解毒；茯苓健脾利湿。若痰多，颈部肿块巨大，宜加山慈姑、猫爪草、夏枯草、浙贝以散结聚。

2. 脾胃热盛，火毒内困

主证： 咽喉疼痛，吞咽不利，头痛剧烈，或声音嘶哑，甚则失声，咳嗽痰稠，痰中带血，甚则张口困难，伸舌不便，口臭流涎，呼吸困难，气喘痰鸣。全身或见口干口臭，或耳鸣耳聋，小便短赤，大便秘结，舌质红或红绛，苔黄燥，脉弦滑数。检查见咽部或喉部肿物如菜花状，表面有污秽腐物，颈部或有恶核。

证候分析： 由于火毒困结脾胃，热毒上攻咽喉，困结喉间，痞塞脉络而形成肿块；肿块阻塞于咽喉，故咽喉疼痛不利，或声音嘶哑；火毒内困，炼津成痰，痰热交结，故咳嗽痰多，或痰中带血；热毒灼腐，故肿物溃烂、表面有污秽腐物，甚则口流臭涎；肿物堵塞喉间可致呼吸困难，气喘痰鸣；肿块压迫脉络则致张口困难，伸舌不便，或耳鸣耳聋；小便短赤、大便秘结为胃腑结热；舌质红或红绛、舌苔黄燥、脉弦滑数为脾胃热盛之证。

治法： 泻火解毒，消肿散结。

方药： 黄连解毒汤加减。临床可适当选加山豆根、白花蛇舌草、七叶一枝花、夏枯草、马鞭草等以苦寒泻热毒；大便秘结者加大黄、玄明粉。

3. 肝气郁结，气滞血瘀

主证： 咽喉哽哽不利，吞咽困难，头痛剧烈，声音嘶哑，痰中带血，甚则气喘痰鸣，呼吸困难。全身症见胸闷，胁痛，耳鸣，舌质红或瘀点、紫斑，苔白或微黄，脉弦细涩或弦缓。检查见咽部或喉部肿块凹凸不平，色暗红或有血丝缠绕，触之易出血，颈部或有恶核。

证候分析： 肝气郁结，疏泄失常，致气血凝聚，结成肿块；肿块阻塞脉络，故咽喉哽哽不利、头痛剧烈；肿块堵塞喉间故声音嘶哑、气喘痰鸣或呼吸困难；气滞血瘀，故肿块凹凸不平，血丝缠绕，易出血；肝郁气滞故胸闷胁痛，耳鸣，舌现瘀点、紫斑，脉弦。

治法：行气活血，祛瘀散结。

方药：会厌逐瘀汤加减。可酌加三棱、莪术、水蛭、虻虫、王不留行、丹皮、泽兰等以加强本方活血祛瘀的作用。

除上述 3 型外，并可根据病情加减用药：

(1) 咳嗽痰多者：可选加马勃、鱼腥草、猫爪草、前胡、瓜蒌、海浮石、贝母等。

(2) 肿瘤溃烂，表面有污秽物，常流臭涎，渗流血水：可选加蒲公英、地丁、野菊花、土茯苓、白鲜皮、鱼腥草等。

(3) 声音嘶哑：可选加诃子、半夏、杏仁、蝉衣、木蝴蝶、僵蚕、射干等。

(4) 局部疼痛或头痛：可选加延胡索、入地金牛、露蜂房、三七末或云南白药。

二、外治法

1. 吹药

可用药物粉末吹患处，如硇砂散、麝香散等，有清热解毒、祛腐散结、生肌止痛的作用。

2. 含漱

腐烂流臭涎者，可用金银花、桔梗、甘草煎水漱口。

三、其他疗法

根据病变范围及病理类型采取不同的治疗措施，包括手术、放疗、化疗等。

【预防与调护】

1. 注意精神调节，保持心情舒畅，避免忧郁、思虑过度等精神刺激。
2. 注意饮食卫生，避免过食辛热炙煿之品，节制烟酒，忌食发霉、有毒食品。
3. 注意环境卫生，避免有毒致癌物质外溢，加强个人防护。
4. 争取早期发现、早期诊断、早期治疗。

【预后及转归】

喉菌如能早期诊断，早期进行中西医结合治疗，一般预后尚好。咽菌大多预后较差。

【参考资料】

古代文献摘录

(1)《咽喉经验秘传·喉症用药细条》："喉菌因忧郁血热气滞而生，妇人多有患之者，状如浮萍略高而厚紫色，生于喉旁，难速愈。"

(2)《重楼玉钥续编·诸证补遗》："喉菌，状如浮萍，生喉旁，忧郁气滞使然。"

第十四节 鼻 咽 癌

鼻咽癌（carcinoma of nasopharynx）是指发生于鼻咽部的癌肿。临床上以血涕、鼻塞、耳鸣耳聋、颈部恶核及头痛等为主要症状。鼻咽癌是我国高发肿瘤之一，尤以广东、广西、湖南、福建等省（自治区）发病率较高，男性发病率约为女性的 2～3 倍，40～60 岁为高发年龄组。

由于鼻咽癌病变部位较隐蔽，古代缺乏必要的器械进行检查，因此没有专门的病名及论述，但对鼻咽癌的常见症状，古医著中有所记载，如在"失荣"、"上石疽"、"瘰疬"、"真头痛"等病证中就有类似鼻咽癌常见症状的描述。

【病因病机】

本病的发生，与气候、环境、不良嗜好、情志等因素有关。由于各种不良刺激，使肺、脾、肝、肾等脏腑功能失调，出现了气血凝滞、痰浊结聚、火毒困结等病理变化，以致经络壅阻，结聚而成肿块。

1. 气血凝结

情志不遂，以致肝气郁结，疏泄失常，气机不调，气滞则血瘀，气血凝结于颃颡，日久形成肿块。

2. 痰浊结聚

因长期受不洁空气、粉尘、化学气体的刺激，热毒蕴肺，肺热煎炼津液而为痰，痰浊困结于颃颡而为癌肿；或因七情所伤，肝脾不和，脾胃升降失常，痰浊内生，痰气互结于颃颡而为癌肿。

3. 火毒困结

长期饮食不节，或常食发霉腐败有毒食物，以致脾胃积热，或因肝郁化火，火毒循经上逆颃颡而结为癌肿。

4. 正虚毒滞

禀赋不足，或因年老体弱，以致体内阴阳失调，机体不能适应外界的各种刺激，不能防御六淫邪毒的侵袭，邪毒乘虚而入，滞留于颃颡而为癌肿。

【诊断】

一、诊断要点

1. 病史

可有家族史。

2. 临床症状

早期可有回吸涕中带血或擤出带血鼻涕；逐渐出现单侧或双侧鼻塞，单侧耳鸣、耳内堵塞感、听力下降、颈部肿块；晚期可出现一侧持续性、部位固定的头痛，甚至剧烈头痛，或可出现面部麻木、视物模糊甚至失明、复视、眼睑下垂、食入反呛、声嘶、伸舌偏斜等症状。

3. 检查

鼻咽检查可见鼻咽顶后壁或咽隐窝有结节状或菜花状隆起的新生物（彩图 24）。颈部可触及无痛性肿块，质硬，固定不移。CT 或 MRI 可显示肿块大小及浸润范围。病理检查可明确诊断。EB 病毒血清学检查可作为鼻咽癌诊断的辅助指标。

二、鉴别诊断

本病应与鼻咽炎、鼻咽部及颈部良性肿块相鉴别。

【辨证及治疗】

一、分型论治

1. 气血凝结

主证：鼻涕带血，耳内胀闷或耳鸣耳聋，鼻塞，头痛，或胸胁胀痛，舌质暗红或有瘀斑瘀点，舌苔白或黄，脉弦细或涩缓。检查见鼻咽肿块暗红，或有血脉缠绕，触之易出血，颈部或有硬实肿块。

证候分析：气血凝滞，瘀阻脉络，日久结聚而为癌肿，故鼻咽肿块色暗红，血脉缠绕；气滞血瘀，血不循经，溢于脉外，故鼻涕带血；气血瘀阻，清窍闭塞，故耳内胀闷或耳鸣耳聋、鼻塞；脉络瘀阻，不通则痛，故头痛；肝郁气滞，故胸胁胀痛；舌质暗红或有瘀斑瘀点、脉弦细或涩缓均为气滞血瘀之象。

治法：行气活血，软坚散结。

方药：丹栀逍遥散加减。方中柴胡疏肝解郁；当归、白芍补血养肝；茯苓、白术健脾祛湿；薄荷、生姜疏散调达；甘草调和诸药；丹皮、栀子清热凉血，祛瘀消肿。可加三棱、莪术、穿山甲攻坚散结；加昆布、牡蛎软坚散结。诸药合用，有行气活血、消坚散结的作用。

2. 痰浊结聚

主证：鼻塞涕血，头痛头重，耳内胀闷，或痰多胸闷，体倦嗜睡，恶心纳呆，舌质淡红，舌体胖或有齿印，舌苔白或黄腻，脉弦滑。检查见鼻咽肿块色淡红或有分泌物附着，颈部多有较大肿块。

证候分析：痰浊结聚，阻滞脉络，日久形成肿块，故鼻咽及颈部见肿物；痰浊蒙蔽清窍，清阳不升，故头痛头重，鼻塞不通，耳内胀闷；痰浊结聚，久而化火，损伤脉络，故涕中带血；痰湿阻遏阳气，气机不利，故痰多胸闷，恶心纳呆；痰湿困脾，故体倦嗜睡；舌质淡红或有齿印、苔白或黄腻、脉弦滑均为痰浊内困之象。

治法：清化痰浊，行气散结。

方药：清气化痰丸加减。本方可清化痰浊，可加山慈姑、浙贝、海藻等以加强软坚散结的作用。

3. 火毒困结

主证：痰涕带血较多，污秽腥臭，耳鸣耳聋，头痛剧烈，或视蒙复视，咳嗽痰稠，心烦失眠，口干口苦，小便短赤，大便秘结，舌质红，脉弦滑数。鼻咽肿块溃烂，或呈菜花状，颈部或有硬实肿块。

证候分析：火毒亢盛，困结于颃颡而为癌肿，故鼻咽肿块溃烂，易于出血；火性上炎，扰乱清窍，故头痛剧烈、耳鸣耳聋、视蒙复视；火毒内困，炼津为痰，故咳嗽痰稠；火毒内扰心神，故心烦失眠；口干口苦、小便短赤、大便秘结、舌质红、脉滑数等均为火毒壅盛之证。

治法：泻火解毒，疏肝散结。

方药：柴胡清肝汤加减。方中柴胡、当归、川芎、白芍、生地疏肝养血；黄芩、栀子、连翘清热泻火；防风、牛蒡子清散邪热；花粉、甘草清热养阴生津。若火毒盛极，宜配用山豆根、青黛、苦地胆等以苦寒泻热毒；若体虚胃纳欠佳，加白术、鸡内金；若火毒伤阴，加沙参、玄参、白茅根。

4. 正虚毒滞

主证：鼻塞涕血，耳鸣耳聋，头痛眩晕，形体瘦弱，或有盗汗，五心烦热，腰膝酸软，舌红少苔，脉细。鼻咽部肿块隆起，色红或淡红，或血丝缠绕，或脓血涕附着，颈部或可扪及恶核。

证候分析：素体虚弱或年老体弱，邪毒乘虚而入，久积而为肿块。伤阴耗气，气血渐衰，故形体瘦弱；邪毒上壅，又因气血虚损不能上荣清窍，故耳鸣耳聋，头痛眩晕；盗汗、五心烦热、腰膝酸软、舌红少苔、脉细均为肝肾阴虚之证。

治法：调和营血，扶正祛邪。

方药：和荣散坚丸。方中以八珍汤调补气血；陈皮、香附行气散结；花粉、昆布、贝母、夏枯草清热祛痰，软坚散结；红花活血散瘀；升麻、桔梗载诸药上行。全方共奏调和营血、祛邪散结之功。

鼻咽癌各型临床表现多为邪实正虚，但早期往往以邪实为主，晚期则以正虚为主，所以在治疗过程中，或攻补兼施，或先攻后补，或先补后攻，应根据病情灵活施治。

除上述辨证分型治疗外，还应根据临床出现的不同症状加减用药。如颈部肿块巨大、痰多者，可选加生南星、生半夏等以攻坚逐痰散结；肿块大而硬实者，可选加虻虫、土鳖、红花、桃仁、泽兰以破血逐瘀散结；如头痛剧烈者，可选加露蜂房、五灵脂、沉香、木香、蔓荆子、藁本等，亦可配服云南白药，以活血祛瘀，行气止痛；如出现鼻衄或痰血等，可选加旱莲草、白茅根、仙鹤草、紫珠草、藕节、白及、马勃、阿胶等止血药；如肿物溃烂，腐败污脓多，可加鱼腥草、马勃、穿山甲、皂角刺等清热利湿排脓之药；若脉络痹阻，出现口眼歪斜、复视、伸舌不正、言语不清、面麻瘫痪等症，可配合牵正散以祛痰止痉，或选加地龙干、蝉衣、蜈蚣、白芍、钩藤等，以通络止痉。年老体弱的鼻咽癌患者，或鼻咽癌后期，伤阴耗气，气血衰败，应根据病情变化，配合补虚扶正，以达到扶正祛邪的目的。

二、放疗、化疗配合中医辨证治疗

放射治疗或化学药物治疗鼻咽癌，可以有效地杀灭或抑制癌细胞，但往往伴随着不同程度的副反应，影响脏腑的功能。因此，配合中医辨证治疗，可以调整脏腑功能，缓解各种症状，增强患者体质，提高生活质量。临床上根据放、化疗后患者出现的不同症状，可分为肺胃阴虚、气血亏损、脾胃失调、肾精亏损4种证型。

1. 肺胃阴虚

主证：口干咽燥，口渴喜饮，或口唇燥裂，鼻干少津，或口烂疼痛，干呕或呃逆，干咳少痰，胃纳欠佳，大便秘结，小便短少，舌红而干，少苔或无苔，脉细数等。鼻、鼻咽及口咽黏膜充血、干燥，或有干痂、脓痰附着。

治法：清肺养胃，润燥生津。

方药：泻白散合沙参麦冬汤加减。泻白散清泻肺热，沙参麦冬汤则甘寒生津。若口烂疼痛较甚者，为体内津液耗伤，心脾二经火炽，可配合导赤散，以清热利湿。

2. 气血亏损

主证：头晕目眩，面色苍白或萎黄，咽干，鼻干少津，或涕中带血丝，气短乏力，四肢麻木，心悸怔忡，失眠多梦，甚则头发脱落，爪甲无华，口气微腥臭，舌质淡或淡暗，少津，脉细无力。口咽及鼻咽黏膜淡红而干，或有少许痂块附着。

治法：健脾养心，益气补血。

方药：归脾汤加减。若头发脱落，爪甲无华，为气血亏虚、精气不足的表现，可用大补元煎加首乌、菟丝子、补骨脂、黑芝麻等。也可选用十全大补汤。

3. 脾胃失调

主证：形体消瘦，胃纳欠佳，厌食，恶心呕吐，或呕吐酸水，呃逆心烦，腹胀腹痛，胸脘痞满，大便溏，舌质淡，苔白厚，脉细弱。口咽或鼻咽黏膜淡红、微干，鼻咽部或见脓涕痂块附着。

治法：健脾益气，和胃止呕。

方药：香砂六君子汤加减。可选加藿香、布渣叶、神曲、麦芽、山楂、鸡内金、竹茹等消食醒胃的药物，若脾虚较甚者，亦可选配黄芪、人参等。

4. 肾精亏损

主证：形体消瘦，眩晕耳鸣，听力下降，精神萎靡，口舌干燥，咽干欲饮，腰酸膝软，遗精滑泄，五心烦热或午后潮热，舌红少苔或无苔，脉细弱或细数。咽黏膜潮红干燥，鼻咽可有血痂或脓痂附着。

治法：补肾固本，滋阴降火。

方药：六味地黄丸加减。若阴损及阳，出现形寒肢冷等肾阳虚或阴阳俱虚的表现者，可选加补骨脂、熟附子、肉桂、骨碎补、淫羊藿等温补肾阳药。若阳虚水泛，头面浮肿者，可用真武汤。

三、外治法

1. 滴鼻

涕多腥臭污秽者，可用清热解毒、芳香通窍的滴鼻剂滴鼻。鼻咽癌放疗后，鼻咽黏膜萎缩，干燥痂多者，可用滋养润燥的滴鼻剂滴鼻。

2. 外敷

放射性皮炎，轻者皮肤粗糙、瘙痒，重者起颗粒，皮肤增厚水肿、发红、丘疹，甚则皮损难愈。可外敷黄连膏。皮损渗液者，可掺珍珠层粉以收敛生肌。

此外，鼻衄者，应按"鼻衄"外治处理。

【预防与护理】

1. 开展肿瘤普查，争取早期诊断，早期治疗。

2. 医护人员要向病人做好思想解释工作，使病人消除恐惧心理，解除思想顾虑，为疾病的治疗康复创造有利条件。

3. 鼻咽癌晚期，由于颅神经损害和多系统的远处转移，可出现不同程度的疼痛，有时疼痛持续而剧烈，应及时给予镇痛处理。

4. 复视者，应嘱咐病人勿擅自外出，以免发生意外，并用纱布覆盖患眼，以减轻复视症状。

5. 对口臭、流涕污秽者，应加强口腔、鼻及鼻咽护理，可用药液含漱，清洁口腔，配合滴鼻，冲洗鼻腔、鼻咽等。

6. 出现鼻衄时，可参考"鼻衄"一节进行护理。

【预后及转归】

本病若能早期发现，早期治疗，5年生存率可达60%以上。局部复发与转移是主要死亡原因。

【参考资料】

1. 古代文献摘录

（1）《外科正宗·卷之四》："失荣者……其患多生肩之以上，初起微肿，皮色不变，日久渐大，坚硬如石，推之不移，按之不动，半载一年，方生阴痛，气血渐衰，形容瘦削，破烂紫斑，渗流血水，或肿泛如莲，秽气熏蒸，昼夜不歇，平生疙瘩，愈久愈大，越溃越坚，犯此俱为不治。"

（2）《医宗金鉴·外科心法要诀·项部》上石疽："此疽生于颈项两旁，形如桃李，皮色如常，坚硬如石，臀痛不热。由肝经郁结，以致气血凝滞经络而成。此证初小渐大，难消难溃，既溃难敛，疲顽之证也。"

（3）《诸病源候论·卷五十》："恶核者，是风热毒气，与血气相搏结成核，生颈边，又遇风寒所折，遂不消不溃，名为恶核也。"

（4）《外科证治全生集·卷一》："大者恶核，小者痰核，与石疽初起同，然其寒凝甚结，毒根最深，极难软熟。"

（5）《证治汇补·卷四》："内郁痰火外束风热，故头痛而起核，或脑响如雷鸣。"

2. 医案选录

（1）李某，男，49岁，1987年1月2日初诊。患者因鼻涕带血丝、左耳鸣月余，于1986年7月确诊为鼻咽癌，行放射治疗。症见：咽干无津，口渴引饮，进食时需汤水伴饮始能咽下，寐差多梦，微咳，纳可，舌稍红，苔薄黄而干，脉细。查鼻咽有少许干痂，未见新生物，黏膜干燥。辨证为阴津耗伤，治宜清肺生津，养阴安神，予增液汤加味。处方：天花粉18g，玄参、麦冬、生地黄、沙参、太子参、酸枣仁各15g，知母、苦杏仁、白芍各12g，麦芽25g。每天1剂，水煎服。连服7剂，同时嘱用鲜粉葛加瘦肉煲汤服食。

1月9日二诊：咽干无津减轻，睡眠好转，无咳，晨起口苦，舌苔转为黄厚。拟在养阴生津基础上，酌加清热祛湿健脾之品。上方去酸枣仁、苦杏仁、白芍、太子参，加党参15g，白术、菊花、苦参各12g，连服7剂。

1月16日三诊：口干减轻，进食顺利，小便较多，按二诊方去菊花、苦参，加枸杞子12g，重楼30g，7剂。以后间用养阴生津法为主治疗多年。

（刘森平. 王德鉴教授治疗鼻咽癌放疗化疗后经验介绍. 新中医　2002；34（2）：10）

（2）肖某，男，57岁。患者因右耳鸣、耳聋1月于1984年8月确诊为鼻咽癌，并行放射治疗，第一阶段反应不大，仅口干咽喉不适，第二阶段数天后开始明显，头昏胸闷，耳胀堵感，时时作呕，痰涎黏稠，胃纳差，舌淡红，苔白腻，脉细弦而滑。查咽黏膜稍肿，鼻咽未见新生物，少许分泌物附着。辨证为脾胃失调，湿浊内生。治宜健脾和胃，祛湿止呕，方以陈夏六君子汤加减。处方：法半夏、白豆蔻、藿香、白术各12g，党参、茯苓、麦冬各15g，陈皮、砂仁（后下）各10g，甘草6g，生姜3片。每天1剂，水煎服。连服4天后胃纳转佳，反应减轻，仍守上方加减治疗至放疗结束。

（刘森平. 王德鉴教授治疗鼻咽癌放疗化疗后经验介绍. 新中医　2002；34（2）：10）

第十五节　鼾　眠

鼾眠（han mian）是以睡眠中鼾声过响，甚或出现呼吸暂停为主要特征的一种疾病。本病常见于中年以上的肥胖人群，也可见于部分儿童和青少年。

古代文献中对睡眠打鼾的表现早有记载，如《伤寒论·辨太阳病脉证并治》："风温为病，脉阴阳俱浮，自汗出，身重，多眠睡，鼻息必鼾，语言难出。"《诸病源候论·卷三十一》称其为鼾眠："鼾眠者，眠里喉咽间有声也。人喉咙，气上下也，气血若调，虽寤寐不妨宣畅；气有不和，则冲击喉咽，而作声也。其有肥人眠作声者，但肥人气血沉厚，迫隘喉间，涩而不利亦作声。"

【病因病机】

鼻窍、颃颡及喉关是呼吸气流出入之通道，亦为肺之门户，若该气道过于狭窄，则气息出入受阻，冲击作声；如气道完全阻塞，则气息出入暂时停止（呼吸暂停）。常见原因主要有痰瘀互结和肺脾气虚两大类。

1. 痰瘀互结

脾为生痰之源，若过食肥甘或嗜酒无度，损伤脾胃，运化失司，则水湿不化，聚而生痰，痰浊结聚日久，气机阻滞，脉络阻塞，气血运行不畅，易致瘀血停聚，痰瘀互结气道，迫隘喉咽，致气流出入不利，冲击作声，则可导致睡眠打鼾，甚则呼吸暂停。

2. 肺脾气虚

肺主一身之气，脾为气血生化之源，又主肌肉。若饮食不节损伤脾胃，或素体脾气虚弱，土不生金，致肺脾气虚，化源匮乏，咽部肌肉失去气血充养，则痿软无力，弛张不收，不能维持气道张力，导致气道狭窄，气流出入受阻，故睡眠打鼾，甚则呼吸暂停。

【诊断】

诊断要点

1. 病史

儿童多有喉核、腺样体肥大或鼻窒、鼻渊、鼻鼽等病史，中老年则多见于肥胖人群。

2. 临床症状

睡眠打鼾，张口呼吸，躁动多梦，甚则一夜睡眠中出现多次短暂的呼吸暂停，白天则可出现头痛头昏、倦怠乏力、嗜睡、记忆衰退、注意力不集中、儿童生长发育迟缓等症状。

3. 检查

鼻腔、鼻咽、口咽、喉咽等部位可发现一处或多处组织器官肥大或咽壁肌肉松弛塌陷阻塞气道，如鼻甲肥大、鼻息肉、鼻中隔偏曲、腺样体和扁桃体肥大、软腭肥厚下垂或吸气时塌陷、舌根后坠等，纤维鼻咽喉镜检查和影像学检查有助于判断阻塞的部位，应用多导睡眠监测仪（PSG）进行整夜连续的睡眠监测和记录分析，有助于确定打鼾的性质和程度。

【辨证及治疗】

一、分型论治

1. 痰瘀互结

主证：睡眠打鼾，张口呼吸，甚或呼吸暂停；形体肥胖，痰多胸闷，恶心纳呆，头重身困；唇暗，舌淡胖有齿印，或有瘀点，苔腻，脉弦滑或涩。

证候分析：肥人多痰，病久必瘀，痰浊瘀血结聚，壅遏气道，迫隘喉咽，致气流出入不利，冲击作声，故睡眠打鼾，甚则呼吸暂停；痰浊阻滞，气机升降失常，故痰多胸闷，恶心纳呆，头重身困；痰湿内阻，则舌淡胖，苔腻，脉弦滑；瘀血内结则唇暗，舌有瘀点，脉涩。

治法：化痰散结，活血祛瘀。

方药：导痰汤合桃红四物汤加减。方中半夏、制南星燥湿化痰；陈皮、枳实行气消痰；茯苓健脾利湿；桃仁、红花、当归、赤芍、川芎活血祛瘀；甘草调和诸药。若舌苔黄腻，可加黄芩以清热；局部组织肥厚增生，可加僵蚕、贝母、蛤壳、海浮石等以加强化痰散结之功效。

2. 肺脾气虚

主证：睡眠打鼾，甚则呼吸暂停，形体肥胖，行动迟缓，神疲乏力，食少便溏，记忆力衰退，嗜睡；小儿可见发育不良，注意力不集中；舌淡苔白，脉细弱。

证候分析：肺主一身之气，脾为气血生化之源，又主肌肉，肺脾气虚，生化乏源，咽部肌肉失养，以致痿软无力，不能维持气道张力，使咽腔狭小，气流出入受阻，故睡眠打鼾，甚则呼吸暂停；脾虚不能运化水谷精微，则食少便溏；气虚则神疲乏力、行动迟缓、形体虚胖；肺脾气虚，清阳不升，则记忆衰退、嗜睡、注意力不集中；小儿脾气虚弱，气血生化不足，可见形体消瘦，发育不良；舌淡、苔白、脉细弱为气虚之象。

治法：健脾和胃，益气升阳。

方药：补中益气汤加减。方中党参、黄芪、白术、甘草健脾益气；陈皮理气养胃；当归养血；升麻、柴胡升阳。若夹痰湿，可加茯苓、薏苡仁健脾利湿，加半夏燥湿化痰；若兼血虚，可加熟地、白芍、枸杞子、桂圆肉以加强养血之力；若记忆力差，精神不集中，可加益智仁、芡实等；若嗜睡可加石菖蒲、郁金以醒脑开窍。

二、外治法

1. 扁桃体烙治或啄治法

适合于扁桃体肥大引起者，具体方法参见"乳蛾"外治法。

2. 气道持续正压通气

通过专门的装置，在睡眠时持续向气道增加一定压力的正压气流，维持肌肉的张力，可防止上气道塌陷引起的呼吸阻塞，改善睡眠质量。

3. 口腔矫治

通过专门设计的口腔矫正器进行口腔矫治，以改善睡眠时下咽部的狭窄导致的打鼾，适用于下颌骨发育不良的小下颌患者及舌根后坠的患者。

4. 手术治疗

如果打鼾明确为鼻腔、鼻咽、口咽、喉咽等处组织器官肥大或咽部肌肉松弛引起，可以手术治疗。根据阻塞部位不同采取相应的手术，如鼻息肉摘除术、鼻中隔矫正术、下鼻甲部分切除术、腺样体或扁桃体切除术、悬雍垂腭咽成形术（UPPP）、腭咽成形术（PPP）等。

【预防与调护】

1. 调整睡眠姿势，尽量采取侧卧位，可减少舌根后坠，改善通气。

2. 本病与肥胖有一定关系，因此控制饮食、增加运动以减轻肥胖，有预防和辅助治疗作用。

3. 饮食有节，少食肥甘厚腻，戒除烟酒，以免滋生痰湿，加重阻塞。

4. 有外感时积极治疗，以免加重鼻窍、颃颡及喉关等部位的阻塞症状。

【预后及转归】

儿童或青年患者多属单纯打鼾，若能去除阻塞原因，辅以中医药治疗，预后良好；老年患者、重度肥胖及有心脑疾病者，存在猝死的风险，应明确诊断及时治疗。

附篇 相关知识

第九章
耳鼻咽喉的应用解剖及生理

第一节 耳的应用解剖及生理

一、耳的应用解剖

耳分外耳、中耳和内耳三部分（图 9-1）。

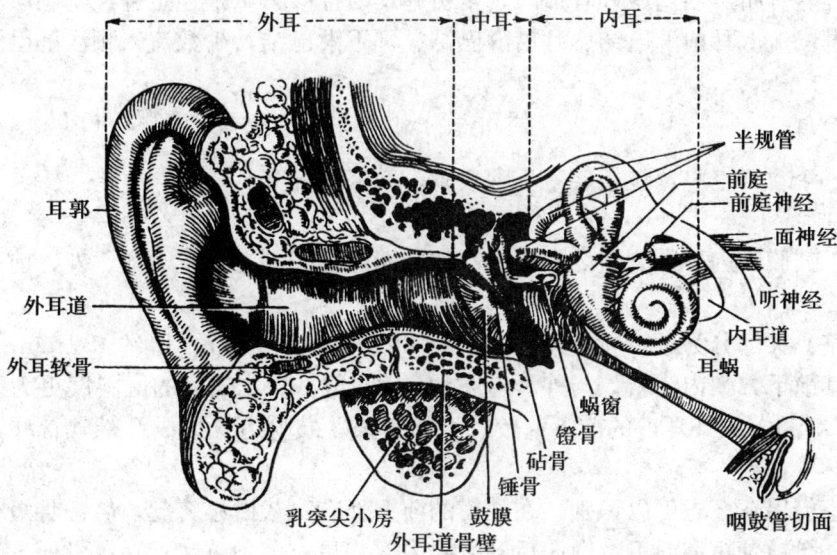

图 9-1 耳的解剖

（一）外耳

外耳包括耳郭及外耳道。

1. 耳郭

耳郭突出于头面部两侧。除耳垂为脂肪与结缔组织构成外，其余均以软骨为支架，外覆皮肤。各部名称见图9-2。耳郭的皮下组织很少，皮肤与软骨结合较紧，故炎症时，疼痛较甚。此处的血肿或渗出较难自然吸收。

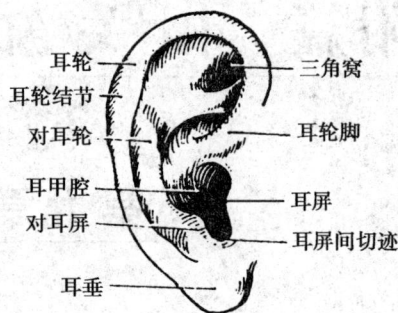

图 9-2 耳郭表面标志

2. 外耳道

外耳道起自耳甲腔底，向内直至鼓膜，长约2.5～3.5cm，为一略呈"S"型弯曲的管道，其外1/3为软骨段，内2/3为骨段，两段交接处较狭窄，称外耳道峡部，较大异物常嵌于此。

软骨段皮肤有毛囊及皮脂腺，还有耵聍腺分泌耵聍。外耳道的皮肤较薄，与软骨膜和骨膜黏着较紧，故发炎时，疼痛较甚，且可因下颌关节的运动，改变外耳道软骨的形态，使疼痛加剧。软骨部的前壁有2～3个裂隙，内含结缔组织，可借以增加耳郭及外耳道的活动度，外耳道或腮腺炎症也可经此裂隙互相感染。

骨段的后上壁由颞骨的鳞部组成，前壁和下壁由颞骨的鼓部组成。

外耳的动脉由颈外动脉的颞浅动脉和颌内动脉所供给，静脉流入颈外静脉、颌内静脉和翼静脉丛。

外耳的神经有下颌神经的耳颞支、来自颈丛的耳大神经和枕小神经、面神经的耳后支和迷走神经的耳支分布。当刺激外耳道时，常引起反射性咳嗽，是迷走神经受刺激的缘故。

外耳的淋巴流入耳前淋巴结、耳后淋巴结、耳下淋巴结，少数流入颈浅淋巴结和颈深淋巴结。

（二）中耳

中耳是一个含气空腔，包括鼓室、咽鼓管、鼓窦及乳突。

1. 鼓室

鼓室位于鼓膜和内耳外侧壁之间。鼓室如六面箱形，有上、下、内、外、前、后6个壁（图9-3）。

（1）外壁：大部分为鼓膜。鼓膜为一宽约8mm，高约9mm，厚约0.1mm的椭圆形半透明薄膜，其前下方朝内倾斜，与外耳道底约成45°角，婴儿鼓膜的倾斜度更为显著，与外耳道底约成35°角，故外耳道的前下壁较后上壁为长。鼓膜边缘形成纤维软骨环，附着于鼓沟。

正常鼓膜借以下标志可以识别：在鼓膜的前上部有一灰白小突起，名锤骨短突；锤骨柄之影称锤纹，自锤骨短突向下，微向后到鼓膜中部，呈白色条纹状；在锤骨柄末端鼓膜成一浅凹，名鼓脐；自锤骨柄末端向下向前达鼓膜边缘有一个三角形反光区，名光锥；在锤骨短突前、后皱襞以上的部分为鼓膜松弛部，前、后皱襞以下为鼓膜紧张部（图9-4）。为了便于描述，将鼓膜分为4个象限（图9-5）。中耳有病变时，鼓膜的正常标志即消失。

（2）内壁：即内耳的外壁。在内壁的中部有一隆起，名鼓岬。在鼓岬的后上方有前庭窗，镫骨底板借环状韧带与之相接，在前庭窗的上方有面神经管的水平段，面神经由此通过。鼓岬的后下方有圆窗，通入耳蜗的鼓阶，圆窗为一膜封闭，又称第二鼓膜。

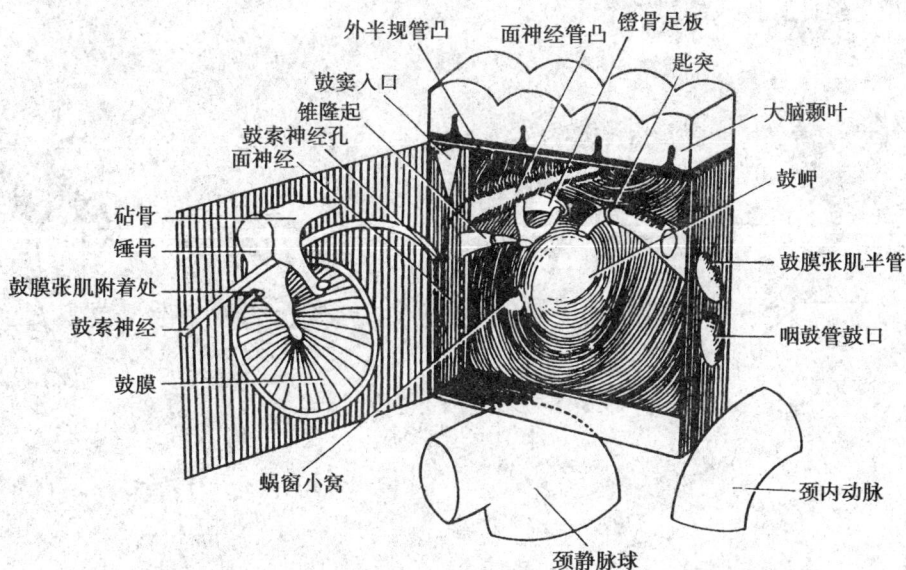

图 9-3 鼓室的六面

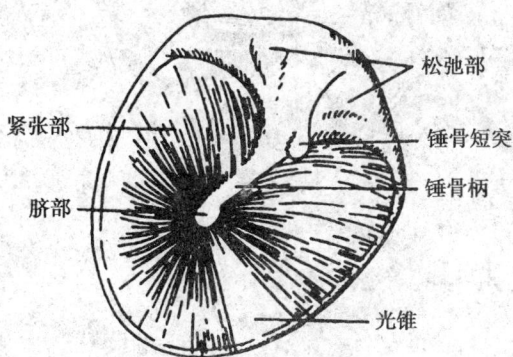

图 9-4 鼓膜的正常标志

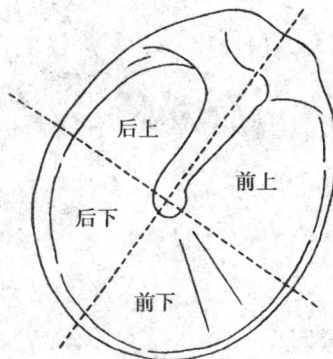

图 9-5 鼓膜的 4 个象限

（3）前壁：有咽鼓管的鼓室口，鼓室借咽鼓管和鼻咽部相通。

（4）后壁：有鼓窦开口，鼓室与鼓窦由此相通，化脓性中耳炎常由此波及鼓窦和乳突部。

（5）上壁：名鼓室盖，借骨板与颅中凹分隔。

（6）下壁：为一层薄骨板，将鼓室和颈静脉球相隔。

鼓室腔内有锤骨、砧骨和镫骨相接而成的听骨链，使鼓膜和前庭窗联结（图 9-6）。

2. 咽鼓管

咽鼓管系沟通鼓室与鼻咽的管道。成人咽鼓管长约 3.5cm，外 1/3 为骨段，内 2/3 为软骨段。内侧端开口在鼻咽部的侧壁，适在下鼻甲后端的后下部。咽鼓管有维持鼓室腔与外界的气压平衡及排除中耳分泌物的作用。婴儿和儿童的咽鼓管较成人短、粗而平直，故小儿的鼻咽部感染易经此管传入鼓室（图9-7）。

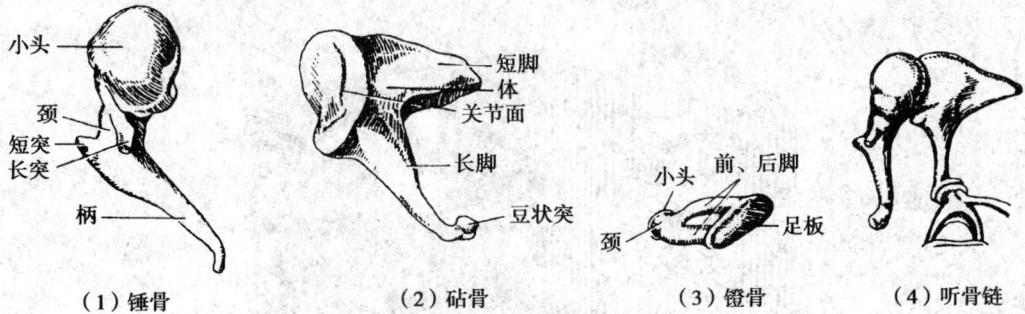

（1）锤骨　　　　　　　　（2）砧骨　　　　　　　（3）镫骨　　　　　　（4）听骨链

图 9-6　听小骨

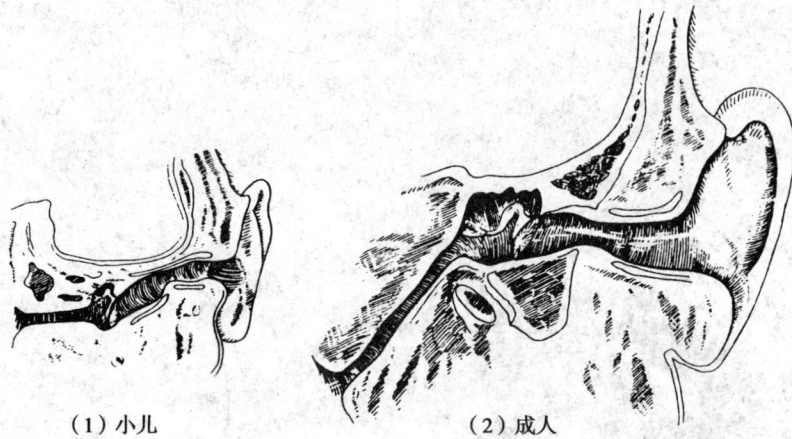

（1）小儿　　　　　　　　　　　（2）成人

图 9-7　成人与儿童咽鼓管之比较

3. 鼓窦

鼓窦为鼓室后上方的含气腔。前方借鼓窦入口与鼓室隐窝相通，后下壁与乳突小房相通。鼓窦内覆有纤毛黏膜上皮。

4. 乳突

乳突位于鼓窦后方，内含许多大小不等、形状不一、相互连通的气房，各房彼此相通。气房为无纤毛的黏膜上皮覆盖，向前与鼓窦、鼓室、咽鼓管的黏膜相连。其上界即为硬脑膜板，后界为横窦骨板，故化脓性中耳乳突炎也可由此途径而引起颅内并发症。根据气房发育程度不同，乳突可分为气化型、板障型、硬化型及混合型等4种类型。

中耳的神经：有面神经和鼓室丛神经。

面神经：离脑干后与听神经一并进入内耳道，于内耳道底部进入面神经管，界于前庭和耳蜗之间达膝状神经节。自膝状神经节忽旋向后而微下，经鼓室内侧壁，适在前庭窗的上方，达鼓室后壁，称为面神经水平段。自鼓室后壁锥隆起的稍后方往下出茎乳孔，为面神经的垂直段。面神经出茎乳孔后，向上前转约105°角达腮腺，分为5支，分布于面部。故中耳的炎症可引起面神经的水肿而出现面神经麻痹。

鼓室丛神经：由舌咽神经的鼓室支和颈动脉交感神经丛的岩深支所组成，位于鼓岬表面，司中耳感觉。

中耳的动脉来自颌内动脉的鼓室支、耳后动脉的鼓室支和脑膜中动脉的分支。静脉流入岩上窦和翼静脉丛。

（三）内耳

内耳又称迷路。外层为骨迷路，内为膜迷路。骨迷路和膜迷路之间含外淋巴液，膜迷路内含内淋巴液。

1. 骨迷路

骨迷路分为耳蜗、前庭、骨半规管3部分（图9-8）。

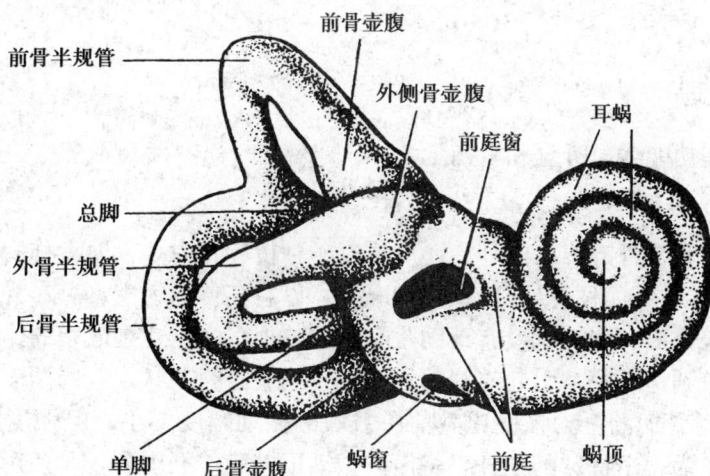

前骨半规管　前骨壶腹　外侧骨壶腹　耳蜗　前庭窗　总脚　外骨半规管　后骨半规管　单脚　后骨壶腹　蜗窗　前庭　蜗顶

图9-8　骨迷路

（1）耳蜗：位于前庭的前部，呈蜗牛状。骨蜗管旋绕蜗轴两周半，基底转突向鼓室内侧壁，形成鼓岬。蜗轴在耳蜗的中央，呈圆锥形，从蜗轴有骨螺旋板伸入骨蜗管，达管径的一半，有基底膜连续螺旋板达耳蜗管的外侧壁，将骨蜗管分为上下二部，前庭阶居上，与前庭相通；鼓阶居下，借圆窗与鼓室相通。两阶内均含外淋巴液，借蜗尖部的蜗孔彼此相通。

（2）前庭：位于耳蜗与半规管之间，略呈椭圆形。前部与耳蜗相通，后部与半规管相通。外侧壁为鼓室内侧壁的一部分，有前庭窗和镫骨底板相接，前庭腔内壁有从前上向后下弯曲的斜形骨嵴，名前庭嵴。前庭嵴后面有椭圆隐窝，内含椭圆囊；前面有球状隐窝，内含球囊。

（3）骨半规管：位于前庭的后上方，为3个互相垂直的弓状弯曲的骨管，即外骨半规管、前骨半规管和后骨半规管。每个半规管的一端膨大，名骨壶腹。

2. 膜迷路

膜迷路形态与骨迷路相似，亦分3部分，借纤维束固定于骨迷路内，悬浮于外淋巴液中。

（1）蜗管：为膜性的螺旋管，两头为盲端，充满内淋巴液。横切面呈三角形，底为螺旋板及基底膜，基底膜上的螺旋器又名柯替器，为听觉末梢感受器。

（2）椭圆囊与球囊：二囊均在骨前庭内，膜半规管借5孔通入椭圆囊，椭圆囊和球囊各伸出一小管而后合并成淋巴管，球囊借连合管通入蜗管。椭圆囊壁有椭圆囊斑，球囊壁有球囊斑。囊斑内有带纤毛的感觉上皮细胞和前庭神经末梢，其纤毛上覆盖一层胶性耳石，为静平衡末梢感受器。

（3）膜半规管：膜半规管和骨半规管的形态相同。在膜壶腹内有一横位的镰状隆起，名壶腹嵴，由支柱细胞和毛细胞组成，是前庭周围感受器的一部分。

内耳的动脉来自脑基底动脉的内耳道支，静脉自内耳道静脉，流入岩下窦或横窦。

听神经离脑干后，与面神经进入内耳道，在内耳道内分为耳蜗及前庭两支，耳蜗支穿入蜗轴内形成蜗螺旋神经节，节内双极神经细胞的远侧突穿过螺旋板，终止于柯替器。前庭支在耳道内形成前庭神经支，节内双极细胞的远侧突终止于膜半规管的壶腹嵴、球囊斑和椭圆囊斑。

二、耳的生理

耳的主要生理功能为司听觉和平衡觉。

（一）听觉功能

声音通过鼓膜和听骨链传入内耳，还可通过颅骨传导到内耳，前者称为空气传导（简称气导），后者称骨传导（简称骨导）。正常情况下，以空气传导为主。

耳郭与外耳道合成一喇叭状，有帮助收集声波并把声音传达到鼓膜的作用。

声波经外耳道到达鼓膜，引起鼓膜的振动，鼓膜呈浅漏斗状，鼓膜凹面与锤骨柄的振幅比例为2∶1，即锤骨柄的振动幅度比其前后鼓膜的振动幅度要小，但强度加大，声压可提高1倍。听骨链作为一个特殊的杠杆，将声波振动由鼓膜传至内耳，可使声压提高22.1倍，相当于声压级27dB。

保持鼓室内外空气压力的平衡是保证鼓膜及听骨链正常机能的重要条件之一，此平衡依靠咽鼓管来调节。

声音传导到达前庭窗后，使内耳的外淋巴液和内淋巴液也发生了振动，引起基底膜的振动，不同频率的声波引起基底膜中不同部位的共振。一般认为，耳蜗底部接受高频声，耳蜗顶部接受低频声。引起听神经兴奋后，传达到大脑颞叶皮层，产生听觉。

概括起来，可用如下方式简单表示：

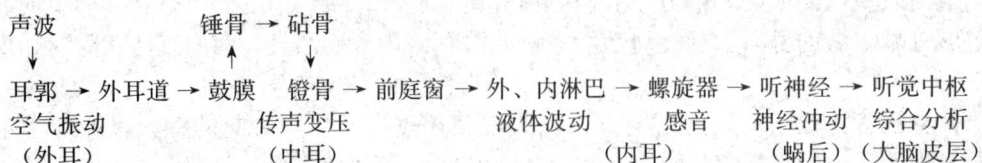

```
声波                 锤骨 → 砧骨
 ↓                    ↑      ↓
耳郭 → 外耳道 → 鼓膜  镫骨 → 前庭窗 → 外、内淋巴 → 螺旋器 → 听神经 → 听觉中枢
空气振动       传声变压          液体波动      感音     神经冲动  综合分析
（外耳）        （中耳）            （内耳）    （蜗后）  （大脑皮层）
```

（二）平衡功能

人体保持平衡主要依靠前庭、视觉及本体感觉3个系统的相互协调来完成，其中最重要

的是前庭系统。前庭感受器由椭圆囊斑、球囊斑和壶腹嵴所组成。

1. 椭圆囊斑和球囊斑的生理功能

椭圆囊斑感觉直线运动的加速或减速以及改变的刺激，发生各种反射，使身体姿势作适当的调整，以免倾倒。当头部固定不动时，椭圆囊斑感受到内淋巴液的压力是恒定的，因此可以保持身体静态时平衡。球囊斑的机能与椭圆囊斑相同。

2. 壶腹嵴的生理功能

壶腹嵴受旋转运动的加速和减速刺激，引起身体姿势和眼球运动的规律反应，同时也产生一些自主神经反射，表现为眩晕、出汗、皮肤苍白、恶心、呕吐等。这些反应的性质和程度与前庭感受器的兴奋性有关，兴奋性较高的人反应较剧，可以引起病态。

第二节 鼻的应用解剖及生理

一、鼻的应用解剖

鼻由外鼻、鼻腔及鼻窦 3 部分构成。

（一）外鼻

外鼻由骨及软骨作支架（图 9-9），外覆皮肤及软组织，如三角形锥状体，突出于面部中央。各部名称见图 9-10。

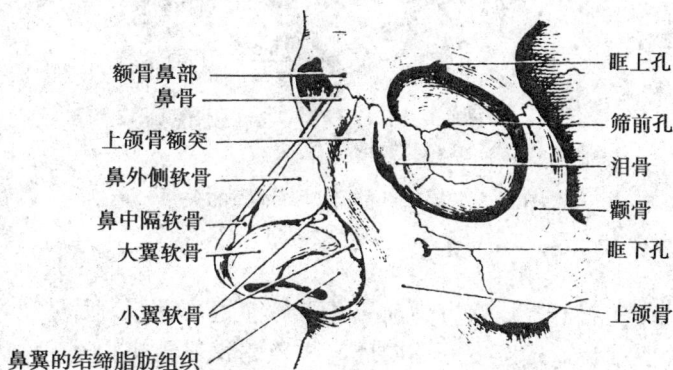

图 9-9　外鼻骨骼

鼻尖与鼻翼部的皮肤较厚，且与皮下组织粘连甚紧，皮脂腺及汗腺较多，故此处易发生炎症，且疼痛较剧。

外鼻的静脉汇流于内眦静脉及面静脉。因内眦静脉经眼上静脉与海绵窦相通（图 9-11），且面部静脉内无瓣膜，血液可以双向流动，故面及鼻部的感染如治疗不当，可循此途径引起严重的颅内并发症。

外鼻的淋巴主要汇入腮腺淋巴结及下颌下淋巴结。

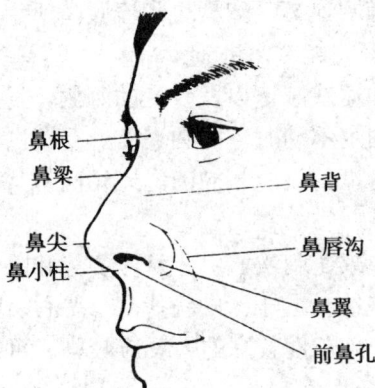

图 9-10　外鼻各部名称

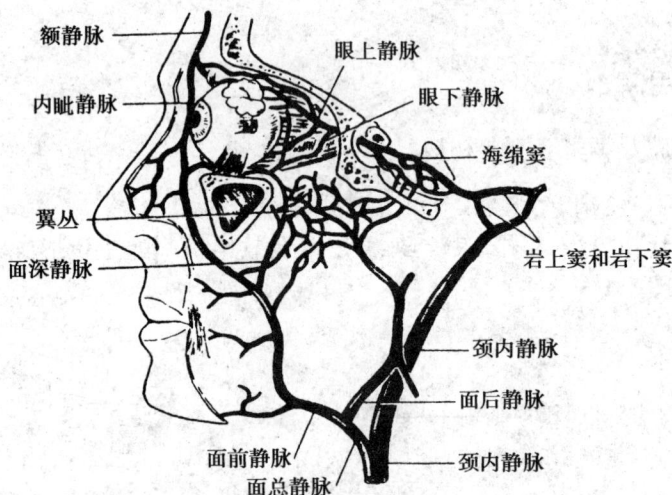

图 9-11　鼻外部静脉与海绵窦的关系

（二）鼻腔

鼻腔由鼻中隔分为左右两腔。前方为前鼻孔与鼻前庭，后方为后鼻孔，与鼻咽部相通。

鼻前庭：位于鼻腔前端，覆有皮肤，向后与鼻腔黏膜交界处的隆起称鼻阈。鼻前庭皮肤内富有毛囊、皮脂腺及汗腺，是容易发生疖肿的地方。

固有鼻腔（简称鼻腔）：分顶、底、内、外四壁。顶壁为颅前窝底的一部分，有嗅神经通过。底壁借硬腭和软腭与口腔隔开。内壁即鼻中隔，由骨及软骨构成（图 9-12）。鼻中隔前下方黏膜内动脉血管汇聚成丛，称利特尔动脉丛（图 9-13），该区是鼻出血的好发部位，故又称易出血区。外壁表面不整齐，有上、中、下 3 个鼻甲及上、中、下 3 个鼻道（图 9-14）。下鼻甲为一独立骨片，附于上颌骨上。中鼻甲及上鼻甲系筛骨的一部分。下鼻甲黏膜富有血管组织，其血管的舒缩可使鼻黏膜体积发生迅速变化，而影响鼻腔通气，黏膜的分泌腺也甚为丰富。上中鼻道有鼻窦的自然开口，鼻窦内的分泌物可由此流出。中鼻甲、中鼻道

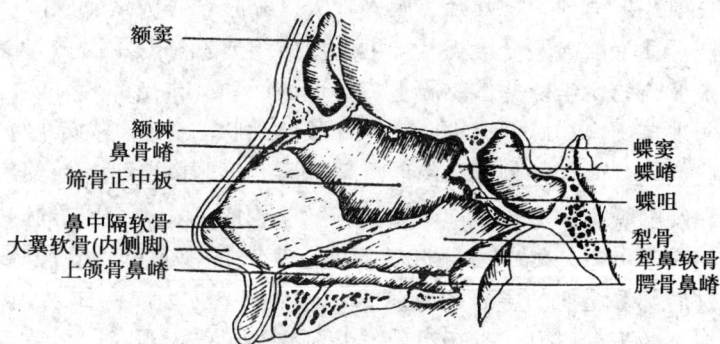

图 9-12　鼻中隔骨骼组成

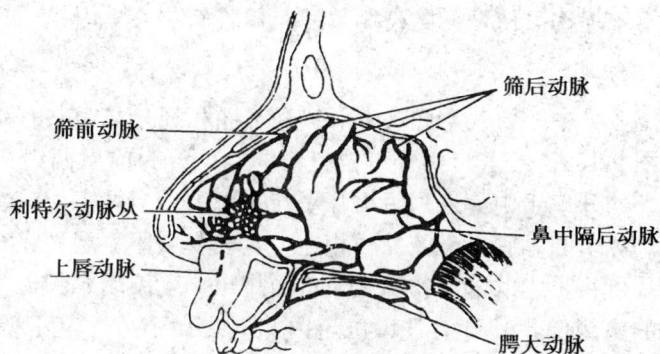

图 9-13　鼻中隔的动脉

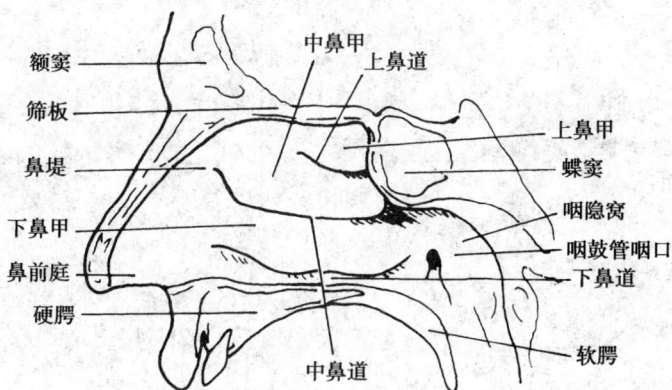

图 9-14　鼻腔外侧壁

及其附近的区域又称"窦口鼻道复合体"，如发生解剖变异和病理改变，将直接影响鼻窦的通气引流，导致鼻窦炎。下鼻道的前上方有鼻泪管的开口，泪液由此流入鼻腔。下鼻道外侧壁前段近下鼻甲附着处为上颌窦内侧壁的一部分，骨质较薄，是上颌窦穿刺冲洗的最佳进针位置。鼻腔的黏膜分为呼吸区黏膜和嗅区黏膜，中鼻甲内侧面及其相对的鼻中隔上方的黏膜为嗅区黏膜，有嗅神经末梢分布，其余黏膜为呼吸区黏膜。呼吸区黏膜除鼻中隔之前端一小部分无纤毛上皮外，其余均为假复层柱状纤毛上皮所组成。黏膜下有多量腺体，分泌黏液和浆液，能黏附吸入鼻内的粉尘，并借黏膜上皮纤毛的运动，排出鼻腔外。

鼻腔动脉主要来自颈内动脉的分支眼动脉和颈外动脉的分支颌内动脉。鼻腔前部、后部和下部的静脉最后汇入颈内、外静脉，鼻腔上部静脉则经眼静脉汇入海绵窦，亦可经筛静脉汇入颅内的静脉和硬脑膜窦。鼻中隔前下部的静脉亦构成丛，称克氏静脉丛，是该部位出血的重要来源。老年人下鼻道外侧壁后部近鼻咽处有表浅扩张的鼻后侧静脉丛，称为吴氏鼻-鼻咽静脉丛，常是后部鼻出血的主要来源。

鼻腔淋巴汇流至颌下淋巴结或咽后淋巴结及颈深淋巴结上群。

鼻腔的神经：感觉神经为三叉神经的眼支及上颌支。嗅神经自嗅区神经上皮形成嗅神经纤维，向上穿过筛孔而达嗅球。嗅神经的鞘膜为硬脑膜的延续部分，与蛛网膜下腔直接相通，故鼻腔顶部的手术损伤可使鼻部感染循嗅神经鞘膜而传入颅内。

（三）鼻窦

鼻窦是鼻腔周围颅骨中的含气空腔，有开口和鼻腔相通。鼻窦共有 4 对，即上颌窦、额窦、筛窦和蝶窦（图 9-15）。按其自然开口位置不同，可分为前后两组：上颌窦、额窦及前组筛窦为前组鼻窦，均开口于中鼻道；后组筛窦与蝶窦为后组鼻窦，前者开口于上鼻道，后者开口于蝶筛隐窝。鼻窦的黏膜与鼻腔黏膜相连，其表皮为假复层柱状纤毛上皮，纤毛活动的方向均向窦口，故可将窦内的分泌物扫至窦口而排出。上颌窦容积最大，形似横置的锥体形。锥底即上颌窦的内侧壁，其自然开口位于内侧壁之后上方，其下壁与第 2 双尖牙及第 1、2 磨牙的根部相邻接，有的牙根直接伸入窦内黏膜下，牙根有病变时，也可波及上颌窦，故上颌窦炎在鼻窦炎中最常见。

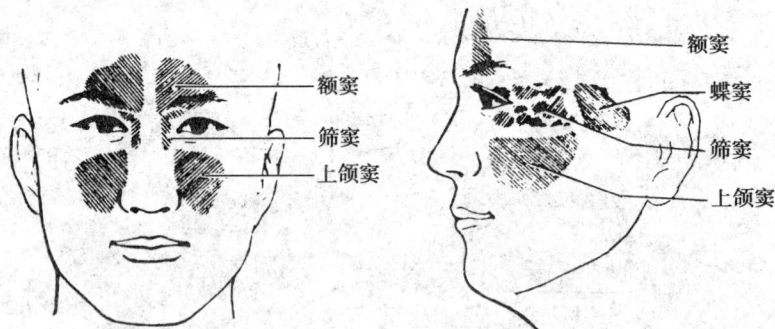

图 9-15 鼻窦解剖位置示意图

二、鼻的生理

（一）鼻腔的生理

鼻腔主要有呼吸、嗅觉和共鸣等功能。

1. 呼吸和保护功能

（1）鼻阻力：正常的鼻呼吸依赖于鼻腔的适当阻力，正常鼻阻力的存在有助于肺泡气体的交换。

（2）调节空气的温度和湿度：主要是依靠鼻黏膜下丰富的血管及黏液腺的作用，使空气经过鼻腔到达喉腔时，温度接近正常，相对湿度可达75％。

（3）过滤和自洁作用：主要是靠鼻黏膜纤毛运动及其所分泌黏液的作用，使鼻腔在正常状态下保持无菌及清洁。

（4）反射功能：喷嚏反射使气体从鼻腔和口腔急速喷出，借以清除鼻腔中的异物或刺激物等。

2. 嗅觉功能

空气中的含气味微粒接触嗅黏膜后，溶解于嗅腺分泌液，或借化学作用刺激嗅细胞产生神经冲动，经嗅神经、嗅球至嗅觉中枢，而产生嗅觉。

3. 共鸣作用

从喉腔发出的声音经过鼻腔时，声流在腔内撞击和回旋可产生共鸣效应，使声音变得柔润和洪亮。鼻窦腔亦参与了这种共鸣效应。

（二）鼻窦的生理

一般认为鼻窦有辅助鼻腔调节空气的温湿度、共鸣、保护脑部等作用。

第三节　咽的应用解剖及生理

一、咽的应用解剖

咽自上而下可分为鼻咽、口咽、喉咽3部分（图9-16）。

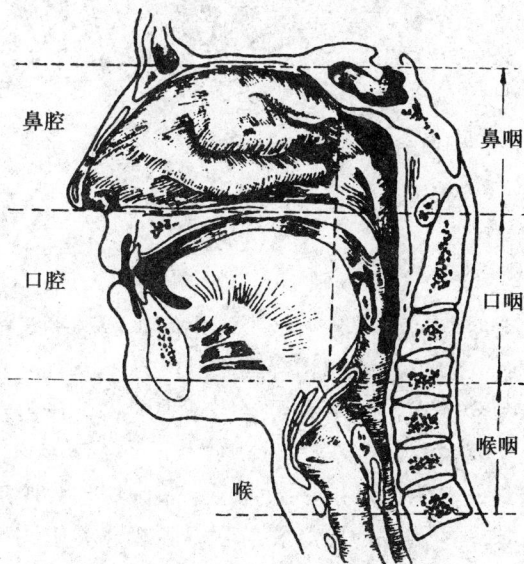

图 9-16　咽之侧面观

（一）鼻咽部

鼻咽部位于鼻腔后方，向前经后鼻孔与鼻腔相通，下方与口咽部相通。顶为蝶骨体，前下方为软腭，后壁为蝶骨、枕骨及第1、2颈椎。

在鼻咽顶后壁有淋巴组织团，称腺样体（或称咽扁桃体、增殖体），两侧壁有咽鼓管咽口，咽鼓管咽口后方和上方稍隆起，称咽鼓管隆凸。咽鼓管隆凸之后上方，有一较深之窝称咽隐窝，是鼻咽癌好发的部位。咽隐窝上方约1cm有破裂孔，孔之外口附着一层纤维软骨，孔内有神经与血管穿过，鼻咽癌多由此处进入颅内。

（二）口咽部

口咽部是口腔向后方的延续部，介于软腭与会厌上缘平面之间，后壁平对第2、3颈椎椎体，上接鼻咽，下接喉咽（相当于会厌上缘之上）。口咽前方为悬雍垂、舌背、腭舌弓构成半圆形之咽峡（图9-17）。咽峡之前，即为口腔。在两腭弓之间为扁桃体窝，腭扁桃体即位于其中，为咽部最大的淋巴组织团。咽后壁黏膜下散在之淋巴组织，称为咽后壁淋巴滤泡。咽后壁与侧壁交界处，有一纵行带状淋巴组织，称咽侧索。

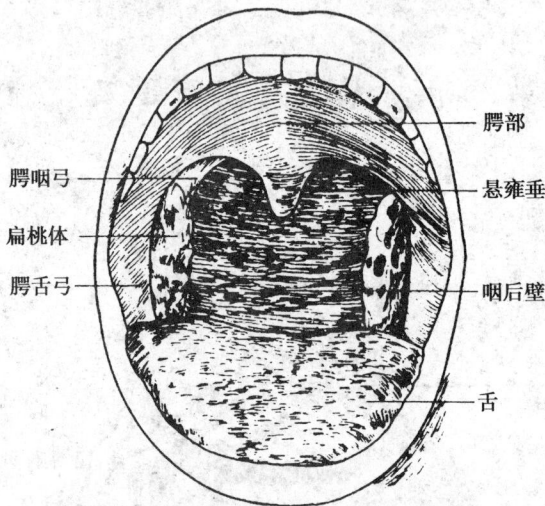

图9-17　口咽与咽峡

（三）喉咽部

喉咽部位于会厌软骨上缘与环状软骨下缘平面之间，后壁平对第3～6颈椎，上接口咽，前面与喉腔相通，下接食管入口。在两侧杓会厌皱襞的外下方有一隐窝，称梨状窝。在舌根与会厌之间亦有凹陷，称为会厌谷，其中有舌会厌正中襞将其分为左右各一。小的尖锐异物易刺入或嵌顿于会厌谷及梨状窝。

咽壁之组织结构从内到外分为黏膜层、纤维层、肌肉层、外膜层等4层。颊咽筋膜与椎前筋膜之间的间隙称咽后隙，两侧以薄层筋膜与咽旁隙相隔，中间有咽缝将其分为左右两部分，间隙内有疏松的结缔组织和淋巴组织。咽旁隙位于咽后隙的两侧，形如倒立的锥体，茎突及其附着的肌肉将此隙分为前后两部。

咽部黏膜下富于淋巴组织，环绕于咽壁，彼此有淋巴组织相互联系，形成咽淋巴环（图9-18）。主要由腭扁桃体、腺样体（咽扁桃体）、咽鼓管扁桃体、舌扁桃体、咽侧索及咽后壁淋巴滤泡构成内环。内环淋巴流向颈部淋巴，后者又互相交通，自成一环，称外环。

腭扁桃体（一般称扁桃体）：为咽淋巴组织中最大者，位于前后腭弓之间的扁桃体窝内，左右各一。整个扁桃体，除下极1/5以外，都有被膜包住，其上约有6～20个伸入扁桃体的凹陷，称扁桃体隐窝。隐窝呈分支状盲管，深浅不一，易为细菌、病毒存留繁殖，形成感染"病灶"。扁桃体由淋巴组织构成，内含许多结

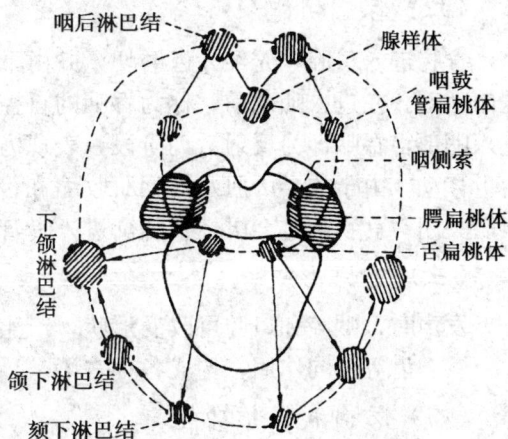

图9-18　咽淋巴环示意图

缔组织网、淋巴滤泡间组织。结缔组织来自扁桃体包膜，形成小梁，在小梁之间有许多淋巴滤泡，滤泡中有生发中心，滤泡间组织为发育期的淋巴细胞。扁桃体的动脉来自颈外动脉。静脉由扁桃体流入咽丛及舌静脉，然后流入颈内静脉。扁桃体的神经由咽丛、三叉神经第二支（上颌神经）及舌咽神经之分支所支配。

腺样体（咽扁桃体）：位于鼻咽顶与后壁交界处，呈橘瓣状排列。有5～6条纵行裂隙，易存留细菌。腺样体居中的裂隙，往往深而宽，呈梭形，称为咽囊。腺样体与咽壁间无纤维组织包膜，故手术不易彻底刮净。一般儿童的腺样体较大，10岁以后逐渐萎缩，至成年则消失，但亦有成年腺样体有残留者。

咽鼓管扁桃体：为咽鼓管口后缘的淋巴组织。

舌扁桃体：位于舌根部，呈颗粒状，大小因人而异，含有丰富的黏液腺。

咽侧索：为咽部两侧壁的淋巴组织，位于咽腭弓后方，呈垂直带状，由口咽部上延至鼻咽，与咽隐窝淋巴组织相连。

咽部的血液供应来自颈外动脉的分支，有咽升动脉、甲状腺上动脉、腭升动脉、腭降动脉、舌背动脉等。

咽部的静脉血经咽静脉丛与翼丛，流经面静脉，汇入颈内静脉。

咽部的神经：咽的感觉神经与运动神经主要来自由迷走神经、舌咽神经及交感神经干的颈上神经节所构成的咽神经丛。但鼻咽上部黏膜由三叉神经的上颌神经所分布，喉咽部黏膜由喉上神经分布，腭帆张肌由三叉神经第三支支配。

二、咽的生理

（一）呼吸功能

咽黏膜内或黏膜下含有丰富的腺体，当吸入空气经过咽部时，继续得到调温、湿润及清洁，但弱于鼻腔的类似作用。

（二）吞咽功能

食物进入口腔，先经牙齿磨切，并由下颌、唇、颊以及舌的协调动作，进行咀嚼，然后送向咽部。在进入咽部前，称为吞咽的自控阶段，此时对不愿咽下的东西尚可吐出。当食物进入咽部，吞咽即为反射活动阶段，表现为软腭上举，关闭鼻咽，咽缩肌收缩，压迫食物团向下移动。由于杓会厌肌及提咽肌收缩和舌体后缩等，使会厌覆盖喉入口。同时，喉上提，声门关闭，食物越过会厌经梨状窝进入食管。

（三）言语形成

发声时，咽腔和口腔可改变形状，产生共鸣，使声音清晰、和谐悦耳，并由软腭、口、舌、唇、齿等协同作用，构成各种言语。

（四）防御和保护功能

主要通过咽反射来完成。

（五）调节中耳气压功能

由于咽部不断进行吞咽动作，咽鼓管经常获得开放机会，使中耳内气压与外界大气压得以保持平衡。

（六）扁桃体的免疫功能

扁桃体生发中心含有各种吞噬细胞，同时可以制造具有天然免疫力的细胞和抗体，对从血液、淋巴或其他组织侵入机体的有害物质具有积极的防御作用。

第四节　喉的应用解剖及生理

一、喉的应用解剖

喉位于颈前部中央，上通喉咽，下接气管，系由软骨、肌肉、韧带、纤维组织及黏膜等构成的一个锥形管腔状器官。喉腔内覆盖黏膜，与咽部黏膜和气管黏膜相连续（图9-19）。

（一）喉的软骨（图9-20）

1. 甲状软骨

是喉部最大的软骨，由左右对称之四边形的甲状软骨板合成，前正中呈嵴状，上方特别突出的部位称喉结，是气管切开术中重要的标志之一。

2. 环状软骨

位于甲状软骨之下，前部较窄，构成环状软骨弓，后部较宽，称环状软骨板。该软骨是喉部唯一完整环形的软骨，对保持喉的外形及保证呼吸道通畅具有重要作用，如有损伤，则易形成严重的喉狭窄，造成呼吸困难。

3. 会厌软骨

呈叶片状，位于喉的上部。其狭窄的茎部借甲状会厌韧带附着于甲状软骨切迹的后下方。会厌分舌面和喉面，舌面组织疏松，发炎时易肿胀。小儿会厌软骨呈卷曲状。

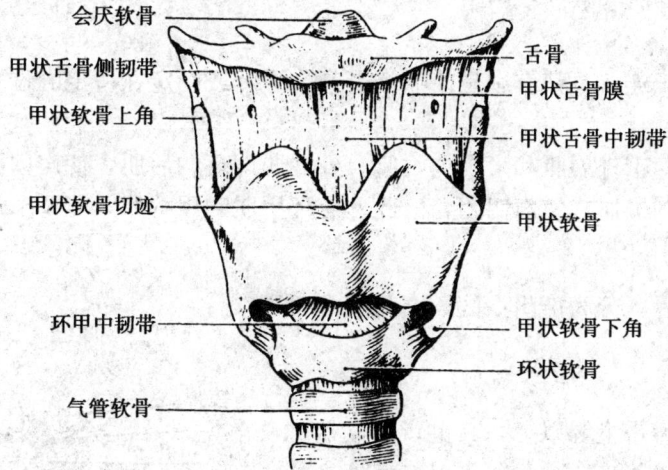

图 9-19　喉的前面观

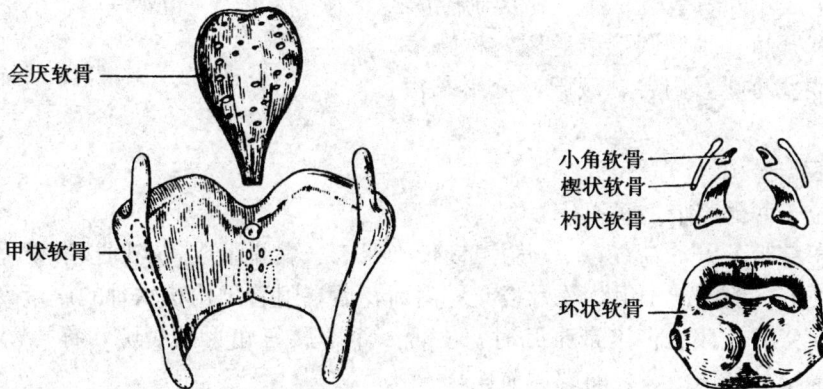

图 9-20　喉的软骨

4. 杓状软骨

为一对三角锥体形软骨，位于环状软骨板上外缘，形成喉的后壁。

5. 小角软骨

位于杓状软骨顶部，左右各一。

6. 楔状软骨

位于小角软骨之前外侧，左右各一。

（二）喉的韧带

喉的韧带分喉外韧带和喉内韧带两种，喉外韧带将喉与邻近组织连接，喉内韧带将喉的各软骨连接。

（三）喉的肌肉

喉的肌肉分喉外肌和喉内肌两组。

1. 喉外肌

将喉与邻近组织连接，其作用是使喉体上升、下降或固定在一定的位置。

2. 喉内肌

按其功能分为声带外展肌和声带内收肌。外展肌即环杓后肌，使声门张开；内收肌有环杓侧肌、杓斜肌和杓横肌，使声门闭合。此外有环甲肌和甲杓肌，能调节声带的紧张度。

（四）喉腔

喉腔以声带为界，分为声门上区、声门区和声门下区（图 9-21）。

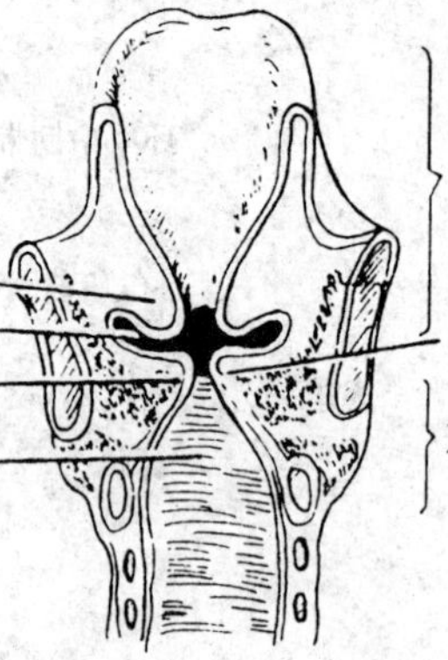

1. 声门上区

声门上区位于声带上缘以上，其上口通喉咽部，呈三角形，称喉入口。介于喉入口与室带之间的部分称喉前庭。室带亦称假声带，左右各一，位于声带上方，与声带平行，由黏膜、室韧带及甲杓肌组成，外观呈淡红色。室带与声带之间，两侧各有开口，呈椭圆形的腔隙，称喉室。喉室前端有喉室小囊，内含黏液腺，分泌黏液，润滑声带。

图 9-21　喉腔冠状切面

2. 声门区

声门区位于两侧声带之间。

声带位于室带下方，左右各一，由声韧带、肌肉、黏膜组成。在间接喉镜下声带呈白色带状，边缘整齐。前端起于甲状软骨板交界内面，后端附着于杓状软骨的声带突，故可随声带突的运动而张开或闭合。声带张开时，出现一个等腰三角形的裂隙，称声门裂，简称声门，亦为喉最窄处。声门裂之前端称前连合。

3. 声门下区

声门下区为声带下缘以下至环状软骨下缘以上的喉腔。幼儿期此区黏膜下组织结构疏松，炎症时容易发生水肿，常引起喉阻塞。

（五）喉的神经

喉的神经有喉上神经和喉返神经，都是迷走神经的分支。

1. 喉上神经

在相当于舌骨大角平面处分内外两支。外支为运动神经，支配环甲肌；内支为感觉神经，在甲状舌骨膜后 1/3 处进入喉内，分布于声带以上各黏膜。

2. 喉返神经

喉返神经是迷走神经进入胸腔后返回到喉的分支，属运动神经，支配除环甲肌外的喉内各肌，管理声带的开合。喉返神经左侧径路较右侧为长，故临床上受累机会比较多。

（六）喉的血管

喉的动脉来自颈外动脉的甲状腺上动脉和甲状腺下动脉。静脉主要通过甲状腺上、中、下静脉汇入颈内静脉。

（七）喉的淋巴

喉的淋巴分声门上和声门下两组。声门上组淋巴引流入颈深上淋巴结，声门下组淋巴引流入气管前淋巴结，再进入颈深淋巴结。

二、喉的生理

（一）呼吸功能

喉是呼吸的要道，声门裂为呼吸道最狭窄处，通过声带的内收或外展，可调节声门裂大小。一般吸气时，声带略外展，声门裂稍增宽；呼气时，声带内移，声门裂相对变窄，使气体排出阻力增加，以利肺泡内气体交换。

（二）发音功能

喉是最主要的发音器官。发音时，声门闭合，声带紧张，声门下气压增高，呼出气流使声带发生振动而产生声音。喉部发出之音，称为原音，经咽、腭、舌、齿、唇、鼻腔、鼻窦等的协调或共鸣作用，使之音节清晰，形成语音。

声带的长度、厚度和紧张度与声带颤动频率有密切关系。声带短而薄，张力强，颤动频率大，则音调高；声带长而厚，张力弱，颤动频率小，则音调低。一般儿童及女性的声带较短，故音调较高。

（三）保护下呼吸道功能

吞咽时，呼吸暂停，声门关闭，防止食物进入喉部。当异物误入喉部时，由于喉的反射性痉挛，可使异物被阻留在声门的部位，防止异物进入气管。若异物已误入气管，引起反射性咳嗽，也可促使异物排出。

（四）屏气功能

屏气时，声带、室带紧闭，防止下呼吸道内之气流外逸，呼吸暂停，胸腔压力固定，膈肌下降，腹肌收缩，以利于负重、排便、呕吐、分娩等动作。

第十章

耳鼻咽喉的
常用检查法

　　耳鼻咽喉的检查常借助专科器械与人工照明。一般患者与检查者对面而坐（婴幼儿则由父母或护士怀抱，固定其位置），光源为专科用的100W附聚光透镜的检查灯，置于患者右（或左）后侧，稍高于耳部。检查者头戴额镜，使镜孔置于一眼之前，光线投照于额镜上，转动额镜，使最佳聚焦点反射于检查处（图10-1）。

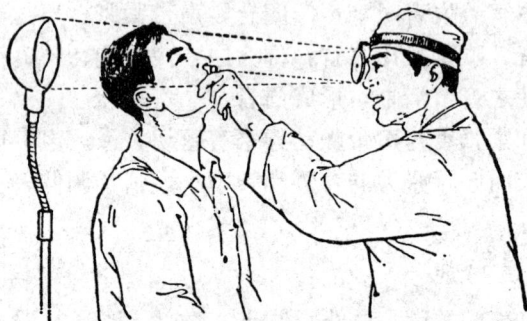

图 10-1　耳鼻咽喉检查之光源

第一节　耳的检查法

一、耳郭及耳周检查法

　　注意耳郭有无肿块、裂伤、渗出、畸形、瘘管等。牵动耳郭或压迫耳屏，如有疼痛，常为外耳道炎或外耳道疖肿的征象。触诊乳突部和其周围组织，查明有无水肿、压痛和肿大的淋巴结等。

二、外耳道及鼓膜检查法

　　被检者坐于检查椅上，面向一侧，医生以额镜反光射于外耳道口。选择大小适宜的耳镜置入外耳道内。如检查成人，应将其耳郭上部牵向后上方，若检查儿童，则将其耳郭下部向后下方牵拉，以使外耳道变直，利于观察。注意外耳道腔大小，皮肤的色泽。如有肿块，应探查其硬度，并注意有无疼痛。如有耵聍或分泌物，应予清除。

鼓膜的检查，在临床上有极为重要的意义。应注意观察鼓膜的全部，特别是鼓膜的松弛部。检查时注意下列各项：

1. 鼓膜的颜色

正常鼓膜是灰白色而有光泽。周边部分较白，鼓膜前下方可见一光锥，如鼓室有急慢性炎症，鼓膜的正常光泽及光锥可能消失，并有不同程度的充血、增厚、石灰质沉着、穿孔或瘢痕等病变。

2. 鼓膜的位置

鼓室内有病变，鼓膜的位置发生了改变则正常标志消失。如鼓室有急性炎症时，因鼓膜充血，锤骨柄、锤骨短突和前后皱襞等标志不清。当鼓室内有积液，鼓膜呈外凸，透过鼓膜可见液平面或气泡。若咽鼓管阻塞，鼓室气压减低，鼓膜内陷，锤骨柄向后移呈横位，锤骨短突和前后皱襞变得更为明显，光锥不完整。

3. 鼓膜穿孔

要注意穿孔的位置、大小及穿孔的病理变化（图 10-2）。如外伤性穿孔，多呈裂缝状、锐角状不规则。如鼓膜中央性小穿孔，并有搏动现象，表示为急性化脓性中耳炎，引流不畅。如中央性小穿孔见于慢性化脓性中耳炎者，多表示病情较轻。若鼓膜中央性大穿孔或鼓膜大部消失，穿孔内有脓液、肉芽组织和腐烂的听骨等情形，表示鼓室有比较严重的慢性病变。若鼓膜有边缘性穿孔，特别是穿孔位于鼓膜松弛部，穿孔内有臭脓和胆脂瘤时，表示鼓室隐窝有严重的病变。

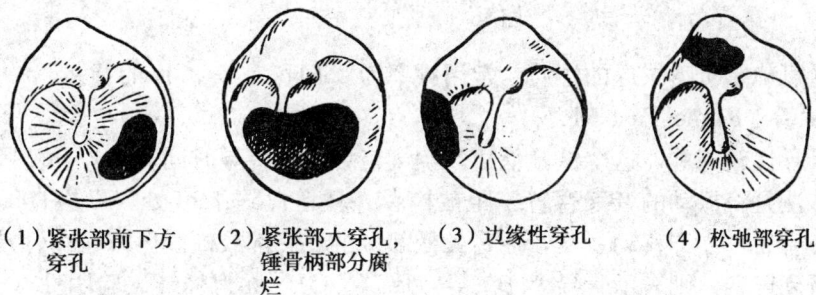

（1）紧张部前下方穿孔　（2）紧张部大穿孔，锤骨柄部分腐烂　（3）边缘性穿孔　（4）松弛部穿孔

图 10-2　鼓膜穿孔的位置

利用电耳镜检查，更为方便，并可看到细微病变。

用鼓气耳镜可以观察鼓膜的活动程度。这种耳镜的一端可接上大小不同的耳镜，另一端为一放大镜所封闭，在耳镜旁边有一小管可连接橡皮球，用额镜反光透过放大镜，可观察鼓膜。当挤压橡皮球时，鼓膜向内移动，放松橡皮球时，鼓膜就向外移动。若鼓膜有粘连，则挤压橡皮球时无移动。还可利用此镜进行瘘管试验和盖来试验。

三、咽鼓管吹张法

本法是将空气经咽鼓管吹入鼓室，以检查咽鼓管是否通畅；也可借此检查鼓膜有无细小穿孔,并有调节鼓室气压、帮助排除鼓室积液、防止听骨粘连等作用(具体方法参见第十一章)。

四、听功能检查法

听功能检查的目的是测定听力是否正常、听力障碍的程度和性质及病变部位,该检查对耳部疾病的诊断和治疗极为重要。常用方法有主观测听和客观测听两大类:主观测听法包括语音检查法、音叉试验、纯音听阈及阈上功能测试、言语测听等;客观测听法有声导抗测试、电反应测听、耳声发射测试等。以下介绍几种临床上最常用的测听方法。

(一)音叉试验(图 10-3)

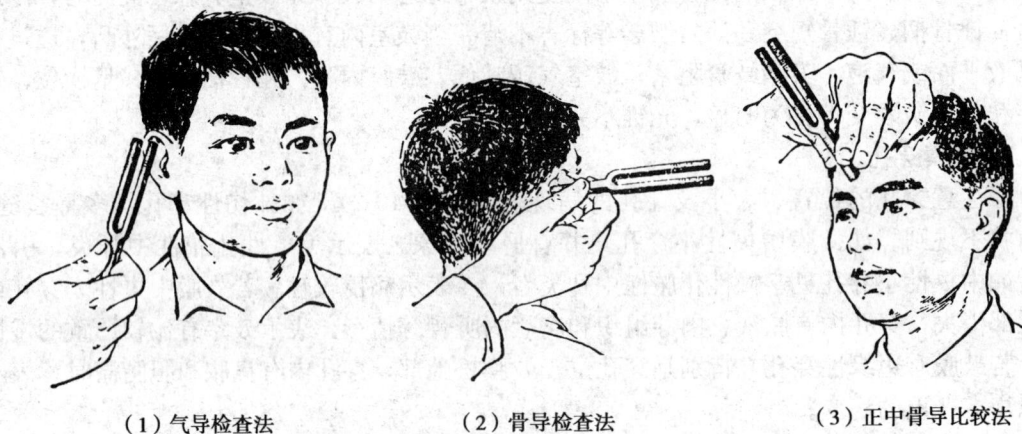

(1)气导检查法   (2)骨导检查法   (3)正中骨导比较法

图 10-3 音叉检查法

音叉试验可确定听力减退的性质。常用频率为 256Hz 或 512Hz 的音叉。

1. 林纳试验(Rinne Test,RT)

又称气骨导比较试验,这个试验借比较空气传导和骨传导时间的长短,来区别耳聋的类型。试验的方法是将振动的音叉臂置于距被检者外耳道口约 1cm 处,以检查气导,至被检者不能听到声音后,立即移动音叉,使音叉柄部接触乳突部或鼓窦区以检查骨导,如果此时被检者仍能听到声音,则表示骨导大于气导(BC>AC),称为林纳试验阴性(-)。重新振动音叉,并检查骨导,至被检者不能听到声音后立即移动音叉检查气导,若此时被检者仍能听到声音,则表示气导大于骨导(AC>BC),称为林纳试验阳性(+)。若气导与骨导相等(AC=BC),以"(±)"示之。正常听力:气导大于骨导约1~2倍,传导性耳聋为骨导大于气导,感音神经性耳聋则气导大于骨导,但气导、骨导时间均较正常耳缩短。

2. 韦伯试验(Weber Test,WT)

又称骨导偏向试验。这个试验是借比较两耳的骨传导时间来区别耳聋的类型。把振动音叉的柄部放在被检者颅骨的中线上,询问被检者何侧听到声音。正常人两耳听到音叉声音是相等的;传导性耳聋,声音偏向患侧或耳聋较重侧;感音神经性耳聋,声音偏向健侧或耳聋较轻侧。

3. 施瓦巴赫试验(Schwabach Test,ST)

又称骨导比较试验。这个试验借比较被检者和正常人骨导时间的长短来区别耳聋的类型。把振动音叉的柄部放在被检者的乳突部或鼓窦区，至听不到声音时，立即移至检查者的鼓窦区（检查者的听力必须正常），如此时检查者仍能听闻，则表示被检者的骨导比正常人缩短，反之则为延长。正常听力：被检者与检查者骨导时间相等；传导性耳聋，骨导时间延长；感音神经性耳聋，骨导时间缩短。不同类型耳聋的音叉试验结果见表10-1。

表 10-1　　　　　　　　　　　　　　　音叉试验结果比较

音叉试验	传导性耳聋	感音神经性耳聋
林纳试验（RT）	（－），（±）	（＋）
韦伯试验（WT）	→患侧	→健侧
施瓦巴赫试验（ST）	（＋）	（－）

4. 盖莱试验（Gelle test，GT）

用于检查其镫骨底板是否活动。方法：将鼓气耳镜置于外耳道内，当橡皮球向外耳道内交替加、减压力的同时，将振动音叉的叉柄底部置于鼓窦区。若镫骨活动正常，受试者感觉到与耳道压力的变化一致的音叉声强弱变化，为阳性（＋），反之为阴性（－）。耳硬化或听骨链固定者为阴性。

（二）纯音听力计检查法

纯音听力计是通过音频振荡发生不同频率及不同强度的纯音，以测试听觉范围内不同频率的听敏度，判断有无听觉障碍及听觉障碍的程度，对耳聋的类型和病变部位作出初步判断。

普通纯音听力计的纯音频率范围为 125～10000Hz。250Hz 以下为低频段；500～2000Hz 为中频段，又称言语频率；4000Hz 以上为高频段；超高频范围为 8000～16000Hz（一般听力计不能达到 10000Hz 以上频率）。美国 AAO-HNS1995 年标准，将 3000Hz 列入言语频率。言语频率平均听阈的测算是将 500Hz、1000Hz、2000Hz3 个频率的听阈相加后除以 3。声音的强度以分贝（dB）为单位。声压级是声强级客观的物理量，单位为 dB SPL（sound pressure level，SPL）；感觉级为 dB SL（selevel，SL），是每个人受试耳的阈上分贝值；听力级单位为 dB HL（hearing level，HL），是参照听力零级计算出的声级。因此，感觉级和听力级都是在声压级基础上的相对量。人耳对不同频率纯音的声压级听阈不同，听力零级是听力正常的青年受试者在各频率听阈值为 0dB HL 时所测出的声压级。纯音听力计以标准的气导和骨导听力零级作为基准，强度增减的声级（一般均以 5dB 为一档）即听力级。由于听力级是参照声压级的相对值，每个听力计听力零级都应定时进行校准。听力测试应在隔音室内进行，环境噪声不得超过 28dB（A）。听阈是足以引起某耳听觉的最小声强，听阈提高即为听力下降。

由于气导的传导途径经过外耳和中耳到达内耳，因此，特定范围内的气导听阈多用于代表中耳传音功能；骨导听觉是声音通过颅骨振动引起内耳骨迷路和膜迷路振动，故骨导听阈多可代表内耳的功能。

纯音听阈测试法：包括气导听阈及骨导听阈测试两种，一般先测试气导，然后测骨导。

检查从 1000Hz 开始，以后按 2000Hz、4000Hz、8000Hz、250Hz、500Hz 的顺序进行，最后再对 1000Hz 复查一次。

测试骨导时，将骨导耳机置于受试耳乳突区，也可将骨导耳机置于前额正中，测试步骤和方法与气导相同。气导测试除通过气导耳机进行外，尚有自由场测听法，主要用于儿童和佩戴助听器病人的听力测试。

在测试纯音听阈时，应注意采用掩蔽。掩蔽法是用适当的噪声干扰非受试耳，以暂时提高其听阈，防止"影子曲线"。当单侧耳聋，或双耳听力下降程度不一致，在测试聋耳或听力较差耳的骨导和气导时，刺激声经过两耳间衰减后仍传到对侧健耳，出现与对侧耳听力图相似的曲线。由于颅骨的声衰减仅为 0~10dB，故测试骨导时，对侧耳一般均需掩蔽。气导测试声绕过或通过颅骨传至对侧耳，其间衰减 30~40dB，故当两耳气导听阈差值≥40dB 时，测试较差耳气导需在对侧进行掩蔽。

纯音听阈图的分析：纯音听阈图以横坐标为频率（Hz），纵坐标为声级（dB），记录受试耳各频率的听阈，各频率气导和骨导听阈符号连线，称纯音听阈图（或称听力曲线）。对最大声强无反应时，在该频率最大声强处作向下的箭头"↓"，该符号与相邻频率的符号不能连线。正常情况下，气导和骨导听阈曲线都在 25dB 以内，气骨导之间无明显差距。气导听阈大于骨导听阈，是传导性耳聋的表现，一般不会出现骨导听阈高于气导听阈的情况。根据听力计的配置，各频率的最大声强输出不一，一般听力计气导最大输出声强为 90~110dB HL，骨导最大输出声强在 60~70dB，低频的最大输出声强常低于 60dB。根据纯音听阈图的不同特点，可对耳聋作出初步诊断：

1. 传导性聋

各频率骨导听阈正常或接近正常，气导听阈提高，气骨导间距大于 10dB，最大不超过 60dB，听力曲线一般呈上升型，气骨导差以低频区明显（图 10-4）。一般传导性聋气骨导差达到 60dB 时，要考虑有无测试误差。严重耳硬化症或听骨链固定，气骨导差较大。

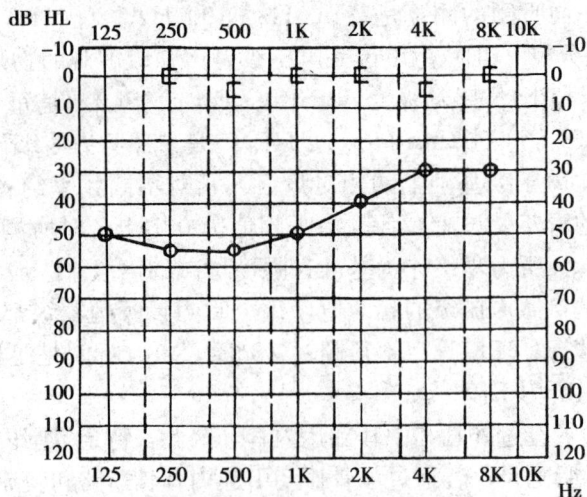

图 10-4　传导性聋听力曲线

2. 感音神经性聋

气、骨导听力曲线呈一致性下降（即听阈提高），一般由于高频听力损失较重，故曲线多呈渐降型或陡降型（图10-5）。少数感音神经性聋亦可以低频听力损失为主，其曲线呈平坦型。特别严重者，只有部分或个别频率有听力，称岛状听力。

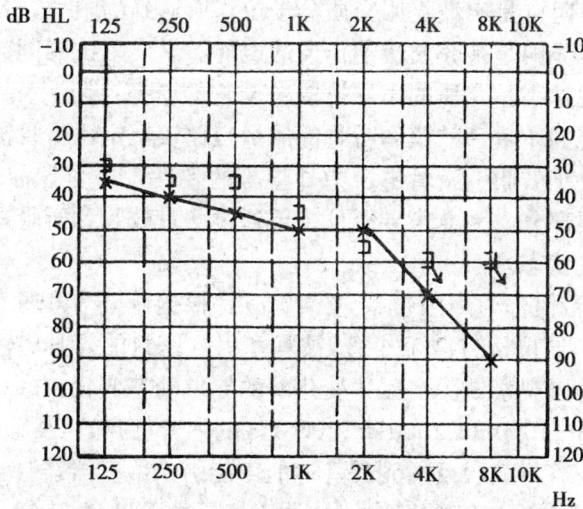

图 10-5 感音神经性聋听力曲线

3. 混合性聋

兼有传导性聋与感音神经性聋的听力曲线特点，特征是气导和骨导听阈都提高，即气骨导听力都下降，但有气、骨导差存在。部分可表现为低频以传导性聋的特点为主，而高频的气、骨导曲线呈一致性下降（图10-6）。亦有全频率气、骨导曲线均下降，但存在一定的气、骨导间距者，此时应注意和重度感音神经性聋相鉴别。

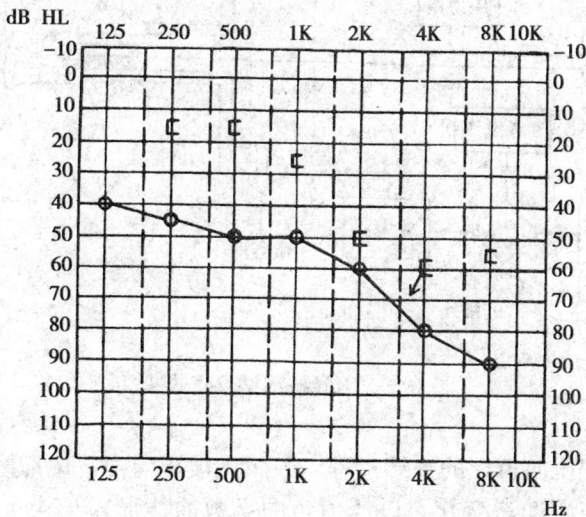

图 10-6 混合性聋听力曲线

（三） 声导抗测试法

外耳道压力变化产生鼓膜张力变化，对声能传导能力发生改变，利用这一特性，能够记录鼓膜反射回外耳道的声能大小。通过计算机分析结果，反映中耳传音系统和脑干听觉通路功能。这一方法称声导抗测试，是临床上最常用的客观听力测试的方法之一。声导抗是声导纳和声阻抗的总称。声阻抗是声波克服介质分子位移所遇到的阻力，是作用于单位面积的声压与容积速度的比；声导纳是被介质接纳传递的声能，是声阻抗的倒数。声强不变，介质的声阻抗越大，声导纳就越小。介质的声阻抗取决于它的摩擦（阻力）、质量（惯性）和劲度（弹性）。中耳传音系统的质量（鼓膜和听骨的质量）比较恒定，听骨链被肌肉韧带悬挂，摩擦阻力很小。劲度取决于鼓膜、听骨链、中耳垫等的弹性，易受各种因素影响，变化较大，是决定中耳导抗的主要部分，因此声导抗仪主要通过测量鼓膜和听骨链的劲度以反映出整个中耳传音系统的声导抗状态。

中耳导抗仪（临床习惯称为声阻抗仪，图10-7）是根据等效容积原理工作，由导抗桥和刺激信号两大部分组成。导抗桥有3个小管，被耳塞引入密封的外耳道内：上管发出220Hz或226Hz 85dB的探测音，以观察鼓膜在压力变化时的导抗动态变化，并以强度为40～125dB，刺激频率为250Hz、500Hz、1000Hz、2000Hz、4000Hz的纯音、白噪声及窄频噪声，测试同侧或对侧的镫骨肌声反射。下管将鼓膜反射到外耳道的声能引入微音器，转换成电讯号，放大后输入电桥并由平衡计显示。中管与气泵相连使外耳道气压由＋2kPa连续向－4kPa或－6kPa变化。

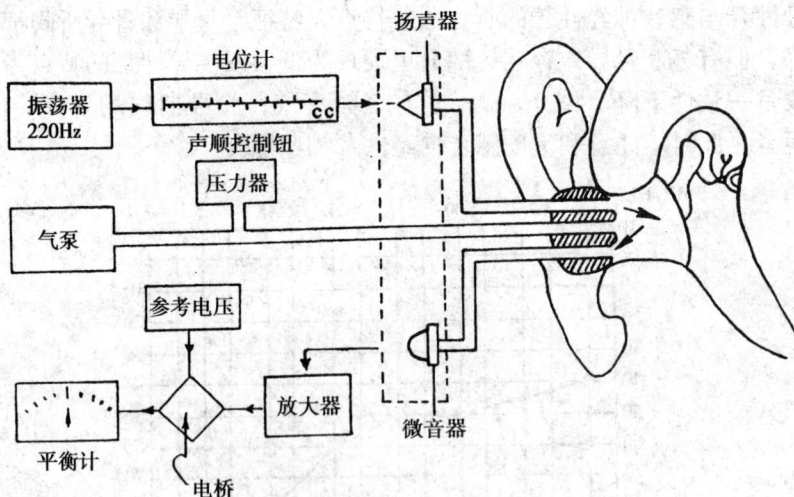

图 10-7　声导抗测试仪模式图

1. 鼓室导抗图

随外耳道压力由正压向负压的连续过程，鼓膜先被压向内，逐渐恢复到正常位置，再向外突出，由此产生的声顺动态变化，以压力声顺函数曲线形式记录下来，称鼓室功能曲线（图10-8）。曲线形状，声顺峰在压力轴的对应位置（峰压点），峰的高度（曲线幅度）以及曲线的坡度、光滑度较客观地反映鼓室内病变的情况。A 型：中耳功能正常；As 型：见于耳硬化、听骨固定和鼓膜明显增厚等中耳传音系统活动度受限时；Ad 型：鼓膜活动度增高，如听骨链中断、鼓膜萎缩、愈合性穿孔以及咽鼓管异常开放时；B 型：鼓室积液或中耳明显粘连者；C 型：咽鼓管功能障碍。

2. 静态声顺值

鼓膜在自然状态和被正压压紧时的等效容积毫升数（声顺值）之差，代表中耳传音系统的活动度。正常人因个体差异此值变化较大，应结合镫骨肌声反射与纯音测听综合分析。

比较捏鼻鼓气法或捏鼻吞咽法前后的鼓室导抗图，若峰压点有明显移动，说明咽鼓管功能正常，否则为功能不良。

3. 镫骨肌声反射

声刺激在内耳转化为听神经冲动后，由神经传至脑干耳蜗腹侧核，经同侧或交叉后从对侧上橄榄核传向两侧面神经核，再经面神经引起所支配的镫骨肌收缩，随后鼓膜松弛，鼓膜顺应性的变化由声导抗仪记录，称镫骨肌声反射。正常人左右耳分别可引出交叉（对侧）与不交叉（同侧）两种反射。镫骨肌声反射的用途较广，目前主要用在估计听敏度、鉴别传导性聋与感音神经性聋及鉴别耳蜗性聋和蜗后性聋等方面，并可用于识别非器质性聋，对周围性面瘫做定位诊断和预后估价，对重症肌无力做辅助诊断及疗效评估等。

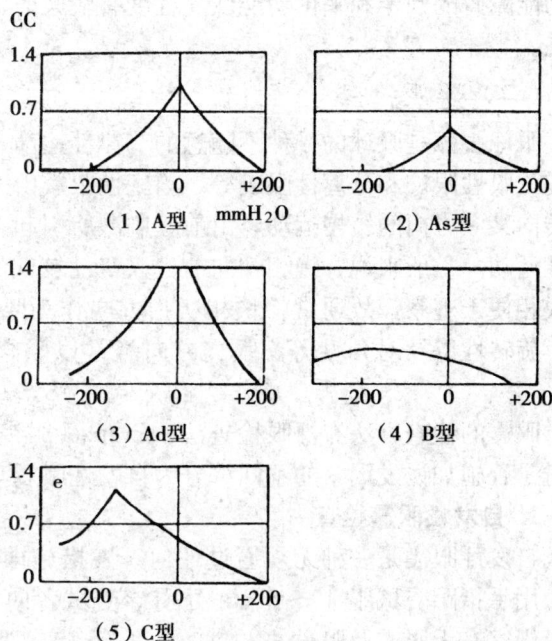

图 10-8　鼓室导抗图

五、前庭功能检查法

前庭功能检查有两大类：前庭脊髓反射系统的平衡功能和前庭眼动反射弧的眼震现象。

（一）平衡功能检查

分为静平衡和动平衡功能检查两大类，常用的方法有：

1. 闭目直立检查法

该方法是门诊最常用的静平衡功能检查法。请受试者直立，两脚并拢，两手手指互扣于胸前，观察受试者睁眼及闭目时躯干有无倾倒。迷路病变倒向眼震慢相（前庭功能低）侧，小脑病变者倒向病侧或向后倒。

2. 过指试验

受试者睁眼、闭目各数次，用两手食指轮流碰触置于前下方的检查者食指。迷路病变双臂偏向眼震慢相侧，小脑病变时仅有一侧上臂偏移。

3. 行走试验

这是一种动平衡功能检查法。受试者闭眼，向正前方行走5步，继之后退5步，前后行走5次，观察其步态，并计算起点与终点之间的偏差角。偏差角大于90°者，示两侧前庭功能有显著差异。或受试者闭目向前直线行走，迷路病变者偏向前庭功能弱的一侧，此法对平衡功能障碍的判定和平衡功能恢复程度有较大的临床意义。中枢性病变病人常有特殊的蹒跚步态。

（二）眼震检查

眼球震颤是眼球的一种不随意的节律性运动，简称眼震。常见的有前庭性眼震、中枢性眼震、眼性眼震和分离性眼震等。前庭性眼震由交替出现的慢相和快相运动组成，慢相为眼球转向某一方向的缓慢运动，由前庭刺激所引起；快相是眼球的快速回位运动，为中枢的矫正性运动。一般来说，慢相朝向前庭兴奋性较低的一侧，快相朝向前庭兴奋性较高的一侧。因快相便于观察，故通常将快相所指方向作为眼震方向。按眼震方向可分为水平性、垂直性、旋转性以及对角性等。眼震方向经常以联合形式出现，如水平-旋转性、垂直-旋转性等。

眼震的检查方法有裸眼检查法、Frenzel眼镜检查法、眼震电图描记法等3种。根据检查时是否施加诱发因素的不同可分为自发性眼震与诱发性眼震两大类。

1. 自发性眼震检查

自发性眼震是一种无须通过任何诱发措施即已存在的眼震。检查者立于受检者的正前方，用手指距受试眼40～60cm处引导受试者向左、右、上、下及正前方5个基本方向注视，观察有无眼震及眼震的方向、强度等。注意眼球移动偏离中线的角度不得超过30°，以免引起生理性终极性眼震。眼震强度可分为3度：Ⅰ度即眼震仅出现于向快相侧注视时；Ⅱ度为向快相侧及向前正视时均有眼震；Ⅲ度是向前及向快、慢相侧方向注视时皆出现眼震。按自发性眼震的不同，可初步鉴别眼震属周围性、中枢性或眼性。

2. 诱发性眼震检查

（1）位置性眼震：当头部处于某一特定位置时方才出现的眼震称位置性眼震。检查一般在暗室内进行，首先坐位时扭转头向左、右及前俯、后仰各45°～60°，其次为仰卧位时头向左、右扭转，最后仰卧悬头位时向左、右扭转头，变换位置时均应缓慢进行，每一头位观察记录30秒。

（2）变位性眼震：在迅速改变头位和体位时诱发的眼震称变位性眼震。受试者先坐于检查台上，头平直。检查者立于受试者右侧，双手扶其头，按以下步骤进行：坐位→仰卧悬头位→坐位→头向右转→仰卧悬头→坐位→头向左转→仰卧悬头→坐位。每次变位应在3秒内完成，每次变位后观察、记录20～30秒，注意潜伏期，眼震性质、方向、振幅、慢相角速度及持续时间等，记录有无眩晕感、恶心、呕吐等。如有眼震，应连续观察、记录1分钟，眼震消失后方可变换至下一体位。变位性眼震主要出现于椭圆囊斑耳石脱落刺激半规管壶腹嵴引起的良性位置性眩晕。

（3）温度试验：通过将冷、温水或空气注入外耳道内诱发前庭反应。尚可用以研究前庭重振与减振、固视抑制等，以区别周围性和中枢性前庭系病变。

①微量冰水试验：受试者正坐，头后仰 60°，或仰卧，头抬高 30°，使外半规管呈垂直位，向外耳道注入 4℃ 融化冰水 0.2ml，记录眼震。若无眼震，则每次递增 0.2ml 4℃ 水，直至 2ml 冰水刺激无反应，示该侧前庭无反应。5 分钟再测试对侧耳。前庭功能正常者 0.4ml 可引出水平性眼震，方向向对侧。

②冷热试验：受试者仰卧，头前倾 30° 后向外耳道内分别注入 44℃ 和 30℃ 水（或空气），每次注水（空气）持续 40 秒，记录眼震。一般先注温水（空气），后注冷水（空气），先检测右耳，后检测左耳，每次检测间隔 5 分钟。有自发性眼震者先刺激眼震慢相侧之耳。一般以慢相角速度作为参数来评价半规管轻瘫（CP）和优势偏向（DP）。计算公式为：

$$CP=\frac{(RW+RC)-(LW+LC)}{RW+RC+LW+LC}\times100\% \qquad (\pm20\%以内为正常)$$

$$DP=\frac{(RW+LC)-(LW+RC)}{RW+RC+LW+LC}\times100\% \qquad (>\pm30\%为异常)$$

RW＝右侧 44℃，RC＝右侧 30℃，LW＝左侧 44℃，LC＝左侧 30℃

（4）旋转试验：基于以下原理：半规管在其平面上沿一定方向旋转，开始时，管内淋巴液由于惰性作用而产生和旋转方向相反的壶腹终顶偏曲；旋转骤停时，淋巴液又因惰性作用使壶腹终顶偏曲，但方向和开始时相反。旋转试验常用脉冲式旋转试验、正旋摆动旋转试验和慢谐波加速度试验等。

（5）视眼动反射检查：视眼动反射检查可以了解前庭功能状态，有助于区别病变是周围性的还是中枢性的。常用的方法有视动性眼震检查、扫视试验、平稳跟踪试验、注视试验等。

（6）瘘管试验：将鼓气耳镜紧贴于受试者外耳道内并交替加、减压力，观察眼球运动情况和有无眩晕。出现眼球偏斜或眼震伴眩晕感，为瘘管试验阳性，提示有迷路瘘管存在；仅感眩晕而无眼球偏斜或眼震者为弱阳性，示有可疑瘘管；无任何反应为阴性。需要注意的是，瘘管试验阴性并不能排除迷路瘘管的存在。

第二节　鼻的检查法

一、外鼻及鼻前庭检查法

主要观察有无形态、色泽改变及损伤，触诊可检查有无压痛、骨折等。注意鼻前庭部皮肤有无红肿、溃疡、结痂、皲裂、脓疱等。如前鼻孔有痂皮堵塞时，可用双氧水将其软化后除去，再行检查。

二、鼻腔检查法

（一）前鼻镜检查法

前鼻镜的用法：左手持前鼻镜，拇指置于两叶的交叉点上，一柄置于掌内，另一柄由其余四指扶持。将前鼻镜的两叶合拢后与鼻底平行地伸入鼻前庭，注意勿超过鼻阈，以防造成疼痛或碰伤鼻中隔引起出血。然后将前鼻镜的两叶轻轻地上下张开，以扩大前鼻孔。取出前鼻镜时勿使两叶完全合拢，以免夹住鼻毛而增加受检者的痛苦（图10-9）。

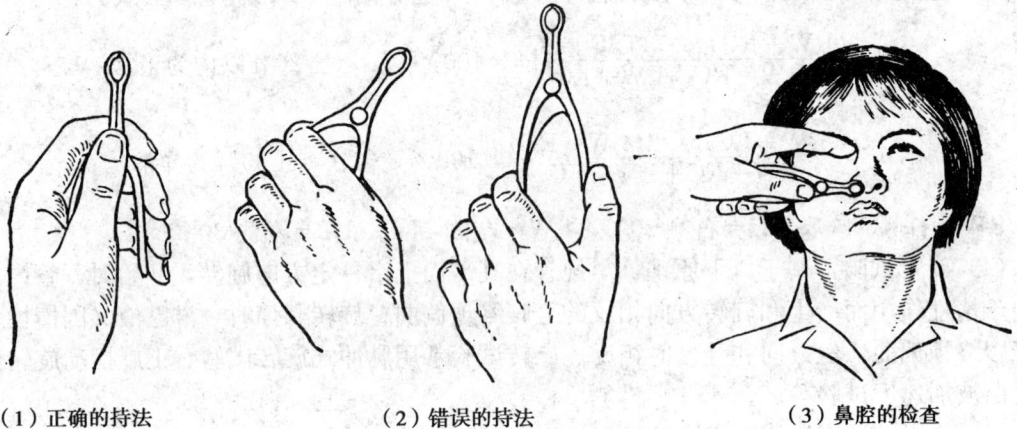

（1）正确的持法　　　　（2）错误的持法　　　　（3）鼻腔的检查

图 10-9　前鼻镜的使用法

鼻腔检查一般可按由鼻下部向上部、由鼻前部向后部、由内壁向外壁的次序进行，以免遗漏。

被检者头部略向前低下时（第一位置），可见鼻腔底部、鼻中隔前部和下部、下鼻甲和下鼻道；若头向后仰约30°（第二位置），可见鼻中隔中段以及中鼻甲、中鼻道和嗅裂的一部分；再使头部后仰至约60°（第三位置），可见到鼻中隔上部、鼻丘、中鼻甲前端、嗅裂和中鼻道的前下部，少数患者也可以看到上鼻道。如果鼻黏膜肿胀，可先用1%～2%麻黄素液使黏膜收缩后再观察。

正常鼻黏膜呈淡红色，湿润，光滑，鼻甲黏膜柔软而有弹性，鼻底及各鼻道无分泌物潴留。

在检查过程中，需注意观察鼻甲有无充血、水肿、肥大、干燥及萎缩等；中鼻甲有无息肉样变，鼻道中有无分泌物积聚，并注意分泌物的性质；鼻中隔有无偏曲或骨嵴、棘突、穿孔等；鼻腔内有无异物、息肉或肿瘤等。

（二）后鼻镜检查法（间接鼻咽镜检查法）

此法可检查鼻腔后部及鼻咽部。被检者头略前倾，张口，咽部完全放松，用鼻呼吸。检查者左手持压舌板，压下舌前2/3，右手持加温而不烫的后鼻镜（即间接鼻咽镜），镜面向上，由张口之一角送入，置于软腭与咽后壁之间，避免触及咽后壁或舌根，以免引起恶心而影响检查（如被检者咽部反射过于敏感，可用1%丁卡因溶液喷雾麻醉咽部）。当镜面向上向前时，可见到软腭的背面、鼻中隔后缘、后鼻孔、各鼻甲及鼻道的后段；将镜面移向左右，可见咽鼓管咽口及其周围结构；镜面移向水平，可观察鼻咽顶部及腺样体。检查中应注意黏膜有无充血、粗糙、出血、浸润、溃疡、新生物等（图 10-10）。

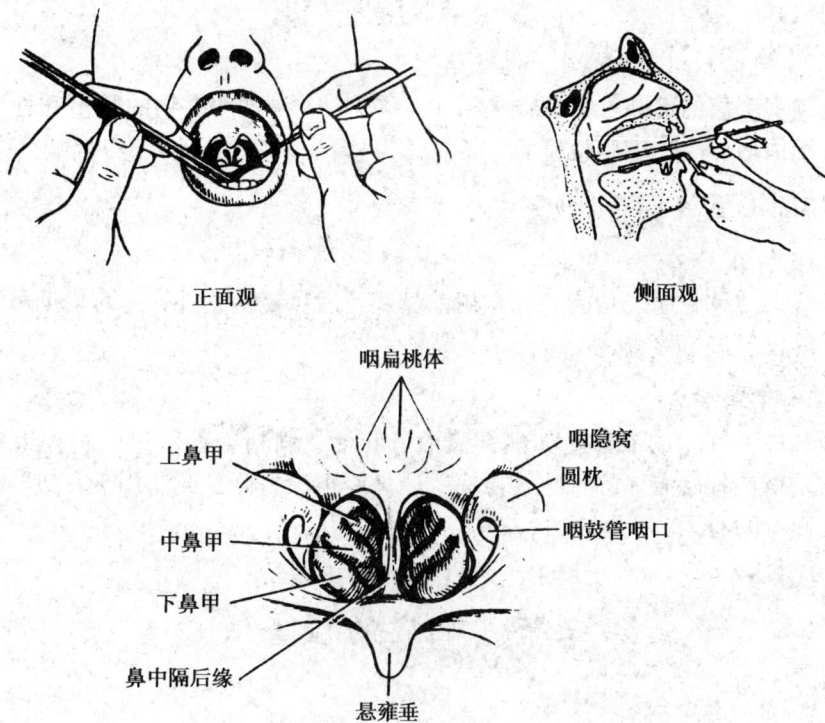

正面观　　　　　　　　　　　侧面观

图 10-10　间接鼻咽镜检查法及所见鼻咽部像

（三）鼻内窥镜检查法

常用的鼻内窥镜包括 0°、30°、70°镜，镜长 20～23cm，外径 2.7mm 和 4mm，配冷光源和视频显示系统。使用时先用 1‰丁卡因肾上腺素溶液收缩并麻醉鼻黏膜，然后分别用不同角度内窥镜从前向后按顺序逐一检查下鼻甲、下鼻道、鼻中隔、中鼻甲、中鼻道、上鼻道、蝶筛隐窝、后鼻孔、鼻咽顶壁和侧壁等部位，还可以在直视下取活组织检查。

三、鼻窦检查法

（一）视、触、叩诊

观察面颊部、内眦及眉根附近皮肤有无红肿，局部有无隆起，眼球有无移位及运动障碍，面颊部或眶内上角处有无压痛，额窦前壁有无叩痛等。

（二）前后鼻镜及异内窥镜检查

主要观察鼻道中有无脓液及脓液所在部位，如中鼻道有脓性引流，多提示前组鼻窦炎，而嗅裂积脓，多提示后组鼻窦炎。此外，尚需注意鼻道内有无息肉或新生物、鼻甲黏膜有无肿胀或息肉样变。

（三）影像学检查

X线、CT或MRI等影像学检查可显示鼻窦的形状和大小、黏膜是否增厚、骨壁和周围组织有无破坏以及窦内是否有息肉、肿瘤、异物或分泌物存在等，因此对鼻窦疾病的诊断很有帮助。

（四）上颌窦穿刺冲洗法

用于对上颌窦疾病的诊断（方法详见第十一章）。应注意冲出物的数量和性质，必要时可将冲出物做细菌培养与癌细胞检查。

四、鼻功能检查法

（一）呼吸功能检查法

主要检查病人的鼻腔通气功能。除常规前鼻镜及后鼻镜检查外，还可借助鼻测压计和鼻声反射测量计等仪器进行检查。

（二）嗅觉检查法

用小瓶分装各种气味的液体，如醋、酱油、麻油、酒精、香水等，病人用手指闭一鼻孔，凭嗅觉分别辨认各瓶液体的气味，检完一侧鼻腔再检另侧。此法用于一般门诊或大批体检，只能检查嗅觉的有无。

第三节　咽喉的检查法

一、喉的外部检查法

喉的外部检查主要是视诊和触诊。观察喉的外部大小是否正常，位置是否在颈前正中部，两侧是否对称。甲状软骨和环状软骨的前部可用手指触诊，注意喉部有无肿胀、触痛、畸形以及颈部有无肿大的淋巴结或皮下气肿等。还可用拇指、食指按住喉体，向两侧推移，扪及正常喉关节的摩擦和移动感觉，如喉癌发展到喉内关节，这种感觉往往消失。

二、口咽部检查法

被检查者正坐张口，平静呼吸。检查者手持压舌板，轻轻压下舌前2/3，过深则容易引起恶心呕吐，过浅则无法充分暴露口咽部。压舌板的近端不可下压，以防将舌尖压于齿上，引起疼痛。对反射敏感者，可用1‰地卡因溶液喷雾1～2次。

注意观察口咽部形态；黏膜的色泽，有无充血、分泌物、假膜、溃疡、新生物等；软腭是否对称及其活动情况；咽后壁有无淋巴滤泡及咽侧索有无红肿；扁桃体的大小及前后腭弓的情况，若用拉钩将前腭弓拉开，则能更好看清扁桃体真实情况，用压舌板挤压前腭弓，检查隐窝内有无干酪样物或脓液溢出。

三、鼻咽部检查法

常用后鼻镜检查（间接鼻咽镜检查）及鼻咽纤维镜或电子镜检查。

四、喉咽部及喉腔检查法

（一）间接喉镜检查法

嘱受检者正坐，头稍后仰，张口，将舌伸出，平静呼吸。检查者用纱布块包裹舌前 1/3 部，以左手拇指（在上方）和中指（在下方）捏住舌前部并拉向前下方，食指推开上唇抵住上列牙齿，以求固定。右手持加温而不烫的间接喉镜由受检者左侧口角伸入咽部，镜面朝向前下方，镜背紧贴悬雍垂前面，将软腭推向上方，观察镜中影像。先调整镜面角度和位置以观察舌根、舌扁桃体、会厌谷、会厌舌面及游离缘、喉咽后壁、喉咽侧壁、梨状窝等结构。然后嘱受检者发"衣"声，使会厌上举，观察会厌喉面、杓会厌襞（披裂）、杓间区、室带、声带及其闭合情况。要注意的是，间接喉镜内的影像与实际喉头的位置前后正好颠倒，而左右不变。若咽反射过于敏感，可先用 1% 丁卡因喷雾咽部，数分钟后再进行检查。

正常情况下，喉及喉咽左右两侧对称，梨状窝无积液，黏膜呈淡红色，声带呈白色条状（图 10-11）。检查时应注意观察喉咽及喉腔黏膜色泽和有无充血、肥厚、溃疡、瘢痕、新生物或异物等，同时观察声带及杓状软骨活动情况等。

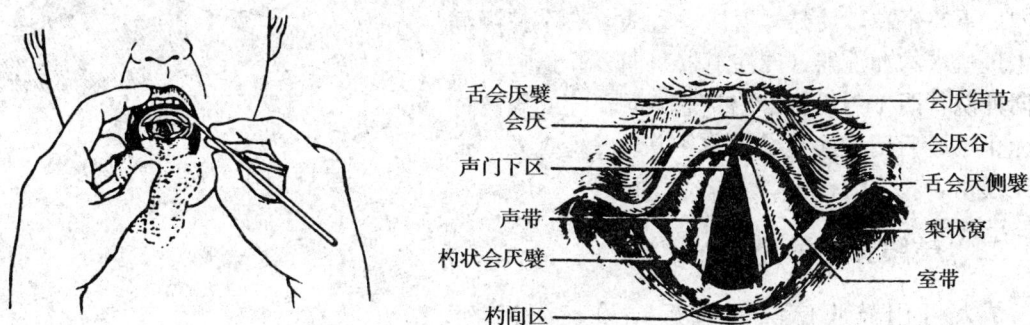

图 10-11 间接喉镜检查法及所见喉象

（二）纤维喉镜及电子喉镜检查法

纤维喉镜是用光导纤维制成的软性内镜，其优点是可弯曲。鼻黏膜、口咽黏膜及喉咽黏膜表麻后，纤维喉镜从鼻腔导入，通过鼻咽、口咽到达喉咽，可对鼻咽、喉咽及喉腔进行详细检查，还可进行活检、息肉摘除、异物取出等手术。

电子喉镜是近年来新发展起来的一种软性内镜，外形与纤维喉镜相似，而图像清晰度则明显提高。

五、咽喉的影像学检查

X 线、CT 及 MRI 等影像学检查可显示鼻咽、口咽、喉咽及喉部的形态，尤其在显示咽喉部肿瘤的大小和浸润范围方面具有较大的优势。

第十一章

耳鼻咽喉科常用的治疗操作

第一节 耳部常用治疗操作

一、外耳道冲洗法

主要用于外耳道异物或耵聍。患者取侧坐位，头偏向健侧，患侧颈及肩部围以治疗巾，患者手托弯盘紧贴患侧耳垂下方的皮肤，以盛装冲洗时流出的水液。操作者左手将患侧耳郭轻轻向后上方（小儿向后下）牵拉，使外耳道成一直线，右手持吸满温生理盐水的冲洗器（或注射器）向外耳道后上壁方向冲洗（图 11-1）。反复冲洗直至耵聍或异物冲净为止，最后用干棉签拭净外耳道，并检查外耳道有无损伤。

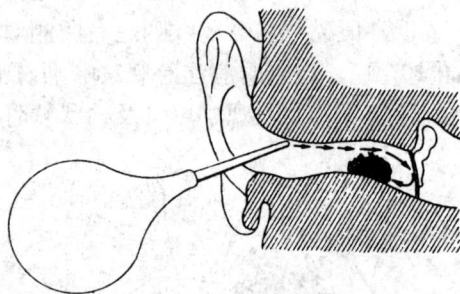

图 11-1 外耳道冲洗法

二、鼓膜穿刺抽液

成人可用鼓膜麻醉剂进行鼓膜表面麻醉，75％酒精外耳道及鼓膜表面消毒。以针尖斜面较短的 7 号针头，在无菌操作下从鼓膜前下

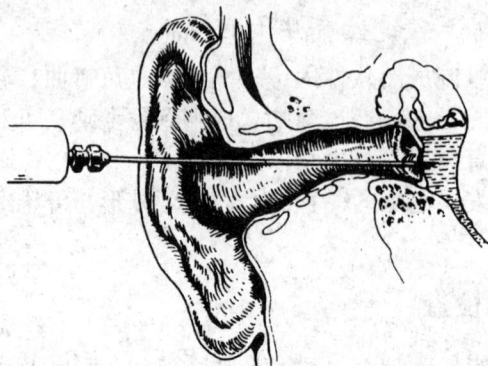

图 11-2 鼓膜穿刺术位置示意图

方（或后下方）刺入鼓室（图 11-2），抽吸积液。必要时可重复穿刺，亦可于抽液后注入药物。

三、鼓膜切开术

鼓室积液较黏稠，鼓膜穿刺不能吸出，或小儿不合作，局麻下无法做鼓膜穿刺时，应做鼓膜切开术。手术可于局麻（小儿需全麻）下进行。用鼓膜切开刀在鼓膜前下象限做放射状或弧形切口（图 11-3），注意勿伤及鼓室内壁黏膜，鼓膜切开后应将鼓室内液体全部吸尽。

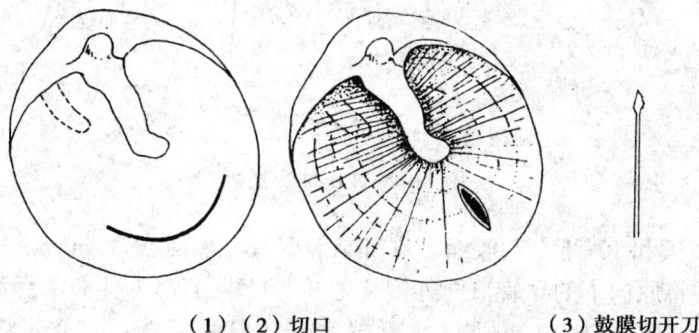

（1）（2）切口　　　　　　　　（3）鼓膜切开刀

图 11-3　鼓膜切开术示意图

四、鼓室置管术

成人局麻，儿童采用全麻，在鼓膜或外耳道底壁置入通气管（图 11-4），使鼓室与外耳道相通，以改善中耳的通气引流。

五、咽鼓管吹张术

可采用捏鼻鼓气法、波氏球法或导管法。

1. 捏鼻鼓气法

将一听诊管分别插入病人和医师的外耳道口，嘱病人用拇指和食指捏住两鼻翼，紧闭嘴，使前鼻孔和嘴均不出气，然后用力鼓气，使气体沿两侧咽鼓管进入鼓室，医师可通过听诊管听到鼓膜振动声，同时可观察到鼓膜向外运动，病人自己也能感受到鼓膜向外运动的振动声，但咽鼓管狭窄或不通则不出现上述情况。

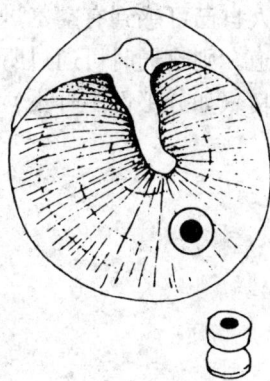

图 11-4　鼓室置管术

2. 波氏球法

嘱受试者含水一口，检查者将波氏球［图 11-5（1）］前端的橄榄头塞于受试者一侧前鼻孔［图 11-5（2）］，并压紧对侧前鼻孔。受试者吞咽水的瞬间软腭上举、鼻咽腔关闭、咽鼓管开放，检查者迅速挤压橡皮球，将气流压入咽鼓管达鼓室［图 11-5（3）］，检查者从听诊管内可听到鼓膜振动声，或可观察鼓膜的活动情况。

3. 导管吹张法

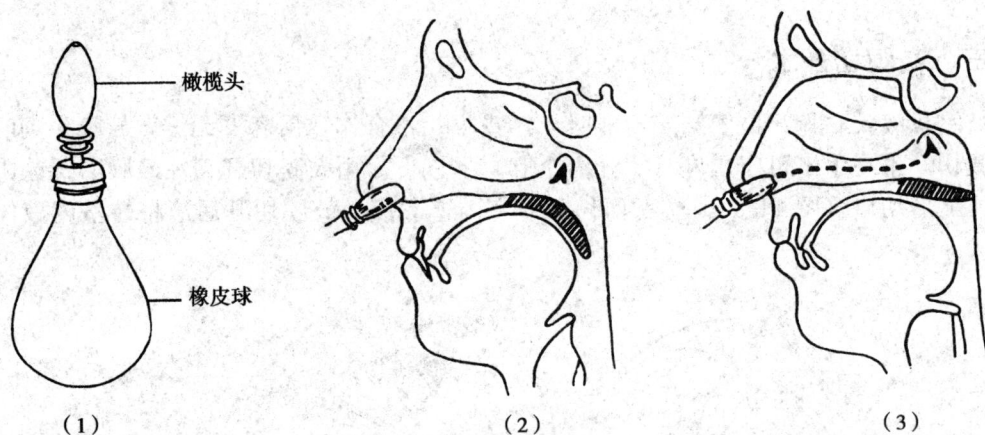

图 11-5　波氏球吹张法

先用 1‰麻黄素和 1‰丁卡因收缩、麻醉鼻腔黏膜，将咽鼓管导管沿鼻底缓缓伸入鼻咽部（图 11-6），并将原向下的导管口向外侧旋转 90°（图 11-7），并向前缓缓退出少许，越过咽鼓管圆枕，进入咽鼓管咽口（图 11-8）；导管抵达鼻咽后壁后，亦可将导管向内侧旋转 90°，缓缓退出至钩住鼻中隔后缘，再向下、向外旋转 180°，进入咽鼓管咽口。然后左手固定导管，右手用橡皮球向导管内吹气，注意用力要适当，避免压力过大导致鼓膜穿孔。此时病人自己可感到有空气进入耳内，若将听诊管一端塞入受试耳外耳道，另一端塞入检查者外耳道，则吹气时可通过听诊管的声音判断咽鼓管是否通畅。临床上此法常用于对咽鼓管功能不良（如分泌性中耳炎）进行治疗。

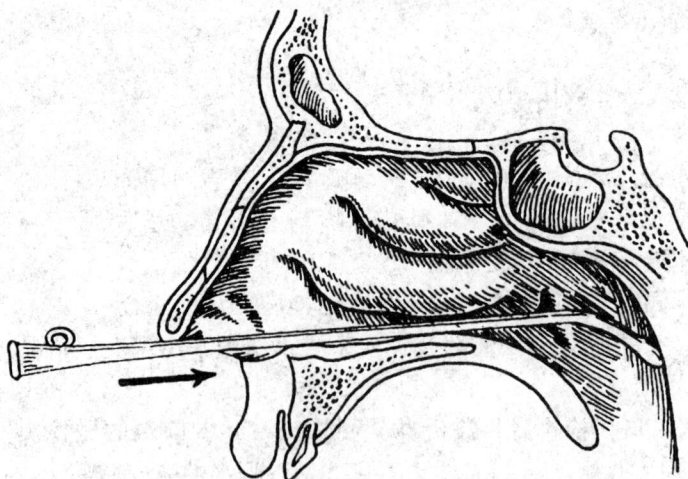

图 11-6　咽鼓管吹张导管法之一

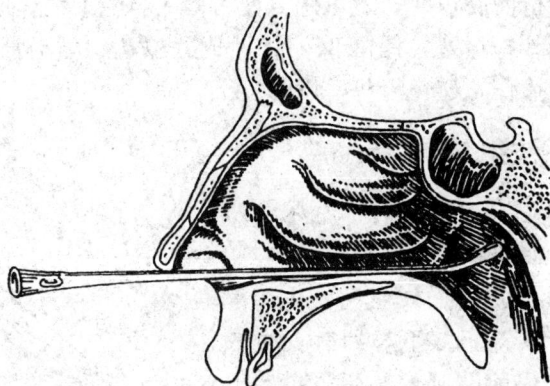

图 11-7 咽鼓管吹张导管法之二

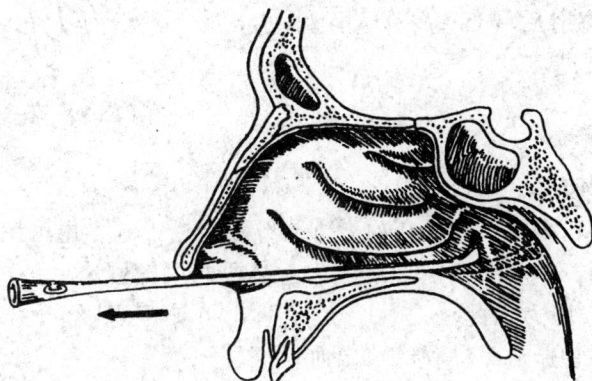

图 11-8 咽鼓管吹张导管法之三

第二节 鼻部常用治疗操作

一、鼻骨骨折复位法

清理鼻腔后，以 1% 丁卡因加 1‰ 肾上腺素液麻醉鼻腔黏膜约 10～15 分钟，儿童患者必要时可采取全身麻醉。用鼻骨复位钳或用大小适宜的手术刀柄，套上乳胶管，伸入鼻腔，置于塌陷的鼻骨下方，均匀用力将鼻骨向上、向外抬起。同时，另一手的食指和拇指，可按在鼻梁部协助复位，力求使其与健侧鼻骨相对称（图 11-9）。若双侧鼻骨塌陷时，可从两侧鼻腔同时进行复位。注意复位器械伸入鼻腔后，不宜超过两眼内眦连线，以

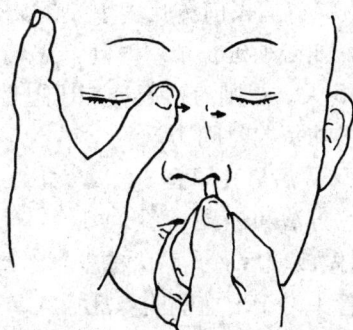

图 11-9 鼻骨骨折整复法

免损伤筛板。若鼻中隔骨折而脱位时，也可用复位钳伸入鼻腔夹住鼻中隔，扶正其位置。复位后，鼻腔用消毒凡士林纱条填塞，保留24～48小时，以达到固定骨折及压迫止血的目的。术后严防触动鼻部及再受撞伤，避免擤鼻，以防皮下气肿。

二、下鼻甲黏膜下注射法

本法适用于下鼻甲肥大，对血管收缩剂不敏感者。下鼻甲注射药物后，促使黏膜下产生瘢痕组织，减轻肿胀，改善鼻腔通气情况。操作方法：先用蘸有1‰丁卡因溶液的棉片，置于双下鼻甲表面做表麻后，用细腰椎穿刺针，由前端刺入黏膜下沿与下鼻甲游离缘平行方向直达后端，注意不要穿破后端黏膜，然后边退针边注射（图11-10）。每侧下鼻甲可注射药液1～2ml，注射后局部塞一棉花球止血，15～30分钟后可取出棉球。

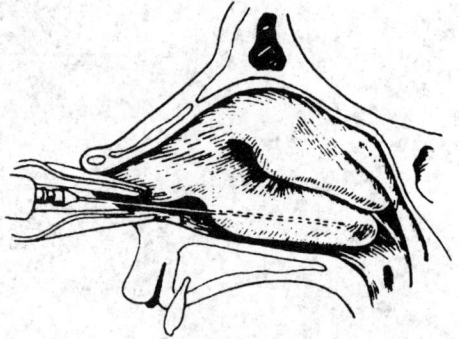

图11-10　下鼻甲黏膜下注射法

三、填塞止血法

1. 鼻腔可吸收性物填塞

可吸收性材料有淀粉海绵、明胶止血海绵或纤维蛋白绵等，也可用明胶海绵蘸上凝血酶粉、三七粉或云南白药。填塞时仍需加以压力，必要时可辅以小块凡士林油纱条以加大压力。此法之优点是填塞物可被组织吸收，可避免因取出填塞物造成鼻黏膜的再出血。

2. 鼻腔纱条填塞

可用凡士林油纱条、抗生素油膏纱条、碘仿纱条等。

方法：将纱条一端双叠约10cm，将其折叠端置于鼻腔后上部嵌紧，然后将双叠的纱条分开，短端贴鼻腔上部，长端平贴鼻腔底，形成一向外开放的"口袋"。然后将长端纱条填入"口袋"深处，自上而下、从后向前进行填塞，使纱条紧紧填满鼻腔（图11-11），剪去前鼻孔多余纱条。凡士林油纱条填塞时间一般1～2天，如必须延长填塞时间，需辅以抗生素抗感染，一般不宜超过

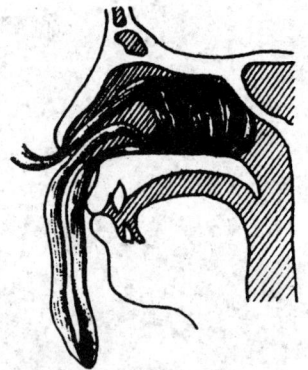

图11-11　鼻腔纱条填塞法

3～5天，否则有引起局部压迫性坏死和感染之虞。抗生素油膏纱条和碘仿纱条填塞则可适当增加留置时间。

3. 后鼻孔填塞

方法和步骤（图11-12）：①先用凡士林纱条做成与病人后鼻孔大小相似的锥形小球（可做成较后鼻孔略大的枕形纱球），纱球尖端系粗丝线2根，纱球底部系1根。②用小号导尿管头端于出血侧前鼻孔插入鼻腔直至口咽部，用长弯血管钳将导尿管头端牵出口外，导尿管尾端仍留在前鼻孔外。③将纱球尖端丝线缚于导尿管头端（注意需缚牢）。④回抽导尿管尾端，将纱球引入口腔，用手指或器械将纱球越过软腭纳入鼻咽腔，同时稍用力牵拉导尿管

引出纱球尖端丝线，使纱球紧塞后鼻孔。⑤鼻腔随即用凡士林油纱条填塞。⑥拉出的两根丝线缚于一小纱布卷固定于前鼻孔。⑦纱球底部之丝线自口腔引出松松固定于口角旁。注意无菌操作。填塞留置期间应给予抗生素，填塞时间一般不超过3天，最多不超过5～6天。

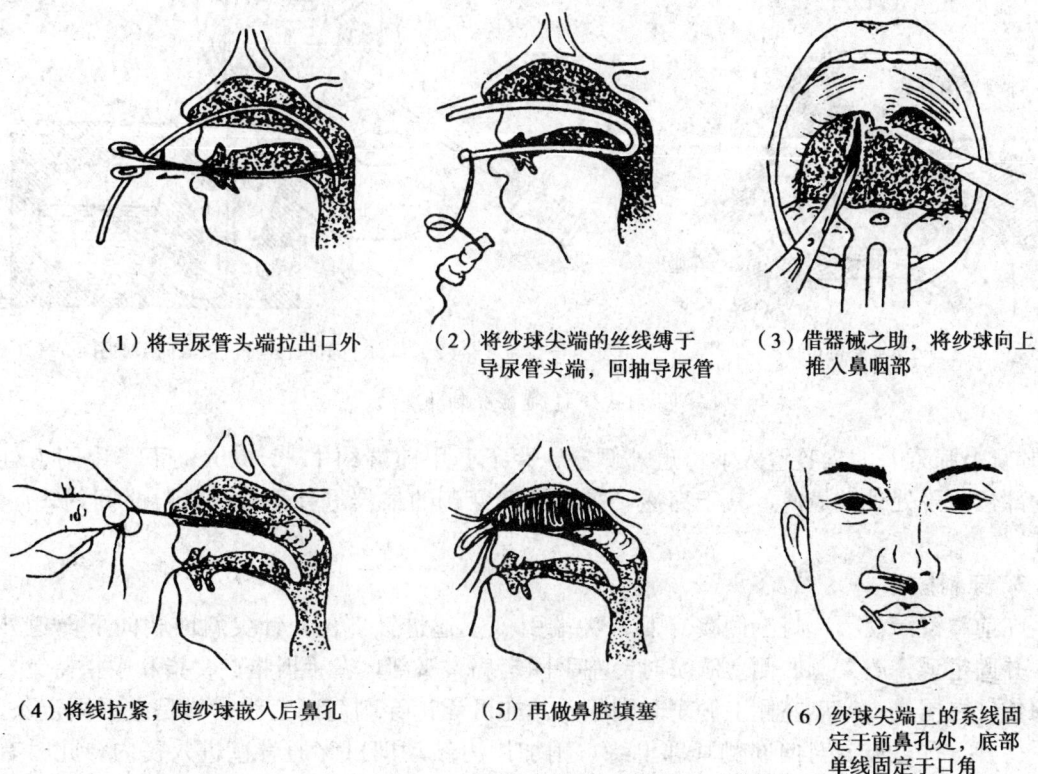

（1）将导尿管头端拉出口外　　　（2）将纱球尖端的丝线缚于　　　（3）借器械之助，将纱球向上
　　　　　　　　　　　　　　　　　　导尿管头端，回抽导尿管　　　　　　推入鼻咽部

（4）将线拉紧，使纱球嵌入后鼻孔　　（5）再做鼻腔填塞　　　（6）纱球尖端上的系线固
　　　　　　　　　　　　　　　　　　　　　　　　　　　　　　　　定于前鼻孔处，底部
　　　　　　　　　　　　　　　　　　　　　　　　　　　　　　　　单线固定于口角

图 11-12　后鼻孔填塞法

取出方法：①先撤除鼻腔内填塞物。②牵引留置口腔的丝线，并借助血管钳，将纱球迅速经口取出。

4. 鼻腔或鼻咽气囊或水囊填塞

用指套或气囊缚在小号导尿管头端，置于鼻腔或鼻咽部，囊内充气或充水以达到压迫出血部位的目的。此方法可代替后鼻孔填塞。近年，国内已有生产与鼻腔解剖相适应的鼻腔和后鼻孔止血气囊，使此方法变得更为方便。

四、上颌窦穿刺冲洗法

用于上颌窦炎。此方法既有助于诊断，也可用于治疗，但应在全身症状消退和局部炎症基本控制后施行。上颌窦穿刺冲洗是耳鼻咽喉科医生必须掌握的基本操作。具体方法和步骤是（图 11-13）：

1. 表面麻醉

用1％麻黄素棉片收缩下鼻甲和中鼻道黏膜，然后用浸有1％～2％丁卡因（可加少许

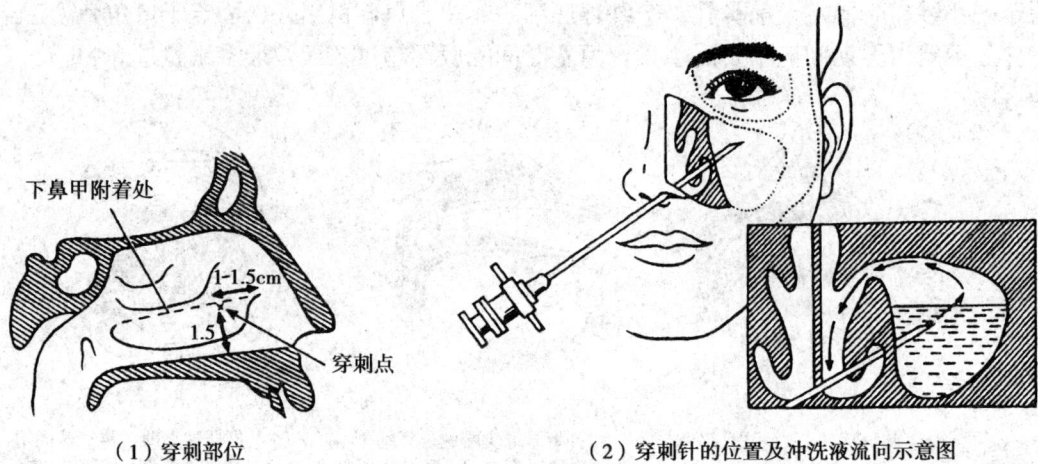

（1）穿刺部位　　　　　　　　　　（2）穿刺针的位置及冲洗液流向示意图

图 11-13　上颌窦穿刺冲洗法

0.1%肾上腺素）的棉签置入下鼻道外侧壁、距下鼻甲前端约 1～1.5cm 的下鼻甲附着处稍下的部位，该处骨壁最薄，易于穿透，是上颌窦穿刺的最佳进针部位。麻醉时间约 10～15分钟。

2. 穿刺操作

在前鼻镜窥视下，将上颌窦穿刺针尖端引入上述进针部位，针尖斜面朝向下鼻道外侧壁，并固定。一般穿刺右侧上颌窦时，左手固定病人头部，右手拇指、食指和中指持针，掌心顶住针之尾端，穿刺左侧上颌窦时则相反。亦可无论穿刺何侧上颌窦均是左手固定头部，右手持针。针之方向对向同侧耳郭上缘，稍加用力钻动即可穿通骨壁进入窦内，此时有一"落空"感觉。

3. 冲洗

拔出针芯，接上注射器，回抽检查有无空气或脓液，以判断针尖是否确在窦内，抽出之脓液送培养和药物敏感试验。证实针尖确在窦内后，撤下注射器，用一橡皮管连接于穿刺针和注射器之间，徐徐注入温生理盐水以冲洗。如上颌窦内积脓，即可随生理盐水一并经窦口自鼻腔冲出。可连续冲洗，直到脓液冲净为止。必要时可在脓液冲净后，注入抗炎药液。冲洗完毕，按逆进针方向退出穿刺针。一般情况下，穿刺部位出血极少，无须处理，前鼻孔放置棉球以避免少许血液流出。

每次冲洗应记录脓液之性质（黏脓、脓性、蛋花样或米汤样）、颜色、气味和脓量。一般可根据病情每周 1 次或 2 次重复穿刺冲洗。亦可经穿刺针腔引入硅胶管留置窦腔内，一端固定于前鼻孔外，以便连续冲洗。

上颌窦穿刺术虽是一简单技术，但操作不当或不慎亦可发生下列并发症：①面颊部皮下气肿或感染，乃因进针部位偏前，针刺入面颊部软组织所致。②眶内气肿或感染，进针方向偏上，用力过猛，致针穿通上颌窦顶壁（即眶底壁）入眶内所致。③翼腭窝感染，多为针穿通上颌窦后壁入翼腭窝所致。④气栓，针刺入较大血管，并注入空气所致。

上颌窦穿刺冲洗术应注意：①进针部位和方向正确，用力要适中，一有"落空"感即停。②切忌注入空气。③注入生理盐水时，如遇阻力，则说明针尖可能不在窦内，或在窦壁黏膜中，此时应调整针尖位置和深度，再行试冲，如仍有较大阻力，应即停止；有时因窦口阻塞亦可产生冲洗阻力，如能判断针尖确在窦内，稍稍加力即可冲出，如仍有较大阻力，亦应停止。④冲洗时应密切观察病人之眼球和面颊部，如病人诉有眶内胀痛或眼球有被挤压出的感觉时应停止冲洗；若发现面颊部肿起时亦应停止冲洗。⑤穿刺过程中病人如出现昏厥等意外，应即刻停止冲洗，拔除穿刺针，让病人平卧，密切观察并给予必要处理。⑥拔除穿刺针后，若遇出血不止，可在穿刺部位压迫止血。⑦若疑发生气栓，应急置病人头低位和左侧卧位（以免气栓进入颅内血管和冠状动脉），并立即给氧及采取其他急救措施。

第三节　咽部常用治疗操作

一、扁桃体周围脓肿穿刺及切开排脓

1. 穿刺抽脓

用2%丁卡因表面麻醉后，于脓肿最隆起处刺入。穿刺时，应注意方位，不可刺入过深，以免刺伤咽旁隙大血管。针进入脓腔，即可抽出脓液。

2. 切开排脓

在悬雍垂根部作一假想之水平线，腭舌弓外侧缘之下端作一垂直线，二线交点处为切口点（图11-14）。用2%丁卡因溶液涂于切口周围。切开时刀尖刺入深度不宜超过1cm，以免损伤大血管。随后用止血钳向后方逐层分离，直达脓腔，将切口扩大至脓排尽为止。

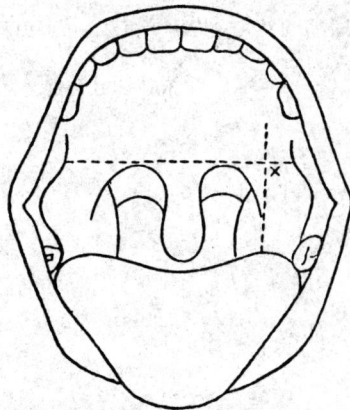

图 11-14　扁桃体周围脓肿切口点

二、咽后壁脓肿切开排脓

病人仰卧头低位，咽部用1%丁卡因溶液做表麻（小儿不用表麻）。用压舌板压下舌前2/3，暴露咽部，用长穿刺针先行穿刺，抽出脓液，再以食指引导长尖刀插入脓肿最突出处，直达脓腔，向上切开黏膜，随用吸痰器抽吸脓液，以免脓液流入气管。然后用细长血管钳扩张切口，吸出脓液，至无脓为止（图11-15）。

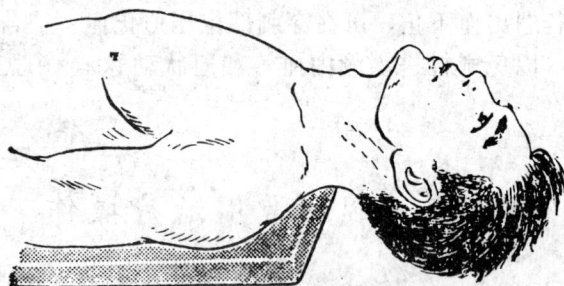

（1）咽后壁脓肿切开时之正确体位

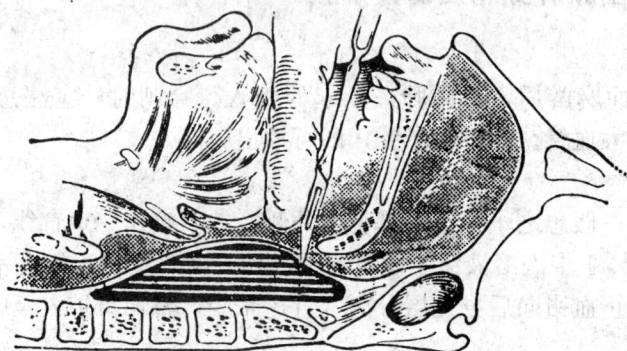

（2）咽后壁脓肿切开法（食指引导切刀并可避免刺入过深）

图 11-15　咽后壁脓肿切开排脓术

第十二章
耳鼻咽喉的中医解剖名称

第一节 耳

耳：为头面清窍，属五官九窍之一。

窗笼：①指耳。《灵枢·卫气》："窗笼者，耳也。"②指天窗穴。《针灸甲乙经·卷之二》："天窗，一名窗笼，在曲颊下，扶突后，动脉应手陷者中，手太阳脉气所发，刺入六分，灸三壮。"

耳中：①指耳内。②穴位名。

耳郭：又谓之耳壳。即突出于头之两侧部分。

耳门：①指耳屏，又谓之蔽。《灵枢·五色》："蔽者，耳门也。"②穴位名。

耳轮：指耳郭之边缘部分。《伤科补要》称为郭："耳轮名曰郭。"

耳根：指耳郭后部与头之连接处。

耳坠：指耳轮之垂部，即耳垂，又谓之耳垂珠。

耳孔：通入耳底之孔道，即外耳道。

完骨：指耳后乳突部位。《灵枢·骨度》："耳后当完骨者，广九寸。"

耳底：泛指耳窍的深部，似指外耳道深部及鼓膜等部分。

耳膜：即鼓膜。

皮膜：似指鼓膜。《血证论·卷六》谓："为司听之神所居，其形如珠，皮膜包裹真水。若真水破，而耳立聋，有为大声所震而聋者，皮膜破也，或聋或不聋者。"

第二节 鼻

鼻：为头面清窍，属五官九窍之一。因系肺所主，肺气通于鼻，故又谓之肺窍。

天牝：鼻的别称。《景岳全书·卷二十七》："鼻为肺窍，又曰天牝。"

玄门：鼻的别称。《东医宝鉴外形篇·卷二》："鼻通天气，曰玄门。"

神庐：鼻的别称。《东医宝鉴外形篇·卷二》："神庐者，鼻也，乃神气出入之门也。"

明堂：①鼻的别名，《灵枢·五色》："明堂者，鼻也。"②指"鼻准"，《东医宝鉴外形篇·卷一》："山根之下曰鼻准，即明堂也。"

　　山根：系指两目内眦间的部分。《东医宝鉴外形篇·卷一》："印堂之下曰山根，即两眼之间。"又谓之"下极"、"王宫"。

　　下极：见《灵枢·五色》。《中西汇通医经精义》谓："下极，即山根。"

　　王宫：见《灵枢·五色》。《中西汇通医经精义》谓："王宫，今名山根。"

　　鼻尖：即鼻梁前下端隆起之顶部。

　　鼻准：即鼻尖部。又谓之准头、面王。

　　頞（音è）：①指鼻梁的凹陷处。②指整个鼻梁。《证治准绳·杂病·第八册》："頞，亦作𩨗，鼻山根也，俗呼鼻梁。"

　　鼻孔：即鼻前孔。

　　鼻道：泛指鼻腔。

　　鼻隧：泛指鼻腔。

　　中血堂：似指今之鼻中隔前下方易出血区。《伤科补要·卷二》："中血堂，即鼻内𪖵下脆骨空处也。若伤之，血流不止。"

第三节　咽　喉

　　咽：亦名嗌、咽嗌。①指口咽或喉咽。《济生方·咽喉门》谓："夫咽者，言可以咽物也，又谓之嗌。"②指食道或胃。《医贯·咽喉痛论》谓："咽者胃脘，水谷之道路，主纳而不出。"③泛指吞咽动作。《重楼玉钥·卷上》谓："咽者，咽也，主通利水谷。"

　　喉：亦谓之喉头、喉道、喉嗌、气喉等。①今之咽与喉的统称。②今之喉部。《重楼玉钥·卷上》谓："喉者空虚，主气息出入呼吸，为肺之系，乃肺气之通道也。"

　　咽门：似指喉头。《灵枢·肠胃》："咽门重十两，广一寸半，至胃长一尺六寸。"《备急千金要方·卷六》谓："咽门者，肝胆之候。若脏热，咽门则闭而气塞；若腑寒，咽门则破而声嘶。"

　　喉核：即腭扁桃体。

　　喉关：即咽峡，由扁桃体、悬雍垂和舌根组成。古人认为咽喉为人体呼吸、饮食之要道，形如关隘之险要，故谓之喉关。

　　悬雍垂：又名小舌、蒂丁、蒂中、喉花等。即今之悬雍垂。

　　会厌：即今之会厌。《类经·卷二十一》谓："会厌者，喉间之薄膜也，周围会合，上连悬雍，咽喉食息之道得以不乱者，赖其遮厌，故谓之会厌。"

　　颃颡：指今之鼻咽部。《灵枢集注·忧恚无言》："颃颡者，腭之上窍，口鼻之气及涕唾从此相通，故为分气之所泄，谓气之从此而分出于口鼻者也。"

　　吸门：①指会厌。《难经·四十四难》谓："会厌为吸门。"②指会厌之下的部分。《儒门事亲·卷三》："会厌之下为吸门。"

附 录

常 用 方 剂

二 画

二陈汤（《太平惠民和剂局方》）

半夏 橘红 白茯苓 甘草

十全大补汤（《太平惠民和剂局方》）

人参 肉桂 川芎 地黄 茯苓 白术 炙甘草 黄芪 白芍药 当归

七厘散（《良方集腋》）

血竭 冰片 红花 麝香 乳香 没药 儿茶 朱砂

人参紫金丹（《医宗金鉴》）

人参 丁香 当归 血竭 骨碎补 五味子 甘草 五加皮 没药 茯苓

八珍汤（《正体类要》）

当归 川芎 白芍药 熟地黄 人参 白术 茯苓 甘草

九一丹（《药蔹启秘》）

熟石膏 红升丹

两药比例为 9∶1。

三 画

三拗汤（《太平惠民和剂局方》）

甘草 麻黄 杏仁 生姜

三甲复脉汤（《温病条辨》）

干地黄 生白芍 麦冬 生牡蛎 阿胶 生鳖甲 生龟板 炙甘草

大定风珠（《温病条辨》）

白芍 干地黄 麦冬 阿胶 生龟板 生牡蛎 炙甘草 生鳖甲 麻仁 五味子 生鸡子黄

大补元煎（《景岳全书》）

人参 炒山药 杜仲 熟地黄 当归 枸杞子

山茱萸 炙甘草

川芎茶调散（《太平惠民和剂局方》）

川芎 荆芥 白芷 羌活 甘草 细辛 防风 薄荷

四 画

天麻钩藤饮（《杂病证治新义》）

天麻 钩藤 石决明 栀子 黄芩 川牛膝 杜仲 益母草 桑寄生 夜交藤 茯神

云南白药

中成药，处方略。

五味消毒饮（《医宗金鉴》）

金银花 野菊花 蒲公英 紫花地丁 紫背天葵子

贝母瓜蒌散（《医学心悟》）

贝母 瓜蒌 天花粉 茯苓 橘红 桔梗

月华丸（《医学心悟》）

天冬 麦冬 生地黄 熟地黄 山药 百部 沙参 贝母 茯苓 三七 獭肝 菊花 桑叶 阿胶

丹栀逍遥散（《内科摘要》）

柴胡 白芍 茯苓 当归 白术 甘草 生姜 薄荷 牡丹皮 栀子

六味地黄丸（《小儿药证直诀》）

山茱肉 干山药 泽泻 牡丹皮 茯苓 熟地黄

六味汤（《喉科秘旨》）

荆芥 防风 桔梗 僵蚕 薄荷 甘草

六神丸（《雷氏方》）

中成药，处方略。

六君子汤（《妇人良方》）

人参 白术 茯苓 炙甘草 陈皮 半夏

五　画

正骨紫金丹（《医宗金鉴》）

丁香　木香　血竭　儿茶　熟大黄　红花　当归　莲肉　茯苓　丹皮　白芍　甘草

正容汤（《审视瑶函》）

羌活　白附子　防风　秦艽　胆南星　白僵蚕　制半夏　木瓜　甘草　茯神

玉屏风散（《丹溪心法》）

黄芪　白术　防风

甘露饮（《阎氏小儿方论》）

熟地黄　生地黄　天冬　麦冬　枳壳　甘草　茵陈　枇杷叶　石斛　黄芩

甘露消毒丹（《温热经纬》）

白豆蔻　藿香　绵茵陈　滑石　木通　石菖蒲　黄芩　川贝母　射干　薄荷　连翘

左归丸（《景岳全书》）

熟地黄　炒山药　山茱萸　枸杞子　川牛膝　制菟丝子　鹿角胶　龟板胶

右归丸（《景岳全书》）

熟地黄　炒山药　山茱萸　枸杞子　制菟丝子　鹿角胶　当归　杜仲　制附子　肉桂

龙虎二仙汤（《时疫白喉捷要》）

龙胆草　生地黄　生石膏　犀角（水牛角代）　牛蒡子　板蓝根　知母　玄参　马勃　木通　黄连　焦栀子　黄芩　僵蚕　大青叶　粳米　甘草

龙胆泻肝汤（《医方集解》）

龙胆草　栀子　黄芩　泽泻　木通　车前子　当归　柴胡　生地黄　甘草

归脾汤（《济生方》）

人参　炒白术　黄芪　茯神　龙眼肉　当归　远志　炒酸枣仁　木香　炙甘草　生姜　大枣

四黄散（《证治准绳》）

黄连　黄芩　黄柏　大黄　滑石　五倍子　研细末。

四物汤（《太平惠民和剂局方》）

当归　熟地黄　白芍　川芎

四物消风饮（《外科证治》）

生地黄　当归　赤芍　川芎　荆芥　薄荷　柴胡　黄芩　甘草

四君子汤（《太平惠民和剂局方》）

人参　白术　茯苓　甘草

生肌散（《医宗金鉴》）

煅石膏　血竭　乳香　轻粉　冰片

生脉散（《内外伤辨惑论》）

人参　麦冬　五味子

白虎汤（《伤寒论》）

石膏　知母　甘草　粳米

仙方活命饮（《校注妇人良方》）

穿山甲　天花粉　甘草　乳香　白芷　赤芍　贝母　防风　没药　炒皂角刺　当归尾　陈皮　金银花

半夏厚朴汤（《金匮要略》）

半夏　厚朴　茯苓　生姜　苏叶

半夏白术天麻汤（《医学心悟》）

半夏　白术　天麻　茯苓　橘红　甘草　生姜　大枣

六　画

托里消毒散（《外科正宗》）

黄芪　皂角刺　金银花　甘草　桔梗　白芷　川芎　当归　白芍　白术　茯苓　人参

地黄饮（《医宗金鉴》）

生地黄　熟地黄　首乌　当归　丹皮　玄参　白蒺藜　僵蚕　红花　甘草

耳聋左慈丸（《重订广温热论》）

熟地黄　淮山药　山萸肉　牡丹皮　泽泻　茯苓　五味子　磁石　石菖蒲

百合固金汤（《医方集解》引赵蕺庵方）

生地黄　熟地黄　麦冬　百合　贝母　当归　白芍　甘草　玄参　桔梗

至宝丹（《太平惠民和剂局方》）

生乌犀屑　朱砂　雄黄　生玳瑁　琥珀　麝香　龙脑　金箔　银箔　牛黄　安息香

血府逐瘀汤（《医林改错》）

当归　生地　桃仁　红花　枳壳　赤芍　柴胡　桔梗　川芎　牛膝　甘草

会厌逐瘀汤（《医林改错》）

桃仁　红花　甘草　桔梗　生地　当归　玄参　柴胡　枳壳　赤芍

冰硼散（《外科正宗》）

冰片　硼砂　朱砂　玄明粉

安宫牛黄丸（《温病条辨》）

牛黄　郁金　犀角　黄连　朱砂　栀子　雄黄
黄芩　珍珠　冰片　麝香　金箔衣

导赤散（《小儿药证直诀》）

生地黄　木通　竹叶　生甘草梢

导痰汤（《妇人良方》）

半夏　陈皮　枳实　茯苓　甘草　制南星　生姜

如意金黄散（《外科正宗》）

大黄　黄柏　姜黄　白芷　生南星　陈皮　苍术
厚朴　甘草　天花粉

七　画

苍耳子散（《济生方》）

白芷　薄荷　辛夷花　苍耳子

苏合香丸（《太平惠民和剂局方》）

白术　青木香　乌犀屑　香附子　朱砂　诃黎勒
白檀香　安息香　沉香　麝香　丁香　荜茇　龙
脑　苏合香油　熏陆香（乳香）

杞菊地黄丸（《医级》）

枸杞子　菊花　熟地黄　山茱萸　山药　泽泻
牡丹皮　茯苓

辰砂定痛散（《医宗金鉴》）

朱砂　煅石膏　胡黄连　冰片

辛夷清肺饮（《医宗金鉴》）

辛夷花　生甘草　石膏　知母　栀子　黄芩　枇
杷叶　升麻　百合　麦冬

沙参麦冬汤（《温病条辨》）

沙参　麦冬　玉竹　生甘草　桑叶　生扁豆　天
花粉

补中益气汤（《脾胃论》）

黄芪　人参　白术　炙甘草　当归　橘皮　升麻
柴胡

补阳还五汤（《医林改错》）

黄芪　当归尾　川芎　赤芍　桃仁　红花　地龙

附子理中丸（《阎氏小儿方论》）

人参　白术　甘草　干姜　附子

八　画

青蛤散（《医宗金鉴》）

青黛　蛤粉　石膏　轻粉　黄柏

共研细末。

青黛散（《赵炳南临床经验集》）

青黛粉　黄柏　滑石粉

肾气丸（《金匮要略》）

干地黄　山药　山茱萸　泽泻　茯苓　牡丹皮
桂枝　炮附子

金黄油膏（《中医耳鼻喉科学》五版教材）

如意金黄散加凡士林，配成20%油膏。

金锁匙（《外科发挥》）

硝石　硼砂　冰片　僵蚕　雄黄

知柏地黄丸（《医宗金鉴》）

山萸肉　怀山药　泽泻　牡丹皮　茯苓　熟地黄
知母　黄柏

和营散坚丸（《医宗金鉴》）

川芎　白芍　当归　茯苓　熟地　陈皮　桔梗
香附　白术　人参　炙甘草　海粉　昆布　贝母
升麻　红花　夏枯草

鱼脑石散（《中医耳鼻喉科学》四版教材）

鱼脑石粉　冰片　辛夷　细辛

泽泻汤（《金匮要略》）

泽泻　白术

泻心汤（《金匮要略》）

大黄　黄芩　黄连

泻白散（《小儿药证直诀》）

桑白皮　地骨皮　甘草　粳米

参苓白术散（《太平惠民和剂局方》）

炒扁豆　人参　白术　茯苓　陈皮　怀山药　莲
子肉　薏苡仁　砂仁　桔梗　炙甘草

参附龙牡汤（《世医得效方》）

人参　附子　龙骨　牡蛎

参附汤（《正体类要》）

人参　附子

细辛膏（《外台秘要》）

细辛　蜀椒　干姜　吴茱萸　皂角　附子　猪油
先将各药渍苦酒中一宿，再以猪脂煎至附子呈
黄色为止，膏成去滓，俟凝即成。

治漏外塞药（《证治准绳》）

芦甘石　牡蛎粉

九　画

荆防败毒散（《摄生众妙方》）

荆芥　防风　柴胡　前胡　川芎　枳壳　羌活
独活　茯苓　桔梗　甘草

栀子清肝汤（《杂病源流犀烛》）

栀子　黄连　黄芩　丹皮　菖蒲　柴胡　当归
甘草

牵正散（《杨氏家藏方》）

白附子　白僵蚕　全蝎

香苏散（《太平惠民和剂局方》）

香附　紫苏　陈皮　甘草

香砂六君子汤（《医方集解》）

人参　茯苓　白术　炙甘草　制半夏　陈皮　木
香　砂仁

复元活血汤（《医学发明》）

柴胡　瓜蒌根　当归　红花　甘草　穿山甲　大
黄　桃仁

独参汤（《伤寒大全》）

人参

活血止痛汤（《外科大成》）

当归　苏木　落得打　川芎　红花　三七　赤芍
陈皮　地鳖虫　紫金藤

活络效灵丹（《医学衷中参西录》）

当归　丹参　乳香　没药

穿粉散（《医宗金鉴》）

轻粉（研隔纸微炒）　穿山甲（炙）　黄丹（水飞
过）
共研极细，香油调敷。

养金汤（《类证治裁》）

沙参　麦冬　生地黄　知母　杏仁　桑白皮　阿
胶　白蜜

神仙活命汤（《时疫白喉捷要》）

龙胆草　金银花　黄芩　土茯苓　生地　木通
生石膏　浙贝　杏仁　马勃　蝉蜕　僵蚕　生青
果

养阴清肺汤（《重楼玉钥》）

玄参　生甘草　白芍　麦冬　生地　薄荷　贝母
丹皮

除瘟化毒汤（《白喉治法抉微》）

桑叶　葛根　薄荷　川贝母　甘草　木通　竹叶
金银花　苦丁香　麝香

十　画

珠黄青吹口散（《张赞臣临床经验选编》）

薄荷　石膏　人中白　犀黄　西瓜霜　老月石
天竺黄　黄连　青黛　珍珠粉　大梅片　生甘草

桃红四物汤（《医宗金鉴》）

桃仁　红花　川芎　当归　熟地黄　白芍

真武汤（《伤寒论》）

茯苓　白芍　白术　生姜　附子

柴胡清肝汤（《医宗金鉴》）

生地　当归　赤芍　川芎　柴胡　黄芩　栀子
天花粉　防风　牛蒡子　连翘　甘草

柴胡疏肝散（《景岳全书》）

柴胡　白芍　枳壳　甘草　香附　川芎　陈皮

消风散（《外科正宗》）

当归　生地　防风　蝉蜕　知母　苦参　胡麻
荆芥　苍术　牛蒡子　石膏　木通　甘草

凉膈散（《太平惠民和剂局方》）

朴硝　大黄　栀子　黄芩　连翘　薄荷　甘草

益气聪明汤（《证治准绳》）

黄芪　人参　升麻　葛根　蔓荆子　白芍　黄柏
甘草

调胃承气汤（《伤寒论》）

甘草　芒硝　大黄

通气散（《医林改错》）

柴胡　香附　川芎

通窍活血汤（《医林改错》）

桃仁　红花　赤芍　川芎　老葱　麝香　红枣
黄酒

通窍汤（《古今医鉴》）

麻黄　白芷　防风　羌活　藁本　细辛　川芎
升麻　葛根　苍术　川椒　甘草

通关散（《丹溪心法附余》）

皂角　细辛

逍遥散（《太平惠民和剂局方》）

柴胡　白芍　茯苓　当归　白术　薄荷　生姜
甘草

桑菊饮（《温病条辨》）

桑叶　菊花　桔梗　连翘　杏仁　薄荷　芦根
甘草

十 一 画

黄芩汤（《医宗金鉴》）

黄芩　栀子　桑白皮　麦冬　赤芍　桔梗　薄荷

甘草 荆芥穗 连翘

黄连解毒汤（《外台秘要》引崔氏方）

黄连 黄柏 黄芩 山栀子

黄连膏《医宗金鉴》

黄连 当归尾 黄柏 生地黄 姜黄 麻油 黄蜡

上药除黄蜡外，浸入麻油内，一天后，用文火熬煎至药枯，去渣滤清，加入黄蜡，文火徐徐收膏。

萆薢渗湿汤（《疡科心得集》）

萆薢 薏苡仁 黄柏 赤茯苓 牡丹皮 泽泻 滑石 通草

硇砂散（《医宗金鉴》）

硇砂 轻粉 冰片 雄黄

银花解毒汤（《疡科心得集》）

金银花 紫花地丁 犀角 赤茯苓 连翘 丹皮 黄连 夏枯草

银翘散（《温病条辨》）

金银花 连翘 薄荷 淡豆豉 荆芥穗 牛蒡子 桔梗 甘草 淡竹叶 芦根

麻黄汤（《伤寒论》）

麻黄 杏仁 桂枝 甘草

麻杏甘石汤（《伤寒论》）

麻黄 杏仁 甘草 石膏

羚羊钩藤汤（《通俗伤寒论》）

羚羊角 霜桑叶 贝母 鲜生地 双钩藤 滁菊花 茯神木 生白芍 生甘草 淡竹茹

清营汤（《温病条辨》）

犀角 生地黄 玄参 竹叶心 麦冬 丹参 黄连 金银花 连翘

清咽利膈汤（《外科正宗》）

连翘 栀子 黄芩 薄荷 牛蒡子 防风 荆芥 玄明粉 金银花 玄参 大黄 桔梗 黄连 甘草

清咽双和饮（《喉症全科紫珍集》）

桔梗 金银花 当归 赤芍 生地 玄参 赤茯苓 荆芥 丹皮 川贝母 甘草 葛根 前胡 灯心

清气化痰丸（录自《医方考》）

陈皮 制半夏 杏仁 枳实 黄芩 瓜蒌仁 茯苓 胆南星

姜汁为丸。

清瘟败毒饮（《疫疹一得》）

石膏 生地 玄参 竹叶 犀角（水牛角代） 黄连 栀子 桔梗 黄芩 知母 赤芍 连翘 牡丹皮 甘草

清宫汤（《温病条辨》）

玄参心 莲子心 竹叶卷心 麦冬 连翘 犀角尖（水牛角代）

清燥救肺汤（《医门法律》）

冬桑叶 石膏 胡麻仁 麦冬 阿胶 人参 甘草 杏仁 枇杷叶

十 二 画

葱豉汤（《肘后备急方》）

葱白 淡豆豉

越鞠丸（《丹溪心法》）

苍术 香附 川芎 神曲 栀子

雄黄解毒丸（《三因极一病证方论》）

雄黄 郁金 巴豆霜

共研细末，醋糊为丸，如绿豆大，每服1.5g。

紫雪丹（《外台秘要》）

石膏 寒水石 滑石 磁石 犀角（水牛角代）屑 羚羊角屑 青木香 沉香 玄参 升麻 甘草 丁香 朴硝 硝石 麝香 朱砂 黄金

紫金锭（《百一选方》）

山慈姑 五倍子 千金子仁 红芽大戟 麝香

普济消毒饮（《东垣试效方》）

黄芩 黄连 陈皮 甘草 玄参 柴胡 桔梗 连翘 板蓝根 马勃 牛蒡子 薄荷 僵蚕 升麻

温肺止流丹（《辨证录》）

人参 荆芥 细辛 诃子 甘草 桔梗 鱼脑石

疏风清热汤（《中医喉科学讲义》）

荆芥 防风 牛蒡子 甘草 金银花 连翘 桑白皮 赤芍 桔梗 黄芩 天花粉 玄参 浙贝母

犀角地黄汤（《备急千金要方》）

犀角（水牛角代） 生地 赤芍 丹皮

十 三 画

锡类散（《金匮翼》）

象牙屑　珍珠　青黛　冰片　壁钱　牛黄　人指甲

豢龙汤（《医醇賸义》）

藕节　白茅根　薄荷炭　黑荆芥　牛膝　丹皮　牡蛎　羚羊角　夏枯草　青黛　石斛　麦冬　川贝　南沙参　茜草根

十 四 画

碧云散（《医宗金鉴》）

鹅不食草　川芎　细辛　辛夷　青黛

共为细末。

蔓荆子散（《东垣十书》）

蔓荆子　生地黄　赤芍　甘菊　桑白皮　木通　麦冬　升麻　前胡　炙甘草　赤茯苓

二 十 一 画

麝香散（《喉症全科紫珍集》）

麝香　冰片　黄连末

共研细末。

教材与教学配套用书

新世纪全国高等中医药院校规划教材

注：凡标○号者为"普通高等教育'十五'国家级规划教材"；凡标★号者为"普通高等教育'十一五'国家级规划教材"

（一）中医学类专业

1	中国医学史（常存库主编）○★	18	中医眼科学（曾庆华主编）○★
2	医古文（段逸山主编）○★	19	中医急诊学（姜良铎主编）○★
3	中医各家学说（严世芸主编）○★	20	针灸学（石学敏主编）○★
4	中医基础理论（孙广仁主编）○★	21	推拿学（严隽陶主编）○★
5	中医诊断学（朱文锋主编）○★	22	正常人体解剖学（严振国　杨茂有主编）★
6	内经选读（王庆其主编）○★	23	组织学与胚胎学（蔡玉文主编）○★
7	伤寒学（熊曼琪主编）○★	24	生理学（施雪筠主编）○★
8	金匮要略（范永升主编）★		生理学实验指导（施雪筠主编）
9	温病学（林培政主编）★	25	病理学（黄玉芳主编）○★
10	中药学（高学敏主编）		病理学实验指导（黄玉芳主编）
11	方剂学（邓中甲主编）	26	药理学（吕圭源主编）
12	中医内科学（周仲瑛主编）○★	27	生物化学（王继峰主编）○★
13	中医外科学（李曰庆主编）★	28	免疫学基础与病原生物学（杨黎青主编）○★
14	中医妇科学（张玉珍主编）○★	29	诊断学基础（戴万亨主编）★
15	中医儿科学（汪受传主编）○★	30	西医外科学（李乃卿主编）★
16	中医骨伤科学（王和鸣主编）○★	31	内科学（徐蓉娟主编）○
17	中医耳鼻咽喉科学（王士贞主编）○★		

（二）针灸推拿学专业（与中医学专业相同的课程未列）

1	经络腧穴学（沈雪勇主编）○★	4	实验针灸学（李忠仁主编）○★
2	刺法灸法学（陆寿康主编）★	5	推拿手法学（王国才主编）○★
3	针灸治疗学（王启才主编）	6	针灸医籍选读（吴富东主编）★

（三）中药学类专业

1	药用植物学（姚振生主编）○★	7	中药药剂学（张兆旺主编）○★
	药用植物学实验指导（姚振生主编）	8	中药制剂分析（梁生旺主编）○
2	中医学基础（张登本主编）	9	中药制药工程原理与设备（刘落宪主编）★
3	中药药理学（侯家玉　方泰惠主编）○★	10	高等数学（周　喆主编）
4	中药化学（匡海学主编）○★	11	中医药统计学（周仁郁主编）
5	中药炮制学（龚千锋主编）○★	12	物理学（余国建主编）
6	中药鉴定学（康廷国主编）★	13	无机化学（铁步荣　贾桂芝主编）★
	中药鉴定学实验指导（吴德康主编）		无机化学实验（铁步荣　贾桂芝主编）

14　有机化学（洪筱坤主编）★
16　分析化学（黄世德　梁生旺主编）
　　有机化学实验（彭松　林辉主编）
　　分析化学实验（黄世德　梁生旺主编）
15　物理化学（刘幸平主编）
17　医用物理学（余国建主编）

（四）中西医结合专业

1　中外医学史（张大庆　和中浚主编）
9　中西医结合传染病学（刘金星主编）
2　中西医结合医学导论（陈士奎主编）★
10　中西医结合肿瘤病学（刘亚娴主编）
3　中西医结合内科学（蔡光先　赵玉庸主编）★
11　中西医结合皮肤性病学（陈德宇主编）
4　中西医结合外科学（李乃卿主编）★
12　中西医结合精神病学（张宏耕主编）★
5　中西医结合儿科学（王雪峰主编）★
13　中西医结合妇科学（尤昭玲主编）★
6　中西医结合耳鼻咽喉科学（田道法主编）★
14　中西医结合骨伤科学（石印玉主编）★
7　中西医结合口腔科学（李元聪主编）
15　中西医结合危重病学（熊旭东主编）
8　中西医结合眼科学（段俊国主编）★
16　中西医结合肛肠病学（陆金根主编）

（五）护理专业

1　护理学导论（韩丽沙　吴瑛主编）★
12　外科护理学（张燕生　路潜主编）
2　护理学基础（吕淑琴　尚少梅主编）
13　妇产科护理学（郑修霞　李京枝主编）
3　中医护理学基础（刘虹主编）★
14　儿科护理学（汪受传　洪黛玲主编）★
4　健康评估（吕探云　王琦主编）
15　骨伤科护理学（陆静波主编）
5　护理科研（肖顺贞　申杰主编）
16　五官科护理学（丁淑华　席淑新主编）
6　护理心理学（胡永年　刘晓虹主编）
17　急救护理学（牛德群主编）
7　护理管理学（关永杰　宫玉花主编）
18　养生康复学（马烈光　李英华主编）★
8　护理教育（孙宏玉　简福爱主编）
19　社区护理学（冯正仪　王珏主编）
9　护理美学（林俊华　刘宇主编）★
20　营养与食疗学（吴翠珍主编）★
10　内科护理学（徐桂华主编）上册★
21　护理专业英语（黄嘉陵主编）
11　内科护理学（姚景鹏主编）下册★
22　护理伦理学（马家忠　张晨主编）★

（六）七年制

1　中医儿科学（汪受传主编）★
10　中医养生康复学（王旭东主编）
2　临床中药学（张廷模主编）○★
11　中医哲学基础（张其成主编）★
3　中医诊断学（王忆勤主编）○★
12　中医古汉语基础（邵冠勇主编）★
4　内经学（王洪图主编）○★
13　针灸学（梁繁荣主编）○★
5　中医妇科学（马宝璋主编）○★
14　中医骨伤科学（施杞主编）○★
6　温病学（杨进主编）★
15　中医医家学说及学术思想史（严世芸主编）○★
7　金匮要略（张家礼主编）○★
16　中医外科学（陈红风主编）○★
8　中医基础理论（曹洪欣主编）○★
17　中医内科学（田德禄主编）○★
9　伤寒论（姜建国主编）★
18　方剂学（李冀主编）○★

新世纪全国高等中医药院校创新教材（含五、七年制）

1　中医文献学（严季澜主编）★
4　中医临床护理学（杨少雄主编）★
2　中医临床基础学（熊曼琪主编）
5　中医临床概论（金国梁主编）
3　中医内科急症学（周仲瑛　金妙文主编）★
6　中医食疗学（倪世美主编）

新世纪全国高等中医药院校规划教材配套教学用书

（一）习题集

（二）易学助考口袋丛书

中医执业医师资格考试用书

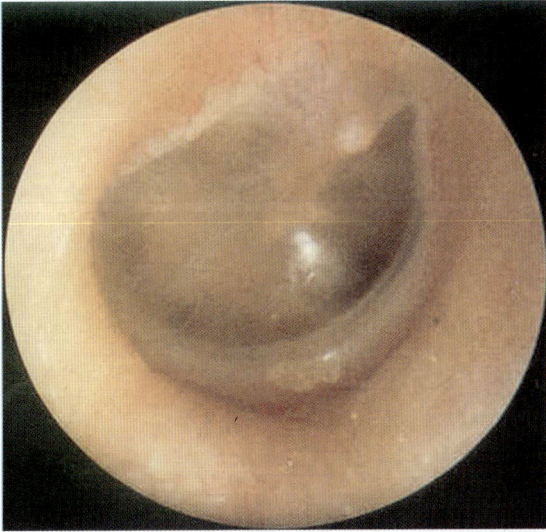
彩图 1　正常鼓膜

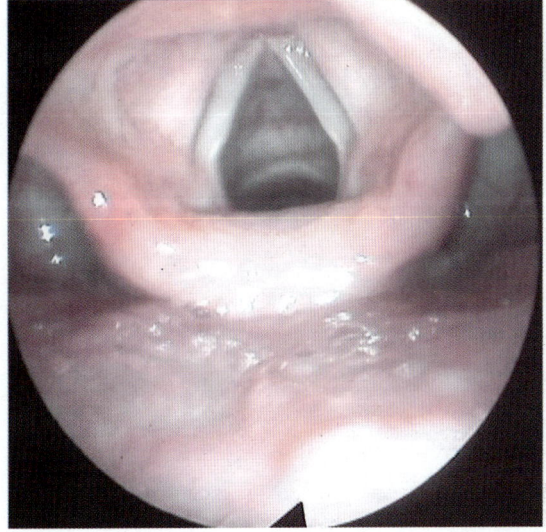
彩图 2　正常喉腔

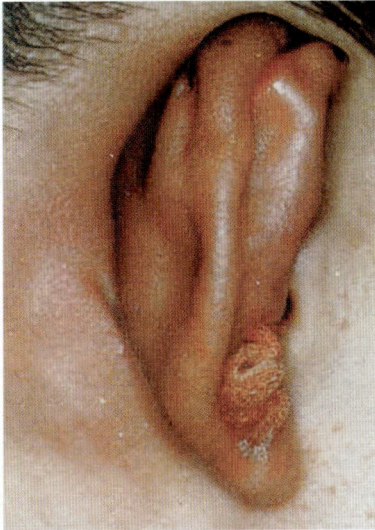
彩图 3　断耳疮

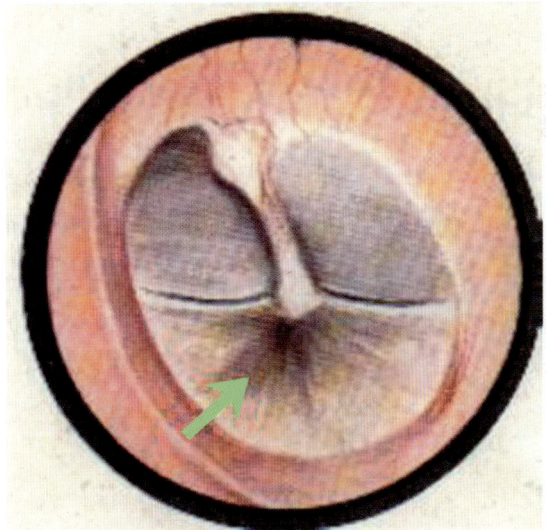
彩图 4　耳胀耳闭（鼓室积液）

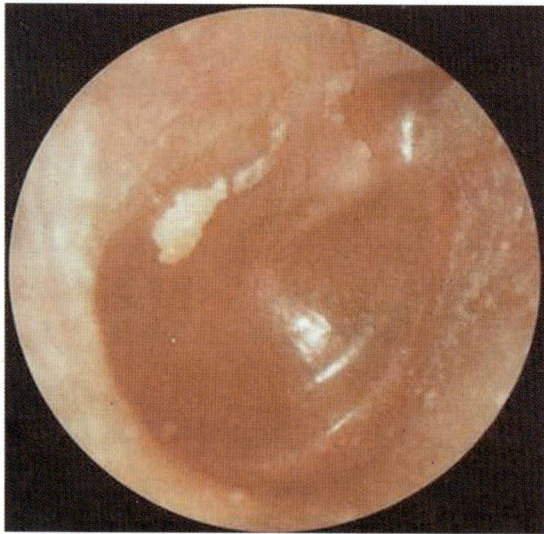

彩图 5　脓耳（风热外侵型，鼓膜充血）

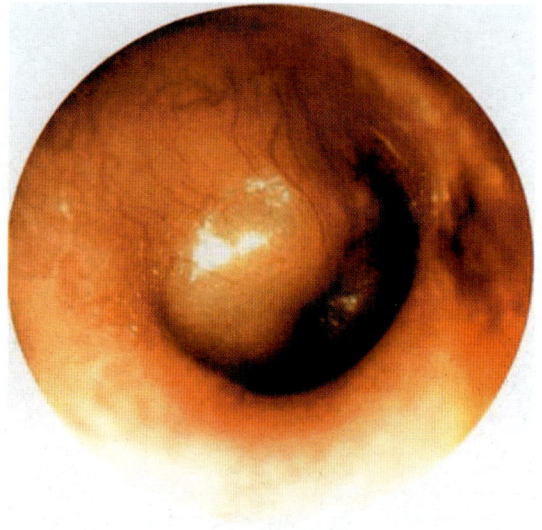

彩图 6　脓耳（肝胆火盛型，鼓膜充血、膨隆）

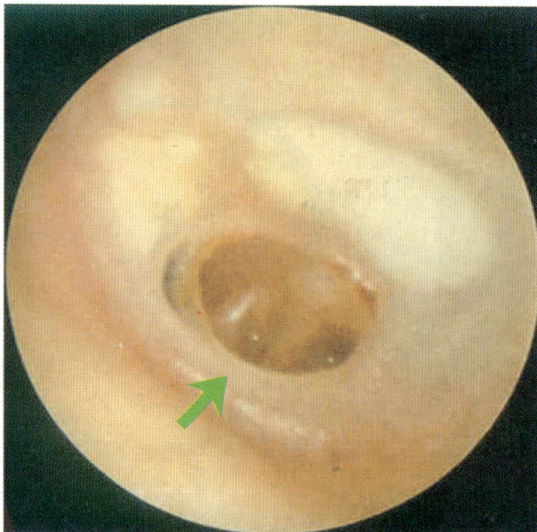

彩图 7　脓耳（脾虚湿困型，鼓膜大穿孔及钙化斑）

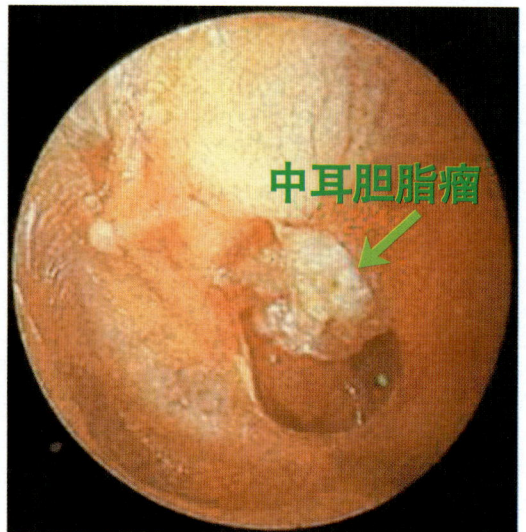

中耳胆脂瘤

彩图 8　脓耳(肾元亏损型,鼓膜边缘性穿孔及胆脂瘤)

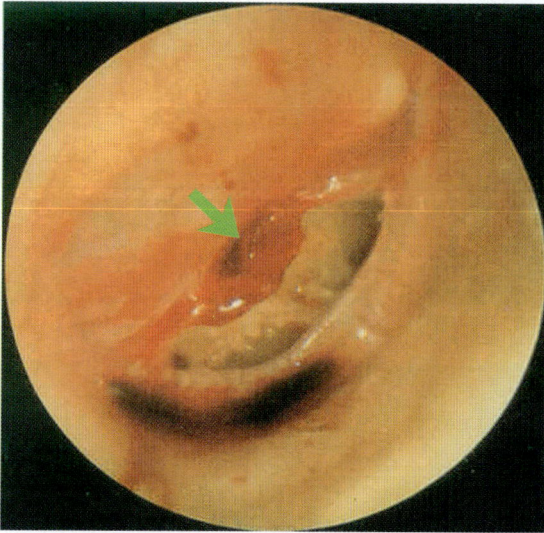

彩图 9　耳损伤（鼓膜破裂）

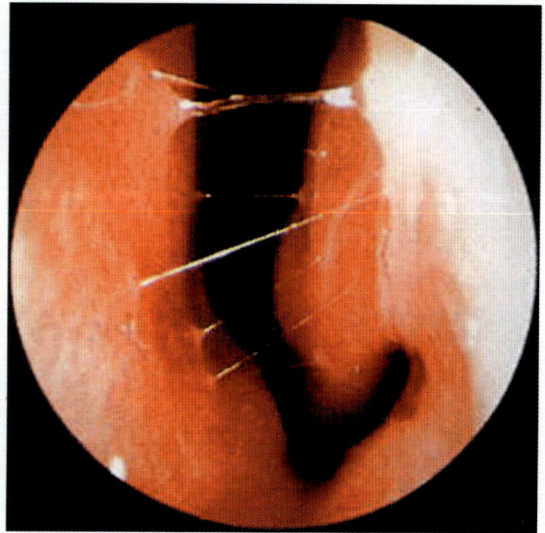

彩图 10　伤风鼻塞（风热犯鼻型）

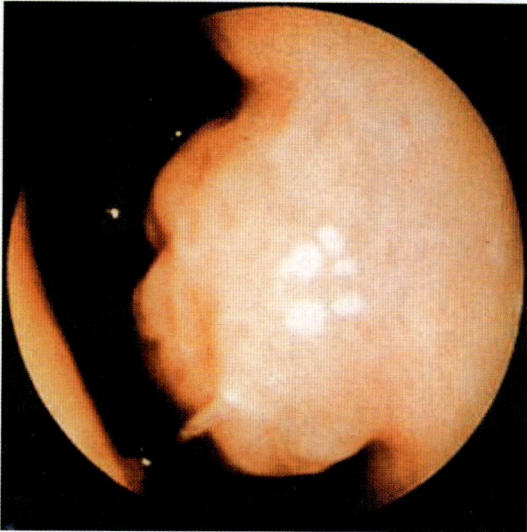

彩图 11　鼻窒（邪毒久留，血瘀鼻窍型）

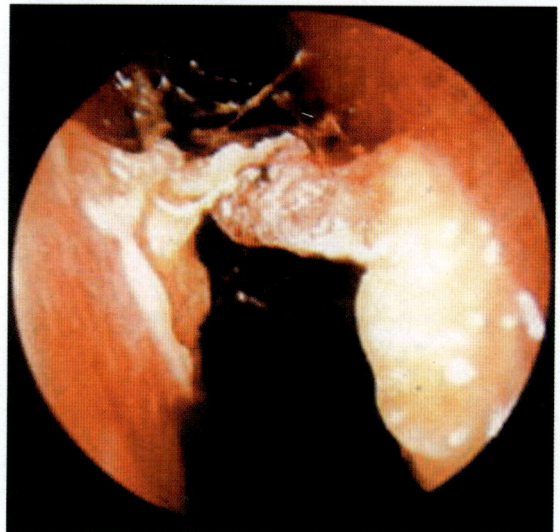

彩图 12　鼻槁（肺肾阴虚型）

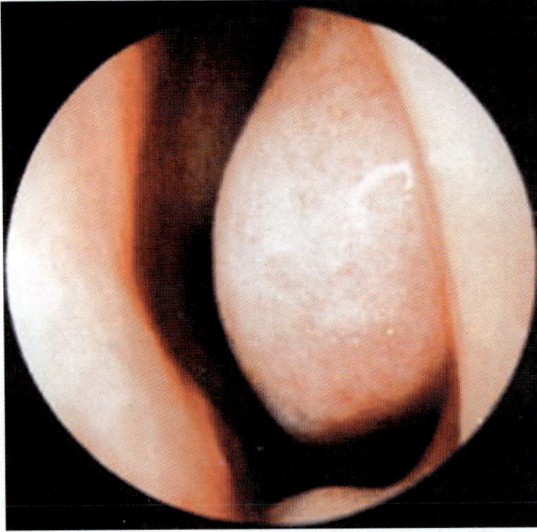

彩图 13 鼻鼽

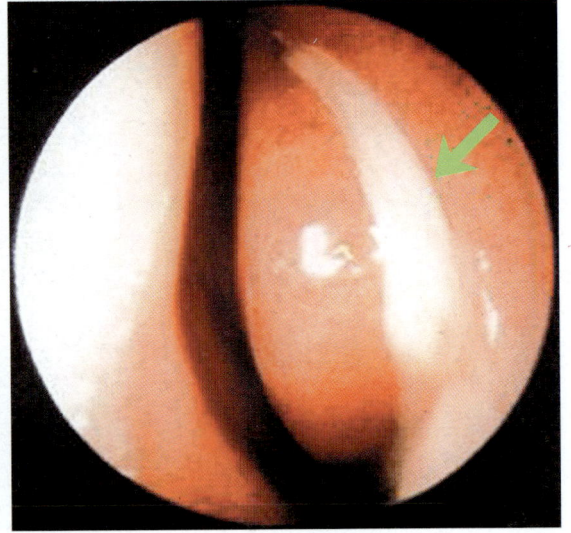

彩图 14 鼻渊（中鼻道脓性分泌物）

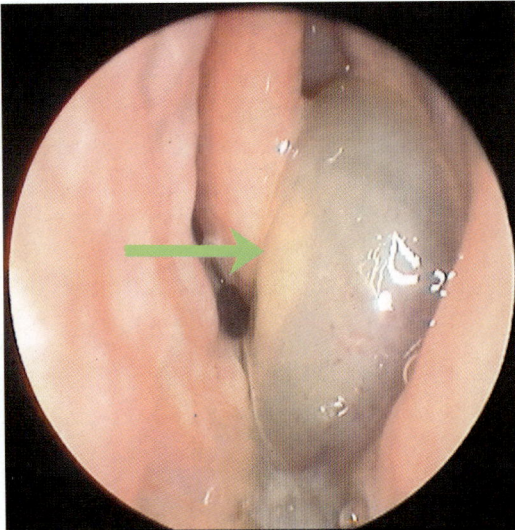

彩图 15 鼻息肉

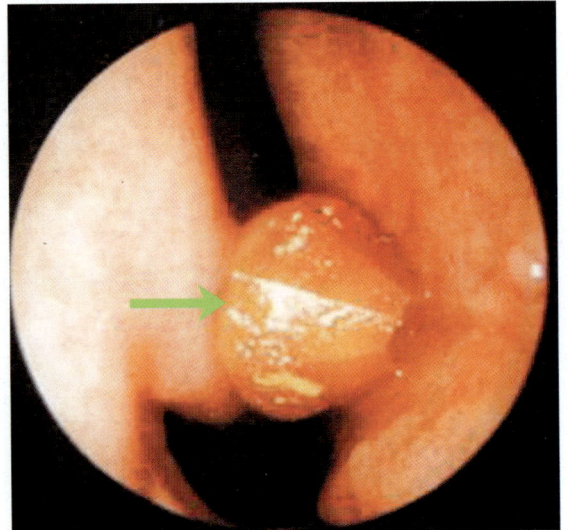

彩图 16 鼻腔异物

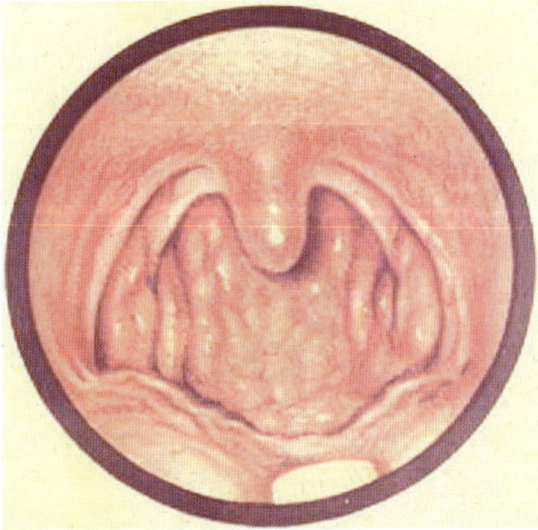

彩图 17　喉痹

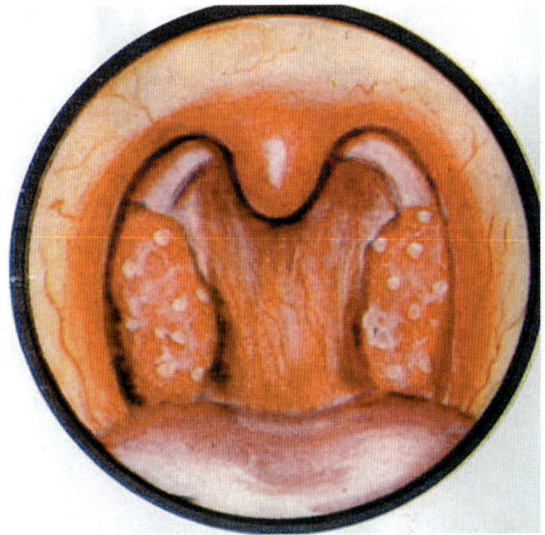

彩图 18　乳蛾（邪热传里，肺胃热盛型）

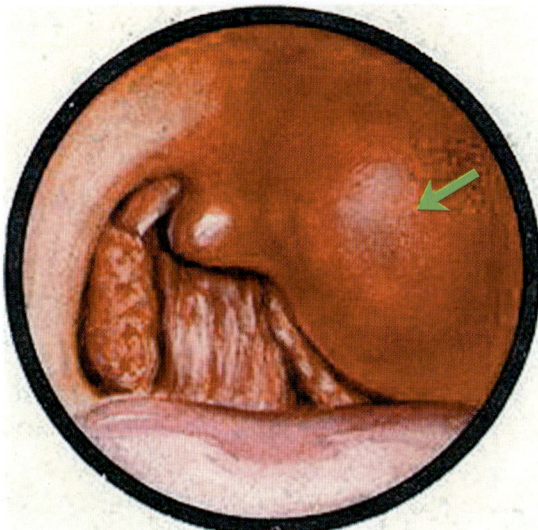

彩图 19　喉关痈

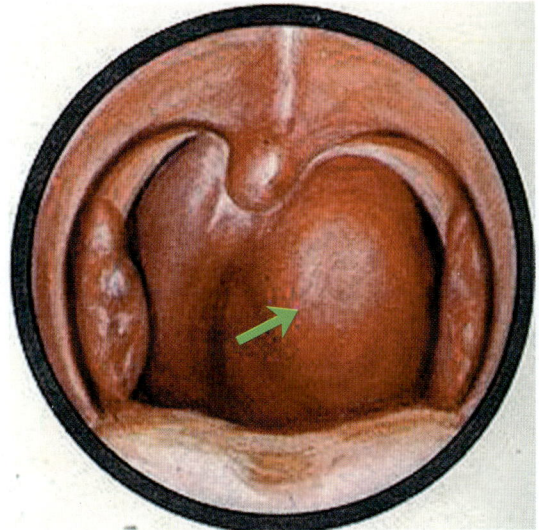

彩图 20　里喉痈

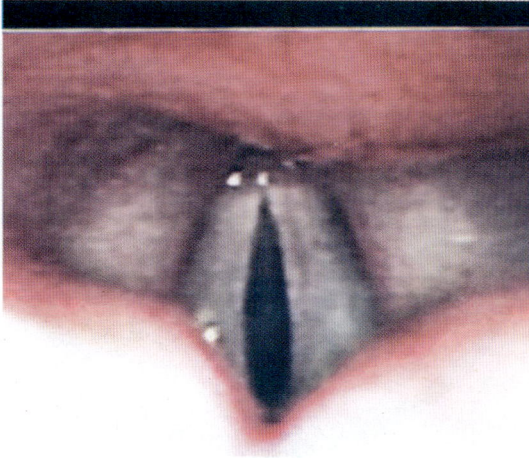

彩图 21 喉喑（肺脾气虚型，声门闭合不全）

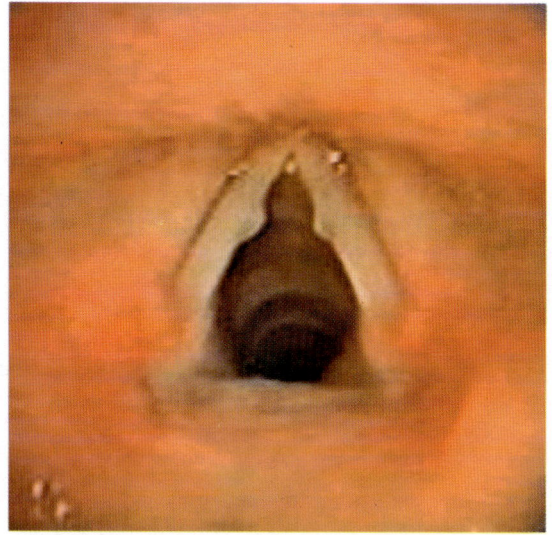

彩图 22 喉喑（血瘀痰凝型，双声带小结）

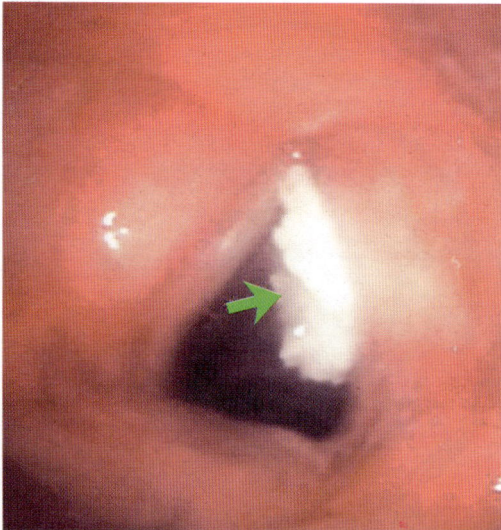

彩图 23 喉乳头状瘤

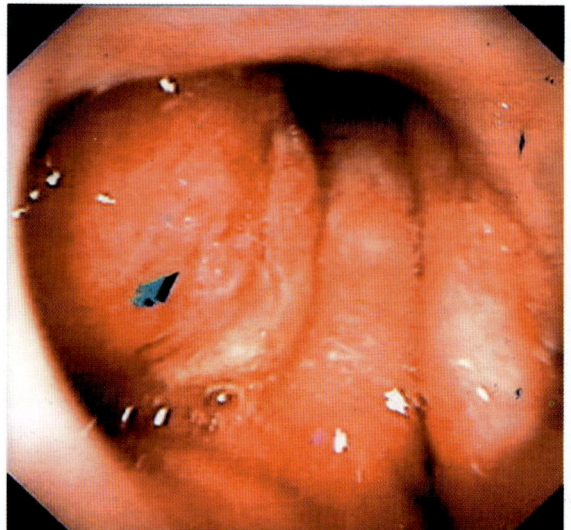

彩图 24 鼻咽癌